AF402051

COURS

D'ÉTUDE PHARMACEUTIQUE.

TOME QUATRIÈME.

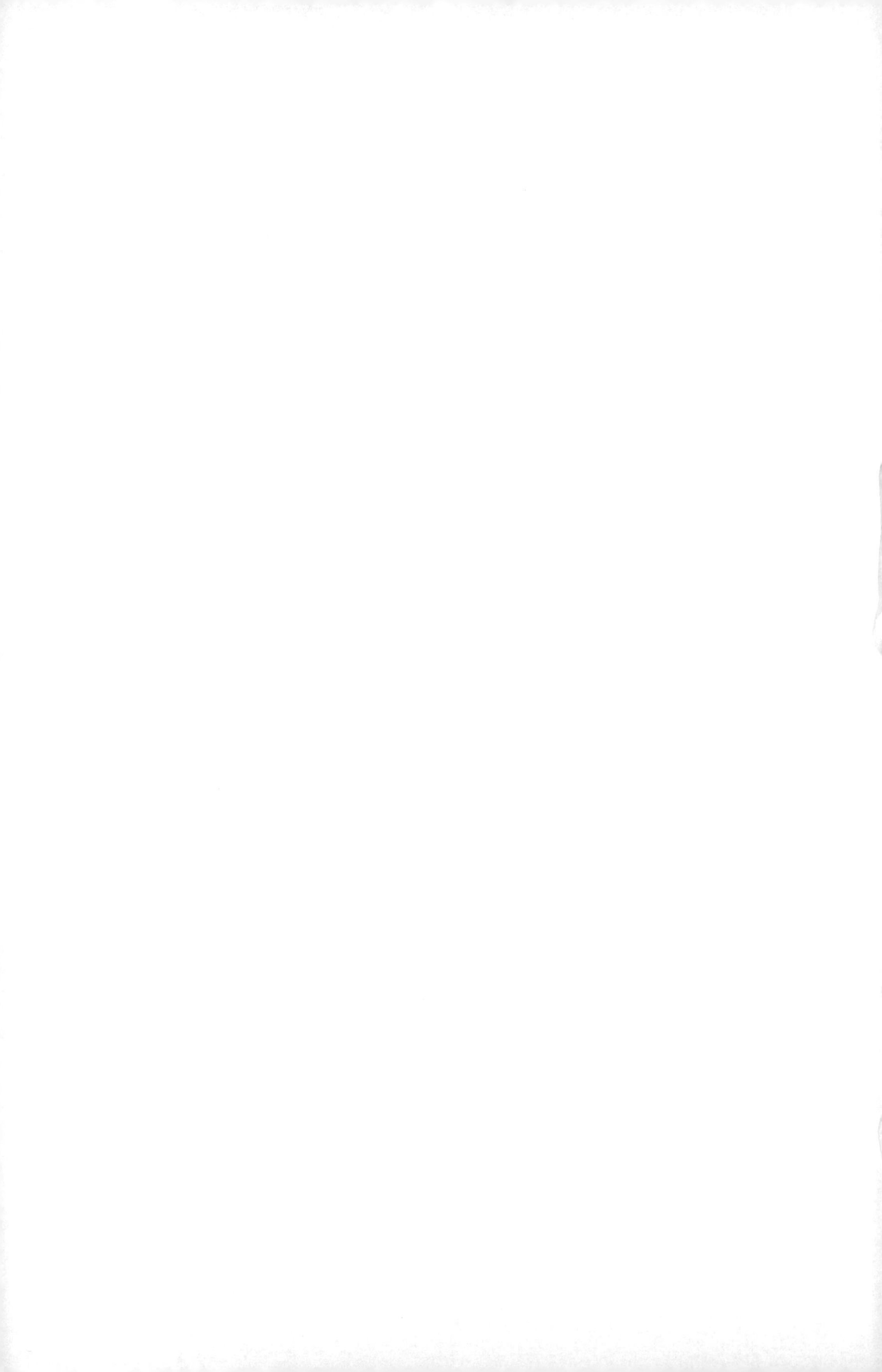

COURS

D'ÉTUDE PHARMACEUTIQUE.

Par B. LAGRANGE,

Pharmacien de Paris et Officier de Santé
des Armées de la République.

TOME QUATRIÈME.

CHIMIE PHARMACEUTIQUE.

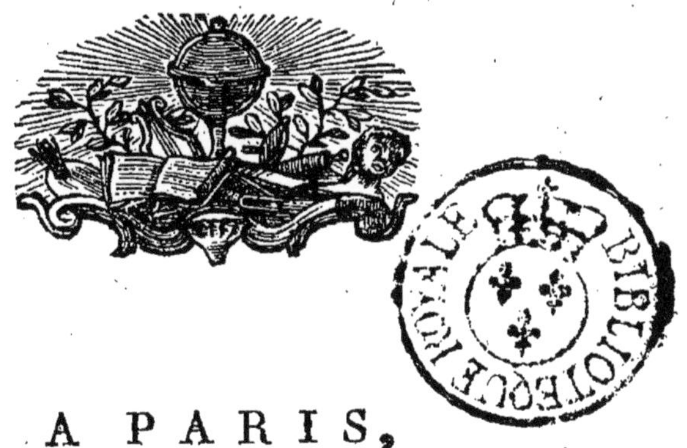

A PARIS,

Chez H. J. JANSEN et Cᵉ, IMPRIMEURS-LIBRAIRES,
PLACE DU MUSÉUM.

Troisième année de la République Françoise
une et indivisible.

TABLEAU

DES MÉDICAMENS CHIMIQUES,

SIMPLES, BINAIRES, TERNAIRES, ETC.

Les plus usités en médecine, désignés suivant leurs noms anciens et leurs noms nouveaux, adoptés par les chimistes modernes.

NOMS ANCIENS.	NOMS NOUVEAUX.
F E U.	
Feu.	*Lumière calorique.*
Chaleur latente ; principe de chaleur.	*Calorique.*
A I R.	
Air.	*Union de 28 parties de gaz oxigène et de 72 parties de gaz azote.*
Air déflogistiqué ; air vital.	*Gaz oxigène.*
Gaz méphitique ; air fixe.	*Gaz acide carbonique.*
E A U.	
Glacée.	*Union de 1 part. d'hydrogène et de 6 d'oxigène.*
Liquide.	*Avec 60 degrés de calorique.*
En vapeur.	*Avec 80 deg. en sus.*

NOMS ANCIENS.	NOMS NOUVEAUX.

TERRES.

L'argile.	*L'alumine.*
La chaux.	*La chaux.*
La magnésie.	*La magnésie.*

ALKALIS.

Minéral.	*La soude.*
Végétal.	*La potasse.*
Volatil.	*L'ammoniaque.*
Minéral aéré.	*Carbonate de soude.*
Caustique.	*Soude.*
Fixe du tartre non caustique.	*Carbonate de potasse.*
Caustique.	*Potasse.*
Alkalis effervescents.	*Carbonates alkalins.*
Alkali volatil ; fluor caustique urineux.	*Ammoniaque.*
Effervescent.	*Carbon. ammoniacal.*

CORPS COMBUSTIBLES.

Soufre.	*Soufre.*
Fleur de soufre.	*Soufre sublimé.*
Foies de souf. alkalins.	*Sulfures alkalins.*
Foie de soufre calcaire.	*Sulfure calcaire.*
Baume de soufre.	*Sulfure d'huile.*

MÉTAUX.

Regule d'arsenic.	*Arsenic.*
Regule d'antimoine.	*Antimoine.*
Regule de zinch.	*Zinch.*
Mercure.	*Mercure.*

NOMS ANCIENS.	NOMS NOUVEAUX.
Jupiter.	*L'étain.*
Saturne.	*Le plomb.*
Mars.	*Le fer.*
Vénus.	*Le cuivre.*
Lune.	*L'argent.*

ACIDES.

Acide vitriolique.	*Acide sulfurique.*
Sulfureux volatil.	*Sulfureux.*
Huile de vitriol.	*Acide sulfurique con-centré.*
Esprit de vitriol.	*Acide sulfurique, éten-du d'eau.*
Ether vitriolique.	*Ether sulfurique.*

Acide nitreux, blanc, dégazé, déflogistiqué ; eau forte.	*Acide nitrique.*
Fumant flogistiqué.	*Nitreux.*
Esprit de nitre.	*Nitrique, étendu d'eau.*
Ether nitreux.	*Ether nitrique.*

Acide craieux.	*Acide carbonique.*
Acide marin, esprit de sel.	*Acide muriatique.*
Dulcifié.	*Alkohol muriatique.*

Sel sédatif.	*Acide boracique.*

Sel volatil du succin, acide du succin.	*Acide succinique.*

NOMS ANCIENS.	NOMS NOUVEAUX.
Acide du citron, de l'orange, de la cérise, de la groseille, etc.	*Acide citrique.*
Principe astringent.	*Acide gallique.*
Acide de la pomme.	*Acide malique.*
Fleurs de Benjoin.	*Acide benjoique.*
Acide du tartre.	*Acide tartareux.*
Acide de l'oseille.	*Acide oxalique.*
Acide du vinaigre.	*Acide acéteux.*
Vinaigre radical.	*Acide acétique.*

SELS NEUTRES.

NOMS ANCIENS.	NOMS NOUVEAUX.
Tartre vitriolé, sel duobus, polychreste de Glazer.	*Sulfate de potasse.*
Sel de Glaubert.	*Sulfate de soude.*
Sel d'Epsom, de Sedlits, cathartique amer.	*Sulfate de magnésie.*
Alun.	*Sulfate d'alumine.*
Nitre.	*Nitrate de potasse.*
Crystal minéral, sel de prunelle.	*Nitrite de potasse, mêlé de sulfate de potasse.*
Sel fébrifuge de Silvius.	*Muriate de potasse.*
Sel commun marin.	*Muriate de soude.*
Sel marin calcaire, sel ammoniac fixe.	*Muriate calcaire.*
Borax brut.	*Borate de soude, ou Borate sursaturé de soude.*
Tartre, crême de tartre, crystaux de tartre.	*Tartrite acidule de potasse.*
Tartre végétal, tartre soluble, tartre tartarisé.	*Tartrite de potasse.*

NOMS ANCIENS.	NOMS NOUVEAUX.
Sel de seignette, sel polychreste de la Rochelle.	*Tartrite de soude.*
Sel d'oseille du commerce.	*Oxalate acidule de potasse.*
Terre foliée de tartre.	*Acétite de potasse.*
Esprit de Mindérérus.	*Acétite ammoniacal.*
Terre foliée crystallisable.	*Acétite de soude.*

SELS OXIDES ET AUTRES PRÉPARATIONS MÉTALLIQUES.

NOMS ANCIENS.	NOMS NOUVEAUX.
Arsenic rouge, réalgar.	*Oxide d'arsenic, sulfuré rouge.*
Chaux d'arsenic blanc.	*Oxide d'arsenic.*
Orpiment.	*Oxide d'arsenic, sulfuré rouge.*
Mine d'antimoine crud.	*Sulfuré d'antimoine.*
Foie d'antimoine.	*Oxide d'antimoine sulfuré.*
Safran des métaux.	*Oxide d'antimoine sulfuré demi-vitreux.*
Verre d'antimoine.	*Oxide d'antimoine sulfuré vitreux.*
Antimoine diaphorétique.	*Oxide d'antim. blanc par le nitre.*
Kermès.	*Oxide d'antimoine sulfuré rouge.*
Soufre doré d'antimoine.	*Oxide d'antimoine sulfuré orangé.*
Beurre d'antimoine.	*Muriate d'antimoine sublimé.*
Poudre d'Algaroth.	*Oxide d'antim. par l'acide muriatique.*

NOMS ANCIENS.	NOMS NOUVEAUX.
Besoard minéral.	*Oxide d'antim. par l'acide nitro - muriatique.*
Tartre stibié, émétique.	*Tartrite de potasse antimonié.*
Fleurs d'antimoine.	*Oxide d'antimoine sublimé.*
Fleurs de zinch.	*Oxide de zinch sublimé.*
Vitriol de zinch, vitriol blanc.	*Sulfate de zinch.*
Précipité *per se.*	*Oxide de mercure rouge par le feu.*
Ethiops minéral.	*Oxide de mercure sulfuré noir.*
Cinnabre.	*Oxide de mercure sulfuré rouge.*
Sel vitriolique mercuriel, vitriol de mercure.	*Sulfate de mercure.*
Turbith minéral ou précipité jaune.	*Oxide mercuriel jaune par l'acide sulfurique.*
Nitre mercuriel, mercure nitré.	*Nitrate de mercure.*
Précipité rouge, arcane corrallin.	*Oxide de mercure rouge par l'acide nitrique.*
Sublimé corrosif.	*Muriate de mercure corrosif.*
Mercure doux, aquila alba.	*Muriate mercur. doux.*
Panacée mercuriel ou calomelas.	*Idem.*
Sel acéteux mercu-	*Acétite de mercure.*

NOMS ANCIENS.	NOMS NOUVEAUX.
riel , terre foliée mercurielle.	
Sel tartareux mercuriel, mercure tartareux.	*Tartrite de mercure.*
Limaille d'étain.	*Idem.*
Sel jovial.	*Muriate d'étain.*
Litharge.	*Oxide de plomb demi-vitreux.*
Minium.	*Oxide de plomb rouge.*
Céruse.	*Oxide de plomb blanc par l'acide acéteux.*
Sel , extrait de Saturne.	*Acétite de plomb.*
Safran de Mars.	*Oxide de fer.*
Apéritif.	*Carbonate de fer.*
Astringent.	*Oxide de fer brun.*
Vitriol ou sel de Mars, ou sel vitriolique martial.	*Sulfate de fer.*
Tartre martial soluble.	*Tartrite de potasse ferrugineux.*
Fleurs martiales de sel ammoniac.	*Muriate ammoniacal de fer sublimé.*
Ethiops martial.	*Oxide de fer noir.*
Rouille de fer.	*Carbonate de fer.*
Vert de gris, rouille de cuivre.	*Oxide de cuivre vert.*
Verdet.	*Acétite de cuivre.*
Feuilles d'argent.	*Idem.*
Crystaux du lune.	*Nitrate d'argent crystallisé.*
Pierre infernale.	*Nitrate d'argent fondu.*

INTRODUCTION.

Il faut prendre la pharmacie dans ses commencemens et la suivre dans ses progrès pour porter un jugement certain sur cet art. Dans les premiers tems, à peine étoit-elle un art. L'Expérience lui manquoit. Faut-il donc s'étonner de voir entasser dans les compositions, des médicamens de même nature, lorsqu'on ne pouvoit assurer auquel on devoit donner la préférence ? On peut encore reprocher à la plupart de ceux qui cultivent aujourd'hui la médecine, la manie de sur charger les formules déja si longues et remplies de tant de drogues.

C'est à de pareilles idées que nous devons le mithridate et la thériaque, antidotes si célèbres dans tous les tems : l'énorme quantité de différentes drogues qui entrent dans ces médicamens, les rendent très-recommandables aux yeux de ceux qui se persuadent aisément qu'ils contiennent un antidote capable de combattre chaque espèce de poison.

On prétend que le premier de ces antidotes a été composé, après beaucoup d'expériences faites séparément sur chaque espèce de contre-poison, par le fameux Mithridate, dont il porte le nom. Il auroit été bien plus recommandable envers son peuple, s'il se fut occupé à trouver un anti-

Tome IV.   A

dote national, qui eut purgé les rois de manière à les faire rentrer dans la loi naturelle et
à rendre au peuple sa souveraineté. Il ne faut
pourtant pas lui accorder le mérite de la découverte, comme beaucoup le prétendent, car
Attalus de Pergame avoit fait la même chose
avant lui.

Cependant, comme il ne nous reste aucun écrit publio qui nous fasse connoître
le detail de ces expériences, nous pouvons
regarder ces prétendus faits comme des fa-
bles. La thériaque parvint néanmoins à un
si haut dégré d'estime, que Marc-Aurèle
étoit venu au point d'en faire un usage jour-
nalier qui dérangea beaucoup sa santé. Sa
tête en fut tellement affectée, qu'il s'assou-
pissoit au milieu des plus grandes affaires.
Cet inconvénient l'obligea à en retrancher
l'opium, mais alors il ne put plus dormir.

Au lieu de cette simplicité si désirable
dans les médicamens, on vit régner pendant plusieurs siècles une espèce d'émulation parmi les auteurs grecs et arabes, qui
se disputèrent la gloire d'entasser inutile-
ment les drogues : ce qui ne servit qu'à
montrer leur ridicule ostentation. On vit
alors s'élever deux partis, l'un composé des
nouveaux protecteurs des Grecs; l'autre
formé par les anciens admirateurs des Arabes. Ces deux partis disputèrent vivement,
quoique chacun suivit aveuglement les pré-
ceptes dictés par le maître qu'il s'étoit choisi.

Les premiers qui travaillèrent utilement pendant que cette bizarre doctrine dominoit dans les écoles, furent ceux qui s'appliquèrent particulièrement à l'étude botanique, et qui s'attachèrent à corriger un grand nombre d'erreurs qui s'étoient glissées dans les noms des plantes et des drogues. Une partie de ces erreurs venoit du peu d'exactitude des copies, ordinairement infidèles. Mais la principale cause étoit la négligence et le peu de méthode dont on s'étoit servi dans l'étude de l'ancien grec.

Il est assez difficile de suivre exactement les progrès qu'a fait la pharmacie depuis que les Arabes l'ont fait connoître. L'histoire en est obscure et difficile à développer. Ce n'est que des livres originaux qu'on peut tirer quelque lumière.

Saladin d'Ascoli qui écrivit vers le milieu du 16ᵉ siècle, et dans un tems où l'on n'avoit point encore de pharmacopées composées sous le sceau de l'autoriré publique, nous apprend que les seuls livres qu'eussent alors les pharmaciens, consistoient en un livre d'Avicenne et un autre de Serapion, qui traitoient des plantes, un livre de Simon Jaunensis *De Synonimis*; enfin, un traité d'un auteur arabe, sous le nom de *Liber servitoris*. Ce dernier contenoit des préparations de plantes et quelques remèdes chymiques alors en usage. Il y avoit encore deux antidotaires, l'un de Jean Damacesne, ou

Mésué, et un autre de Nicolas de Salerne.

Quelque tems après, Nicolas Prévot de Tours, donna une pharmacopée générale qui pouvoit tenir lieu de tous les livres que je viens de citer. Dans cette pharmacopée les compositions sont presqu'entièrement prises de Mésué et de Nicolas de Salerne. Le *Trésor des parfumeurs* et la *Lumière des apothicaires* ne sont que des extraits pareils. Les antidotaires dont je viens de parler, ont été la base de toutes les pharmacopées qui sont venues dans la suite.

Tels furent les guides de la pharmacie moderne. Ils étoient tous les deux d'un siècle dont la barbarie n'a point eu d'exemple depuis les connoissances des lettres. Il arriva par conséquent que les compositions des plus anciens auteurs, passant par différentes mains, chacun y ajouta; et ces additions étoient toujours des drogues inutiles. On peut même assurer que les compilateurs qui sont venus ensuite, ont, en général, choisi constamment ce qu'il y avoit de plus mauvais. On peut juger en quelque manière par le commentaire de Banderon sur l'*Aurea alexandrina*, dernière composition de Nicolas, combien les hommes qui ont eu le plus de génie, se sont trouvés embarrassés quand ils ont voulu rendre raison de toutes les choses mal placées et superflues qu'on trouve dans les ouvrages de nos maîtres. L'opium paroît être la base de l'*Aurea alexandrina*.

La première pharmacopée qui parut sous le sceau de l'autorité publique, fut celle de Valerius Cordus; publiée par ordre du sénat de Nuremberg, en 1542. Ce n'est qu'une compilation des deux auteurs déja cités. Les pharmacopées qui suivirent, empruntèrent aussi de ces écrivains tout ce qu'elles contenoient. Silvius, médecin de Paris, nous a aussi donné une pharmacopée en 1541. C'est au citoyen Baumé à qui nous sommes redevables de l'ordre et du choix dont un ouvrage de ce genre étoit susceptible ; ses *Élémens de pharmacie*, trop connus pour entrer dans des détails, sont bien, comme il le dit lui même dans son avertissement, le résultat d'un long travail. Les opérations y sont décrites avec méthode, clarté et précision ; aussi ai-je pris de cet ouvrage ce qui m'étoit nécessaire pour remplir le but auquel je voulois atteindre. Comme mon intention n'étoit point de faire une pharmacopée, mais de donner seulement aux élèves les vrais principes de la pharmacie, j'ai cru devoir éviter les répétitions d'exemples ; un livre réellement élémentaire ne doit présenter, dans les expériences, que des définitions, la manipulation et la théorie de l'opération. Si, au contraire, les recettes s'y trouvent accumulées, l'ouvrage devient une pharmacopée. Je reviens à mon sujet : nous avons vu jusqu'à ce moment ce qu'étoit la pharmacie ; on doit s'appercevoir qu'on en faisoit une branche distincte et que la chymie, suivant nos anciens auteurs, étoit une science particulière ; aussi trouve-t-on l'histoire de cette science tout à fait séparée de la chymie : il en est même qui n'en font nullement mention dans leurs livres qu'ils appellent pharmacopées. Pour moi, qui voit la pharmacie rentrer dans le néant sans la chymie, je crois qu'il est convenable, même d'après les principes de nos chymistes modernes, de ne présenter ces deux sciences que sous le même point de vue. Il est donc essentiel d'entrer dans quelques détails sur cette dernière partie, afin que l'on puisse connoître son utilité, son origine et ses progrès.

Pour exposer tous les avantages de la chymie, il faudroit, pour ainsi dire, faire l'énumération de toutes nos connoissances physiques et de tous les arts qui font le lien et le commerce des hommes et qui servent au besoin de la vie. Si la physique prête à la chymie ses connoissances en lui marquant les propriétés générales des corps, par le moyen de la méchanique, de l'hydraulique, et de l'hydrostatique, elle reçoit aussi, à son tour, de la chymie les connoissances particulières des corps, de leurs propriétés et de tout ce qui les rend si différents les uns des autres.

La chymie ne cherche pas de vains raisonnemens, elle cherche des faits ; sans elle la physique n'auroit jamais pu s'occuper que de ses généralités.

On sait le lien étroit qui unit la médecine à la chymie. C'est par elle seule qu'on peut expliquer les changemens qui arrivent aux parties tant fluides que solides du corps animal, comme l'épaississement de ses liqueurs, leurs putréfactions, etc. La pharmacie, un des arts les plus importans et auquel la chymie est singulièrement utile, ne peut être réduite en principes, ni rendre aux hommes les services qu'il lui a depuis si longtems rendus, sans que le pharmacien n'ait des connoissances fort étendues en chymie.

La teinture, l'art de faire les vernis, la verrerie, la porcelaine, l'art de faire le vinaigre, d'allier ce dernier avec diférentes substances, de faire le pain, tous ces arts, et un grand nombre d'autres, que nous ne pouvons traiter en détail, sont entièrement du ressort de la chymie, et lui doivent, si non leur naissance, au moins leur perfection.

La chymie fait plus, elle imite les pierres précieuses et leurs couleurs les plus éclatantes. Quoique cet art soit encore dans son enfance, il surpasseroit même la nature, si on pouvoit rendre le verre cinq ou six fois plus dur qu'il n'est. Poth assure dans sa *Lithogéognosie*, qu'il est parvenu à lui donner une dureté supérieure à celle du cristal.

C'est encore la chymie qui a donné naissance, ou du moins qui a débrouillé et per-

A 4

fectionné la métallurgie , ou l'art de retirer les métaux de leurs mines , et de les séparer de tous les corps étrangers aveclesquels ils sont confondus , ou unis , ou minéralisés.

La cuisine, ou l'art de conserver, ou accom- moder les alimens, lui doit encore ses prépa- rations.

Si nous examinons maintenant les circons- tances principales qui ont contribué à la com- modité et à l'élégance de la vie domestique dans l'Europe et dans quelques pays asia- tiques, et que nous regardions l'état misé- rable des peuples qui ne sont point civilisés , comme dans le Nord de l'Amérique, la Tar- tarie, ou les nouvelles îles découvertes dans les mers du Sud, nous reconnoîtrons que nous sommes forcés à admirer ces arts qui nous ont procuré tant de bienfaits.

L'astronomie et l'optique doivent aussi leurs progrès à la chymie , ainsi que l'écriture et la peinture. Les personnes à qui la philosophie, l'histoire et la poësie sont inconnues , recon- noîtront l'utilité de ces arts importans, quant ils sauront que les négociations ne peuvent être opérées que par eux , ainsi que ce plaisir réciproque, si chéri de l'amitié, celui de se communiquer, dans l'absence , les sentimens que la voix ne peut exprimer.

La Navigation et le commerce doivent encore tout à la chymie ; c'est par elle que nous avons aussi découvert les trésors cachés des nations éloignées. Une contrée pauvre a ressenti la douce influence du bonheur d'une autre plus riche.

Les passions naturelles des hommes, enflammées par l'ambition, ou excitées par la nécessité, mirent en usage les armes. Il est probable que les armes offensives et défensives employées dans les premiers tems, ne furent pas moins grossières que celles dont se servent actuellement les nations peu avancées dans les arts de la vie civile. Mais la découverte d'extraire le fer de sa mine et de forger les instrumens, ont bientôt remplacé ces inventions grossières.

Je n'ai pas besoin de faire l'histoire de la guerre, cela n'est pas de mon sujet. Ce sont des détails de faits qui font voir d'un côté les effets terribles, provenant de la violence d'une ambition illimitée, l'indulgence des passions malignes ; de l'autre, nous y voyons des exemples surprenans d'intrépidité, de patience, de persévérance, de générosité et de tant d'autres vertus sublimes. Cet art, que la découverte du fer rend encore plus terrible, fut par la chymie beaucoup adouci. L'usage de la poudre à canon a totalement changé la manière de faire la guerre ; et dès que ce changement eut opéré ses effets, soit en adoucissant les mœurs, soit en rendant plutôt vainqueur que le courage brutal, fleau destructeur de l'espèce humaine, on vit les batailles rarement distinguées par ces carnages affreux qui ont teint de sang les plaines de Canne et de Pharsale.

Il faudroit un traité particulier pour pré-senter tous les avantages que la société retire de la chymie ; ainsi, pour ne point répéter ce que d'excellens auteurs ont déjà exposé avec beaucoup de détail et d'exactitude, nous nous en tiendrons à l'exposé que je viens de faire connoître. Comme il n'est pas permis d'ignorer les principaux traits de l'histoire d'une science à l'étude de laquelle on désire de se livrer, il est essentiel de faire connoître en abrégé, et d'une manière méthodique, la marche de l'esprit humain dans l'étude de la chymie, et quels ont été les progrès de cette science. Cette his-toire, en traçant le tableau des faits, fixe les époques des découvertes, fait éviter les erreurs dans lesquelles sont tombés ceux qui nous ont précédé, et conduit à la route qu'il faut tenir pour y faire des progrès. Mais comme il seroit peut-être dangereux de s'appésantir sur les dé-tails qui écarteroient de l'objet qu'on se pro-pose, nous ne présenterons ici qu'un court ex-posé de ce que l'on doit savoir sur cette histoire.

S'il y a eu des contestations sur l'éthymo-logie de la chymie, il y en a eu bien davantage sur son origine. En effet, pendant plusieurs siècles nous n'avons pas de récit certain de l'état de la chymie. On regarde Tubalcain, qui vivoit avant le déluge, comme le premier chymiste ; mais il ne s'occupoit que de la mé-tallurgie. Diodore de Sicile resta long-tems en

Égypte et eut occasion de faire beaucoup de recherches sur les antiquités de cette nation, chez laquelle la chymie paroît avoir commencé. Le premier de ce pays, cité comme chymiste, est Thot ou Athotis, surnommé Hermès ou Mercure. Il étoit fils de Mezraim ou Osiris, et petit fils de Cham. On parle encore d'un nommé Siphoas, second roi d'Égypte, que les Grecs surnommièrent Hermès ou Mercure Trismegiste. Comme il ne nous reste que les titres des ouvrages qu'il composa, et qui même ne paroissent point traiter spécialement de la chymie, nous ne pouvons point regarder ces hommes comme les premiers chymistes.

Nous n'avons pas d'autres connoissances sur les hommes qui ont cultivé cette science en Égypte; il paroit cependant qu'elle y a fait quelques progrès, puisque les Égyptiens possédoient un grand nombre d'arts chymiques, et en particulier ceux d'imiter les pierres précieuses, de fondre, et de travailler les métaux, de peindre sur verre, etc.

Les Israëlites ont sans doute appris cet art chez les Égyptiens, et l'on peut supposer avec raison que non seulement toute espèce de science florissoit en Égypte, mais que la chymie en particulier étoit beaucoup cultivée dans ce pays, tandis que les autres sciences étoient répandues dans les autres parties du monde. Moïse, placé au rang des chymistes, vivoit dans ce tems-là; ce fut lui,

au rapport des traditions arabes et syriaques,
qui réduisit le veau d'or en une poudre fine,
le jetta dans l'eau et le fit boire aux enfans
d'Israël. Ce procédé supposeroit qu'il eut des
connoissances chymiques, mais ne donne rien
de satisfaisant sur la chymie des Égyptiens.

Pline, en parlant de la quatrième période
des lettres qui avoit précédé les tems dans
lequel il vivoit, mettoit la période égyptienne
au premier rang; et Suidas, que l'on croit avoir
vécu dans le dixième siècle, nous apprend que
l'empereur Dioclétien ordonna que tous les
livres de chymie fussent brûlés, de peur que
les Egyptiens, instruits de l'art de préparer
l'or et l'argent, ne fissent naître de - là de
ressources à opposer aux Romains.

La chymie, ainsi que les autres sciences
banies des autres parties du monde, se refugia
chez les Arabes. Geber dans le huitième, ou,
comme quelques-uns le disent, dans le neu-
vième siècle, écrivit plusieurs ouvrages sur la
chymie, ou plutôt sur l'alchymie, en langue
arabe. Ces ouvrages paroissent avoir été estimés, puisque l'on rapporte qu'on lui dé-
cerna le surnom de père de la chymie. Cependant dans un de ses ouvrages il reconnoît
avec modestie, n'avoir fait qu'abréger la doctrine des anciens, concernant la transmuta-
tion des métaux. Mésué et Rhasès, suivirent,
dit-on, Geber; d'autres disent qu'ils vécurent
avant lui ; mais dans la recherche dont il
s'agit, cela n'est par une matière de grande

importance , non plus que de savoir si à Avicenne vivoit dans le onzième siècle. Ces savans nous ont toujours laissé, par leurs travaux, l'opinion que la chymie médicale, ainsi que l'alchymie , fut, dans ces siècles obscurs , bien connu des Arabes.

Vers le commencement du treizième siècle de Albert le grand en Allemagne , et Roger Bacon en Angleterre , cultivèrent la chymie avec succès : ils y furent portés probablement par la lecture de quelques livres arabes , qui environ ce tems-là , furent traduits en latin. Ces deux moines , spécialement le dernier , semblent avoir beaucoup plus surpassé le commun étendart des lettres que plusieurs philosophes qui vivoient dans ce tems. Ils furent succédés dans le 14 et 15e siècle de plusieurs grands hommes , qui , dans leurs applications sur la chymie , firent accidentellement différentes utiles découvertes. Tels furent Arnoldus de Villeneuve en France, George Ryplay 'en Angleterre , Raymond Lulle de Majorque, qui introduisit le premier, ou au moins qui développa plus amplement la connoissance d'une médecine universelle ; et Basile Valentin , dont l'excellent livre intitulé *Currus Triumphalis antimonii* , a contribué beaucoup à introduiredans la pratique règuliére des médecins l'antimoine, le le minéral le plus utile.

On n'a rien de positif sur l'histoire de Jean

et Isaac les Hollandois. On croit même que ce
sont des noms supposés. Le manuscrit de leurs
ouvrages est en hollandois et beaucoup de passages sont en anglois , ce qui semble prouver
qu'ils étoient hollandois, et qu'ils avoient vécu
en Angleterre , ou que la langue anglaise leur
étoit familière ; leur style est élégant , mais
diffus.

Le commencement du 16e siècle fut remarquable par la grande révolution produite en
Europe dans la pratique de la médecine , par
le moyen de la chymie. Ce fut alors que Paracelse , marchant sur les traces de Basile
Valentin , et devenant lui-même célèbre , re-
jetta entièrement la pharmacie de Gallien et
y substitua la pharmacie chymique : il fut
nommé professeur par les magistrats de Bâle ,
et fut le premier qui donna des leçons publiques en médecine et en chymie.

Il arrive rarement qu'un homme d'une
capacité très-ordinaire puisse , dans le cours
d'une vie, retirée, observer une telle unifo-
mité de conduite, pour ne pas fournir à ses
envieux, ou à ses partisans , des matériaux suf-
fisans pour le représenter sous des aspects
différens ; mais un génie aussi grand et aussi
irrégulier que Paracelse ne pouvoit pas manquer de devenir également le sujet du panégy-
rique le plus outré, ou de la satyre la plus enve-
nimée. Quelques-uns l'ont regardé comme un
second Esculape; d'autres ont pensé qu'il pos-

doit plus d'impudence que de mérite, et qu'il devoit sa réputation plutôt à la singularité de sa conduite qu'à la réussité de ses remèdes. Il renouvella l'extravagante doctrine de Raymond Lulle, concernant une médecine universelle, et mourut subitement à l'âge de 48 ans environ, tandis qu'il se vantoit de posséder le secret de prolonger la vie jusqu'à l'âge de ceux qui précédèrent le déluge.

De telle manière que l'on juge Paracelse, on le regardera toujours comme un grand chymiste, et l'on peut dire avec certitude que sa réputation excita l'envie de quelques-uns, l'émulation des autres, et l'industrie de tous. Ceux qui attaquèrent ou défendirent ses principes, augmentèrent également la connoissance sur la chymie.

Bientôt après la mort de Paracelse, qui arriva en 1541, les arts de miner et de rendre fluide les métaux, qui vers les premiers siècles avoient été pratiqués dans différens pays, mais qui n'avoient jamais été expliqués d'une manière scientifique, reçurent beaucoup de clarté dans les ouvrages de George Agricola, physicien allemand. Les Grecs et les Romains n'ont laissé sur ce sujet aucun traité digne d'être mentionné ; et quoiqu'un ou deux livres parurent en langue allemande et un en italien sur la métallurgie avant qu'Agricola eut publié ses deux livres,

De re metallica, cependant on le regarde comme le premier auteur qui s'est acquis de la réputation dans cette partie de la chymie.

Lazarus Erckern , essayeur général de l'empire, suivit Agricola dans la même partie. Ses ouvrages furent publiés à Prague en 1574. Jonh Pettus les traduisit en anglois, et ils parurent à Londres en 1683. Les ouvrages d'Agricola et d'Erckern sont encore beaucoup estimés , quoique plusieurs autres ayent été publiés, principalement en Allemagne , vers leurs tems sur le même sujet. Nous pouvons mettre au nombre de ces ouvrages , l'art d'essayer l'or et les métaux de Schindler., ceux de Kunkel de Schutter, de Cramer, de Lehmann et Gellert.

L'allemagne, à la vérité, a été pendant longtems la grande école de métallurgie pour le reste de l'Europe ; et ce ne fut que vers le milieu du dernier siècle , qu'une chymie universelle commença à être cultivée d'une manière philosophique. Boyle, qui commença ses cours de chymie en 1647 , fut un des principaux membres de la société d'Oxford en Angleterre : il y publia son *Chymiste septique* en 1661. Après Boyle, on vit paroître son contemporain , l'infortnné Becker , dont la physique souterraine , justement appellée ouvrage sans pareil, parut d'abord en 1669.

Le

Le *Cours de chymie pratique* de Lemery, parut en 1675, et fut regardé comme un bon ouvrage. Les œuvres de Glauber avoient été publiés en différens tems depuis 1651, jusqu'en 1661, que son traité intitulé *Fournaise philosophique* parut à Amsterdam. Kunkel, mourut en Suéde en 1702 : il avoit cultivé la chymie sous la protection de l'électeur de Saxe et de Charle XI, roi de Suéde. Il composa ses observations chymiques en langue allemande, et il les traduisit lui-même en latin. En 1677 ayant eu la surintendance de plusieurs manufactures de glace, ce fut une belle occasion de faire un grand nombre d'expériences dans cette partie ; et plusieurs émailleurs et artistes en pierres artificielles ont avoué qu'ils étoient plus redevables aux procédés et aux observations de Kunkel, qu'à ceux de tout autre auteur sur le même sujet.

La chymie doit son existence nouvelle à la lumière jetiée accidentellement sur ces différentes parties par les entreprises des sociétés publiques aussi bien qu'aux travaux des Stahl, Newmann, Hoffmann, Junker, Geoffroy, Boerhave et plusieurs autres également dignes de nos éloges. La chymie ne fut plus considérée purement comme une des branches de la médecine, ni restreinte à quelques efforts impuissans sur les métaux ; elle n'essaya plus d'en imposer à la crédulité de l'ignorance et ne chercha plus à étonner la simplicité du vulgaire par ses merveilleuses opérations ; elle se contenta seulement de les expliquer d'après les principes d'une saine philosophie. Elle a effacé l'opprobre dont elle avoit été couverte par le jargon inintelligible des alchymistes, en revelant tous ces secrets dans un langage aussi clair et autant à la portée du vulgaire que la nature de ses sujets et de ses opérations pouvoit l'admettre.

L'illustre Macquer est un de ceux qui a le plus contribué à répandre cette clarté si nécessaire aux progrès des sciences. Les mémoires savans et profonds qu'il a publiés, ainsi que ses autres ouvrages, sont trop connus pour qu'il soit besoin de les nommer. Ils seront à jamais le modèle de ceux qui veulent travailler avec succès à l'avancement des sciences ; et, comme a très-bien dit cet élégant et profond philosophe, en parlant des sociétés littéraires, on voit dans leurs ouvrages l'expérience donner du corps au raisonnement, et le raisonnement donner de l'ame à l'expérience. Cet homme, que la mort a trop tôt enlevé au monde savant, sera toujours immortalisé par les chymistes, puisqu'ils lui doivent leurs progrès et leur gloire.

La chymie n'est encore que dans son enfance : cependant l'émulation mutuelle et les efforts toujours renouvellés de tous les hommes célèbres qui la cultivent aujourd'hui dans toute les parties de l'Europe la rendront en peu de tems égale à quelques parties de la philosophie naturelle pour la clarté et la solidité de ses principes. Nous devons à Stahl, Boyle et Hales la lumière actuellement répandue sur la science chymique. Bien différent de ces systémes qu'enfante l'imagination sans l'aveu de la nature, et que l'expérience détruit, la théorie de Stahl est le guide le plus sur que l'on puisse prendre pour se conduire dans les recherches chymiques. Boyle et Hales ont beaucoup éclaircis la théorie de Stahl sur le phlogistique. Ils ont fait voir qu'il avoit oublié de compter l'air pour beaucoup dans ses opérations ; sur-tout Hales qui regardoit ce fluide comme le ciment des corps et comme le principe de leur solidité.

Prietsly, après avoir répété une grande partie des expériences de Hales, a fait connoître beaucoup de fluides qui, avec les apparences de l'air, en différent par toutes leurs propriétés essentielles. Il en a retiré, surtout des chaux métalliques, une espéce beaucoup plus pure que ne l'est celui de l'atmosphère.

Bayer si justement célèbre par l'exactitude

de ses travaux , a examiné les chaux de mercure, et a reconnu qu'elles donnoient un fluide
aëriforme très-abondant, privé de phlogistique.

Il étoit réservé au célèbre Fourcroy de
prouver, par une grande suite de belles expériences, qu'une partie de l'air se combine
avec les corps que l'on brûle ou que l'on
calcine. Dès-lors on commença à douter de
la présence du phlogistique, et on attribua
à la fixation de l'air ou à son dégagement
tous les phénomènes que Stahl croyoit dûs
à la séparation, ou à la combinaison du
phlogistique.

Depuis ce tems la science a tant gagnée
en découvertes nouvelles, que la théorie
moderne acquiert de jour en jour de nouvelles forces. Sa simplicité, sa marche méthodique, sa clarté et la facilité avec laquelle on l'applique à tous les phénomènes
de la chymie, la mettent beaucoup au-dessus de toutes celles qui partagent les physiciens de l'Europe qui ne l'ont point encore adoptée. Deux faits généraux une fois
établis et reconnus avec certitude, nous feront concevoir que la base de la théorie chymique porte sur deux phénomènes : la chaleur est dégagée ou fixée ; un fluide élastique est formé ou absorbé. C'est donc sur ce
deux objets qu'il faut porter toute son attention.

Si la théorie des grands hommes dont nous venons de parler, est capable de contribuer à l'avancement de la chymie, en nous faisant appercevoir les causes et les rapports de tous les phénomènes de cette science ; il faut avouer aussi qu'elles peuvent produire un effet tout contraire, lorsqu'on s'y livre avec trop de confiance, et qu'on étend leur usage au-dela de ses limites. La théorie ne peut être utile qu'autant qu'elle naît des expériences déja faites, ou qu'elle nous montre celles qui sont à faire ; car le raisonnement est, en quelque sorte, l'organe de la vue du physicien, mais l'expérience est son toucher ; et ce dernier sens doit constamment rectifier chez lui les erreurs auxquelles le premier n'est que trop sujet. Si l'expérience qui n'est point dirigée par la théorie est toujours un tâtonnement aveugle, la théorie sans l'expérience n'est qu'un coup d'œil trompeur et mal assuré ; aussi est-il certain que les plus importantes découvertes que l'on ait faites dans la chymie, ne sont dues qu'à la réunion de ces deux grands secours.

Je terminerai en transcrivant littéralement le passage suivant de Macquer, qui me paroît peindre avec beaucoup de vérité l'état de la chymie.

« Nous avons vu la chymie naître de la

« nécessité, recevoir de la cupidité un ac-
« croissement lent et obscur ; ce n'est qu'à
« la vraie philosophie qu'il étoit réservé de la
« perfectionner ».

COURS

D'ÉTUDE PHARMACEUTIQUE.

CHYMIE PHARMACEUTIQUE.

SECTION PREMIÈRE.

CHAPITRE PREMIER.

De la Chymie Pharmaceutique, ou de la Pharmacie en général.

LA chymie pharmaceutique , ou la pharmacie en général , enseigne l'élection , la préparation et la mixtion des médicamens , ainsi que l'action intime et réciproque de tous les corps de la nature les uns sur les autres.

Toutes les choses naturelles créées peuvent être comprises sous le nom de médicament. Ainsi tout ce qui est appliqué extérieurement, ou donné intérieurement pour exciter quelqu'altération dans nos humeurs , et y causer un changement salutaire , se nomme médicament. On le divise en simple , et en composé. Le simple est celui qu'on employe , comme il est venu naturellement ; le composé est celui qui est fait de plusieurs substances.

B 4

Autrefois on divisoit la pharmacie en deux branches; la *pharmaceutique galénique*, et la *pharmacie chymique.*

Cette partie avoit reçu le surnom de galénique, parce que Galien, dont les écrits sur les médicamens sont très-étendus, ne traite que du choix des médicamens, et de leur mélange, sans rechercher leur nature, leurs propriétés, les phénomènes qu'offrent les divers mélanges, et qu'il ne recommande que très-peu de remèdes, de préparations ou compositions, pour lesquels il faille beaucoup d'art, des opérations difficiles et des instrumens particuliers.

Plusieurs refusent, avec raison, d'admettre cette division de la pharmacie, parce qu'on n'a point de principes raisonnés qui fixent l'étendue de chacune des branches, et d'après lesquelles on puisse distinguer les procédés ou opérations qui sont du ressort de la pharmacie galénique, de ceux qui appartiennent à la pharmacie chymique. Le manque de principes fixes sur cette matiére, est cause que l'on voit fréquemment une même préparation, rangée tantôt dans la pharmacie galénique, tantôt dans la pharmacie chymique, selon les diverses pharmacopées; par exemple, les eaux et les esprits que l'on obtient par la distillation, sont à la tête des articles galéniques dans une pharmacopée, tandis qu'ils commencent les articles chymiques d'un autre ouvrage du même genre.

La pharmacie, prise dans sa plus grande étendue, est une branche de la chymie; et les plus simples préparations pharmaceutiques, sont autant chymiques que celles qui dépendent entièrement des propriétés ou rapports qu'ont entr'elles les substances sur lesquelles on opère.

Je diviserai donc la pharmacie en deux parties, afin de conduire les élèves par dégré aux connoissances plus étendues. Le choix des médicamens, leur préparation, la réduction des corps en poudre, les pilules, les électuaires, les conserves, les syrops, les emplâtres, les onguents, les teintures, les élixirs, etc, seront l'objet de la première partie. Les sels fixes et volatiles, les sels neutres artificiels, les préparations des métaux et les autres substances minérales, etc, seront l'objet de la deuxième partie.

CHAPITRE II.

Des Instrumens dont on se sert le plus communément dans la Pharmacie.

On entend par instrumens, tout ce qui sert à contenir et à appliquer le feu, ainsi qu'à diriger et à régler son action.

On doit, autant qu'on peut, préférer les vaisseaux de terre ou de verre à ceux de cuivre, pour les préparations internes.

On préfère la fayence aux autres terres pour conserver les médicamens d'une consistance solide ; pour les eaux spiritueuses , les teintures , les élixirs , les huiles , les syrops , etc , on se sert de flacons de cristal , ou de bouteilles de verre.

Les instrumens dont on fait usage pour les préparations , sont les mortiers de fer, de verre , de porcelaine avec leurs pilons de la même matière ; les mortiers de marbre, de pierre , avec des pilons de bois ; les porphires avec leurs molettes pour broyer les drogues les plus dures, comme les pierres , les coraux , etc ; des entonnoirs de verre , des spatules d'argent , de bois , d'ivoire , des étamines ; des blanchets pour passer les syrops , ou autres médicamens ; des bassins d'argent, de verre , et d'acier ; des rapes , des cuillèrs d'argent ou de cuivre étamé ; du papier à filtrer (ce papier doit être sans colle , afin de ne point communiquer d'odeur aux objets que l'on filtre); enfin, les vaisseaux dont on se sert pour les distillations se nomment alembics , cornues , ils sont de cuivre étamé , d'étaim , de verre, de terre vernissée, de grès, etc.

Il est inutile d'entrer ici dans un détail particulier des instrumens de pharmacie : en exposant les diverses opérations auxquelles ils servent , je donnerai quelques détails sur chaque vaisseau que l'on devra employer.

De la préparation et de l'emploi des Luts.

Les luts sont diverses matières réunies, dont on se sert, soit pour garantir les vaisseaux de la trop grande action du feu, soit pour fermer les jointures des vaisseaux, soit pour retenir les substances volatiles qu'ils contiennent.

Si , dans un tems où l'on perdoit une grande partie des produits de la distillation, où l'on ne tenoit aucun compte de tout ce qui se séparoit sous forme de gaz, en un mot où l'on ne faisoit aucune expérience exacte et rigoureuse, on sentoit déjà la nécessité de bien lutter les jointures des appareils distillatoires ; combien cette opération manuelle et mécanique n'est-elle pas devenue importante, depuis qu'on ne se permet plus de rien perdre dans les distillations et dans les dissolutions, depuis qu'on exige qu'un grand nombre de vaisseaux réunis ensemble se comportent comme s'ils n'étoient que d'une seule pièce, et comme s'ils étoient hermétiquement fermés ; enfin, depuis qu'on n'est plus satisfait des expériences , qu'autant que la somme du poids des produits obtenus est égale à celui des matériaux mis en expérience.

Les luts auxquels les chymistes se sont arrêtés, sont le lut gras et un mélange de pâte d'amande et de colle.

Pour préparer le lut gras , on prend de l'argile non cuite, pure et très-seche ; on la réduit en poudre fine, et on la passe au tamis de soye. On la met ensuite dans un mortier de fer, et on la bat pendant plusieurs heures à coups redoublés, en l'arrosant peu à peu avec de l'huile de lin cuite, c'est-à-dire, avec de l'huile de lin dans laquelle on a fait bouillir de la litharge, ou, pour mieux dire, comme l'expose Lavoisier, avec de l'huile de lin qu'on a oxigenée et rendue siccative par l'addition d'un peu de litharge. Ce lut est encore meilleur et plus ténace, si, au lieu d'huile grasse, on employe du vernis gras au succin. Ce vernis n'est autre chose qu'une dissolution de succin ou ambre jaune dans l'huile de lin.

Le lut gras résiste très-bien à un dégré de chaleur même assez violent : il est imperméable aux acides et aux liqueurs spiritueuses.

La chaleur ramollit ce lut, et même au point de le faire couler ; il a besoin en conséquence d'être contenu. Le meilleur moyen est de le recouvrir avec des bandes de vessie, qu'on mouille et qu'on tortille autour. On fait ensuite une ligature avec de gros fil au-dessous et au-dessus du lut.

Très-souvent la figure des jointures des vaisseaux ne permet pas d'y faire une ligature ; alors on substitue à la vessie et à la ligature des bandes de toile imbibées de blanc d'œuf dans lequel on a délayé de la chaux. On applique sur le lut gras les bandes de toile encore humides ; en peu de tems elles se sèchent et acquièrent une assez grande dureté. On peut appliquer ces mêmes bandes sur le lut d'amandes. De la colle forte délayée dans de l'eau peut suppléer au blanc d'œuf.

La première attention qu'on doit avoir avant d'appliquer un lut quelconque sur les jointures des vaisseaux, est de les asseoir et de les assujettir solidement, de manière qu'ils ne puissent se prêter à aucun mouvement. Ce n'est que lorsque l'appareil est ainsi solidement assujetti et de manière à ce qu'aucune partie n'en puisse jouer, qu'on doit commencer à lutter. L'expérience apprendra que ce n'est que de la patience et de l'exactitude que dépend le succès dans toutes les opérations.

Chapitre III.

De l'Election des médicamens, ou de la Récolte du Pharmacien.

Si l'on considère la vertu des plantes, celles qui sont produites dans leur climat naturel sont préférables à celles que l'on fait pousser par art dans des climats qui leur sont étrangers. Malgré tous les soins qu'on prend pour suppléer à la température, les parties qui composent la plante, c'est-à-dire, les fleurs, les fruits, les écorces, les racines, n'acquièrent jamais la même vigueur ; les principes n'y sont plus dans la même proportion ; leurs facultés sont nécessairement affoiblies.

Parmi l'étonnante quantité de simples que la nature nous offre, il est des plantes qui se plaisent dans les bois, d'autres dans les plaines, d'autres sur les montagnes : celles-ci ne se montrent que dans des lieux arides et pierreux ; celles-là recherchent les marais et les lieux aquatiques ; d'autres croissent sur la surface ou au fond de l'eau : or, il est essentiel de les cueillir chacune dans le lieu qui leur est propre. Les plantes qui aiment les bois, perdent leurs facultés dès quelles sont transportées et cultivées dans les jardins, quoique sous le même climat: une poignée de plantes spontanées est plus éfficace que plusieurs poignées entières de simples cultivées.

Le choix de la saison n'est pas moins important pour la récolte des plantes et des parties qui les composent. Il en est qui sont dans leur état de vigueur au printems, d'autres en automne, d'autres en été ; quelques-unes demandent à être cueillies en hiver. Chaque partie de la plante a pareillement ses tems différens : les racines peuvent être cueillies en toute saison, pourvu qu'elles soient charnues. Dans les plantes herbacées quelques racines deviennent ligneuses à mesure que leur tige monte ; elles perdent alors leurs vertus, et l'on doit les ramasser avant l'entier développement de la tige.

Quelques auteurs conseillent de prendre les racines au printems; ils prétendent que l'hiver laissant les parties de la plante dans un état de repos, les sucs se conservent dans la racine qui en pompe encore quelques-uns malgré la rigueur du froid ; ils en concluent qu'elles ont alors plus de parenchyme et moins de parties ligneuses ; au lieu qu'en automne elles sont privées des sucs qu'elles ont fournies pour le développement de la plante , qui ne sauroit en tirer de nouveaux.

L'expérience enseigne , au contraire , que la plupart des racines souffrent considérablement pendant l'hiver , et ne se conservent qu'au moyen des sucs dont elles se sont pourvues pendant l'automne. La plus grande vigueur des racines vivaces , paroît être quelques mois après la maturité de leurs graines , et celles des bisannuelles après le développement des feuilles. De même la plus grande force de la plante est pendant l'été ; elle pousse sa tige , elle développe ses fleurs , ses fruits , ses semences ; l'automne survient , bientôt la végétation cesse dans la tige , les racines épuisées sucent de nouveaux sucs , et ne sont plus contraints d'en fournir aux feuilles et aux fruits , qui, prêts à tomber , ne demandent plus aucune nourriture. Toute la végétation se concentre donc alors dans les racines ; elles se remplissent de meilleurs sucs , bien différens de ceux dont elles sont pourvues au printems ; ces sucs aqueux , mal élaborés , se corrompent facilement ; et, par une suite nécessaire, les racines cueillies en ce tems pourrissent avec une grande facilité. La racine d'angélique tirée de la terre au printems,

(32)

ne peut être gardée qu'une année ; elle perd beaucoup à la dessication, les vers s'y mettent bientôt ; tandis qu'on garde celle qu'on ramasse l'automne trois ou quatre ans , sans avoir rien à craindre de ces animaux.

Quelques personnes rejettent indistinctement toute racine rongée par les vers. On doit savoir que les parties de plusieurs plantes ne sont purgatives qu'à raison de la résine qui abonde dans leur tissu, et qu'il en est qui ne doivent leurs effets et leurs vertus qu'à la résine. Si l'on y laisse les parties ligneuses , ce n'est que par l'impossibilité où l'on est de les séparer. Les vers font ce travail ; ils rongent le bois et ne touchent point à la résine. Les racines résineuses piquées de vers, n'ont donc rien perdu de leur qualité.

Les bois peuvent être ramassés en tout tems ; il faut seulement observer de ne les tirer que des arbres qui ne sont ni trop jeunes ni trop vieux. Leurs écorces doivent toujours être prises sur les jeunes bois et dans l'automne, à l'exception des écorces d'arbres résineux , qu'il faut recueillir avant que la seve soit en mouvement. Les vieilles écorces sont sans vertus ; ce ne sont plus que des squelettes terreux privés de la végétation ; leurs vaisseaux obstrués ne reçoivent plus les sucs nutritifs ; c'est pourquoi l'on voit plusieurs écorces se détacher et tomber d'elles-mêmes : l'orme, le cerisier , la quinte-feuille en arbre , en fournissent des exemples.

Le

Le tems de cueillir les feuilles, est celui où
le bouton des fleurs commence à se montrer.
Celui de cueillir les fleurs, qu'on ne doit jamais
séparer des calices, est marqué par le moment
de leur épanouissement ; leur vertu est alors
plus considérable qu'elle ne seroit si on les
eut ramassées avant ce tems-là : les roses de
Provins épanouies sont un purgatif ; avant
leur épanouissement, elles ne sont que stip-
tiques. Après l'entier développement , la
vertu de la plante se dissipe ; mais il est des
exceptions à ce principe : les plantes aromatiques n'acquièrent leur efficacité qu'après la
chûte de la fleur, et lors de la parfaite maturité
de la semence.

Le corps , ou l'amande de la semence n'est
pas odorant en lui-même , il n'est qu'émulsif ;
la partie aromatique, odorante , réside dans
ses membrances inférieures , logées dans une
infinité de petites vésicules. Il faut attendre
la parfaite maturité des semences pour les ramasser ; celles qui sont renfermées dans des
fruits charnus , en doivent être séparées , autrement elles se gâteroient ; d'autres demandent à être conservées dans leurs capsules , telles sont la plupart des aromatiques.
Les fruits doivent être choisis mûrs , ou non
mûrs , selon leur destination : si l'on veut
en tirer un acide , il faut prévenir la maturité ;
l'attendre , si on désire un fruit agréable et
sain.

En général, les plantes doivent être cueillies

un peu après le lever du soleil et dans un beau jour.

Choix des animaux et de leurs parties.

Lorsqu'on veut se procurer les animaux ou leurs différentes parties, il faut attendre qu'ils soient dans leur vigueur, c'est-à-dire, dans un âge moyen, et prendre garde aussi que ce soit dans le tems qu'ils ne sont pas en rut. Il faut également choisir des animaux qui aient été tués, et qui ne soient point mort de vieillesse ou de maladie. Lorsque ce sont des parties molles, comme, par exemple, les poumons de renards, les foies de loups ; ou le sang, comme celui du bouquetin, il faut faire secher toutes ces substances au bain-marie, ou dans une étuve. La chaleur du soleil, dans ces pays-ci, n'est ni assez forte ni d'une assez longue durée, pour faire dissiper toute l'humidité de ces parties molles, aussi promptement que cela est nécessaire, pour qu'elles ne se corrompent point pendant leur dessication.

Choix des minéraux,

La récolte des matières minérales ou fossiles n'est assujettie à aucune règle. On peut ramasser en tout tems et dans toutes les saisons les matières qui sont ou dans l'intérieur de la terre, où à sa surface : il suffit de faire choix des meilleures. Il n'y a guère que les eaux minérales dont les principes peuvent changer, et dont les proportions peuvent varier, suivant la quantité de pluie qui a tombé pendant l'année, et aussi par d'autres accidens qui peuvent arriver dans l'intérieur de la terre. C'est aux médecins qui les ordonnent, qu'il convient d'avoir égard à ces choses, et de s'assurer, de tems en tems, de leur état avant de les faire prendre.

CHAPITRE IV.

De la Dessication.

L'objet de la dessication est de priver les plantes de l'eau qui a servi à la végétation. Elle est plus ou moins abondante dans elles ; on en juge par leur poids, en les comparant avant ou après leur dessication.

Plus les plantes sont promptement dessechées, mieux elles se conservent ; il faut, s'il est possible, qu'elles ne perdent ni leur couleur, ni leur odeur ; en général, elles doivent secher à l'air et au soleil, ou dans un grenier qui y soit exposé.

Avant de faire secher les plantes, ou quelques-unes de leurs parties, on en sépare les herbes étrangères et toutes les feuilles mortes ou fanées. On les expose à l'ardeur

du soleil ou dans un endroit chaud ; on a
soin de les étendre sur des toiles garnies d'un
chassis de bois, que l'on suspend pour donner à l'air une libre circulation. On les remue plusieurs fois le jour ; on les laisse ainsi
exposées jusqu'à une parfaite dessication,
ayant soin qu'elles ne soient pas amoncelées
les unes sur les autres ; l'humidité s'arrête
dans les endroits épais, elle altère les couleurs.

Les écorces et les bois veulent être dessechés promptement, sur-tout quand ils
sont humides; mais il n'exigent aucune préparation.

Les racines doivent être dessechées après
qu'on les a tirées de la terre dans leur vigueur. Si elles sont dures, petites, un peu
aqueuses, on les enfile, et on les suspend
dans un lieu bien aëré, aprés les avoir mondées, c'est-à-dire, après en avoir détaché tous
les filamens et les avoir essuyées avec un linge
rude qui enlève l'épiderme et la terre qui
peut y adhérer.

On ne doit jamais les laver ou du moins
tres-légèrement. Il faut avoir soin de fen-
dre celles qui contiennent un cœur ligneux ;
on coupe par tranches très-minces celles qui
sont charnues, comme les racines de la brione
et du nénuphar, après quoi on les enfile.

Les bulbes ou oignons, pour être exactement dessechés, doivent être effeuillés et

exposés à la chaleur du soleil ou d'une étuve.

Les semences farineuses n'exigent qu'une exposition dans un endroit sec, et médiocrement chaud; elles contiennent moins d'humidité que les autres parties des plantes.

Les semences émulsives, celles qui sont renfermées dans les fruits charnus, telles que les semences froides, de concombre, de melon, de courge, de citrouille, doivent être mondées de leur écorce, mais seulement à mesure qu'on s'en sert; afin que l'huile qu'elles contiennent n'acquière pas une mauvaise qualité. Les semences odorantes doivent être conduites à une parfaite dessication.

Les fruits veulent être desséchés promptement, d'abord au feu jusqu'à un certain point de dessication, ensuite au soleil. Il faut renfermer les fruits dans un lieu bien sec.

On ne doit point exposer aux injures de l'air les plantes dessechées. Les aromatiques sont celles qui exigent le plus d'attention ; on doit les enfermer soigneusement dans des boëtes vernies en dehors, pour empêcher que l'air ne pénètre dans l'intérieur. On peut encore les conserver dans des vaisseaux de verre.

Avant d'enfermer les plantes pour les conserver, il convient de les remuer et de les secouer sur un tamis de crin, afin d'en séparer le sable, les insectes.

Il est des plantes seches qu'on ne peut garder que très-peu de tems, quelque soin qu'on y donne. En général, il est très-à-propos de renouveller, le plus souvent qu'il est possible, toutes les productions végétales dessechées.

CHAPITRE V.

Des opérations purement mécaniques qui ont pour objet de diviser les corps.

De la Trituration, de la Porphirisation et de la Pulvérisation.

La trituration, la porphirisation et la pulvérisation ne sont, à proprement parler, que des opérations mécaniques préliminaires, dont l'objet est de diviser, de séparer les molécules des corps, et de les réduire en particules très fines. Mais, quelque soin qu'onpuisse porter à ces opérations, elles ne peuvent jamais résoudre un corps en ses molécules primitives et élémentaires : elles ne rompent pas même, à proprement parler, son aggrégation ; en sorte que chaque molécule, après la trituration et la porphirisation, forme encore un tout semblable à la masse originaire qu'on avoit eû pour objet de diviser ; à la différence des opérations vraiment chymiques, telles, par exemple, que la dissolution qui détruit l'aggrégation du corps, et écarte les unes des autres les molécules constitutives et intégrantes qui le composent.

Toutes les fois qu'il est question de diviser des corps fragiles et cassans, on se sert, pour cette opération, de mortiers et de pilons.

La forme des mortiers n'est point indifférente : le fond en doit être arrondi, et l'inclinaison des parois latéraux doit être telle que les matières en poudre retombent d'elles-mêmes quand on relève le pilon : un mortier trop plat seroit donc défectueux, la matière ne retomberoit pas et ne se retourneroit pas. Des parois trop inclinés présenteroient un autre inconvénient, elles rameneroient une trop grande quantité de la matière à pulvériser sous le pilon ; elle ne seroit plus alors froissée et serrée entre deux corps durs, et la trop grande épaisseur interposée nuiroit à la pulvérisation.

Par une suite du même principe, il ne faut pas mettre dans le mortier une trop grande quantité de matière ; il faut sur tout, autant qu'on le peut, se débarrasser, de tems en tems, des molécules qui sont déja pulvérisées, et c'est ce qu'on opère par le tamisage, autre opération dont il va être bien

C 4

tôt question. Sans cette précaution on employeroit une force inutile, et on perdroit du tems à diviser davantage ce qui l'étoit suffisamment, tandis qu'on n'acheveroit pas de pulvériser ce qui ne l'est pas assez. En effet, la portion de matière divisée nuit à la trituration de celle qui ne l'est pas; elle s'interpose entre le pilon et le mortier, et amortit l'effet du coup.

La porhpirisation a reçu sa dénomination du nom de la matière sur laquelle elle s'opère. Le plus communément on a une table plate de porphire ou d'une autre pierre du même dégré de dureté, sur laquelle on étend la matière qu'on se propose de diviser; on la froisse ensuite et on la broye en promenant sur le porphire une molette d'une pierre du même dégré de dureté. La partie de la molette qui porte sur le porphire, ne doit pas être parfaitement plane : sa surface doit être une portion de sphère d'un très-grand rayon; autrement, quand on promèneroit la molette sur le porphire, la matière se rangeroit tout autour du cercle qu'elle auroit décrit, sans qu'aucune portion s'engageât entre deux, et il n'y auroit pas de porphirisation. Ces trois manières de réduire les corps en poudre, ne conviennent pas à toutes les matières : il en est qu'on ne peut parvenir à diviser, ni au pilon, ni au porphire, ni à la meule; telles sont les matières fibreuses, comme le bois;

telles sont celles qui ont une sorte de ténacité et d'élasticité , comme la corne des animaux , la gomme élastique , etc; tels sont enfin les métaux ductiles et malléables , qui s'applatissent sous le pilon au lieu de s'y réduire en poudre.

On se sert pour les bois de grosses limes connues sous le nom de rapes à bois. On prend pour la corne des limes un peu plus fines ; enfin , on employe pour les métaux des limes plus fines encore.

Il est quelques substances métalliques , qui ne sont ni assez cassantes pour être mises en poudre par trituration , ni assez dures pour pouvoir être limées commodément. Le zinc est dans ce cas; sa demi-malléabilité empêche qu'on ne puisse le pulvériser au mortier : si on le lime , il empâte la lime , il en remplit les interstices , et bientôt elle n'a presque plus d'action. Il y a une manière simple pour réduire le zinc en poudre, c'est de le piler chaud dans un mortier de fonte de fer également chaud ; il s'y triture alors aisément. Quand on n'a pas pour objet de mettre les métaux dans un très-grand état de division, on peut les réduire en grénailles , en les coulant dans de l'eau.

Enfin , il y a un dernier moyen de diviser , qu'on employe pour les matières à la fois pulpeuses et fibreuses , tels que les fruits , les pommes de terre , les racines, etc. On les promène sur une rape , en donnant un certain dégré de pression, et on parvient ainsi à les réduire en pulpe.

Du Tamisage et du Lavage.

De quel moyen mécanique qu'on se serve pour diviser les corps, on ne peut parvenir à donner le même dégré de finesse à toutes leurs parties. La poudre qu'on obtient de la plus longue et de la plus exacte trituration, est toujours un assemblage et un mélange de molicules de différentes grosseurs. On parvient à se débarrasser des plus grossières, et à n'avoir qu'une poudre beaucoup plus homogène, en employant des tamis dont la grandeur des mailles soit proportionnée à la grosseur des molicules qu'on se propose d'obtenir : tout ce qui est supérieur en grosseur aux dimentions de la maille, reste sur le tamis, et on le repasse au pilon.

Il est un autre moyen, plus exact que le tamisage, d'obtenir des poudres de grosseur uniforme, c'est le lavage ; mais il n'est praticable qu'à l'égard des matières qui ne sont point susceptibles d'être attaquées et altérées par l'eau. On délaye et on agite dans l'eau ou dans quelqu'autre liqueur, les matières broyées qu'on veut obtenir en poudre de grosseur homogène ; on laisse reposer un moment la liqueur, puis on la décante encore trouble ; les parties les plus grossières restent au fond du vase. On décante une seconde fois, et on a un second dépôt moins grossier que le premier. On décante une troisième fois pour obtenir un troisième dépôt, qui est au second pour la finesse, ce que le second est au premier. On continue cette manœuvre jusqu'à ce que l'eau soit éclaircie ; et la poudre grossière et inégale , qu'on avoit originairement , se trouve séparée en une suite de dépôts, qui, chacun en particulier, sont d'un dégré de finesse à-peu-près homogène.

On se sert pour le lavage dans les laboratoires , de vaisseaux de différentes formes , de terrines de grès , de bocaux de verre , etc. Quelquefois pour décanter, la liqueur sans troubler le dépôt qui s'est formé, on employe le siphon.

De la Filtration.

La filtration est une opération par laquelle on sépare des parties hétérogènes mêlées dans une liqueur par le moyen d'un filtre.

Le filtre n'est autre chose qu'un tamis très-serré et très-fin , à travers lequel les parties solides, quelque divisées qu'elles soient, ne peuvent passer , mais qui est cependant perméable pour les fluides. Le filtre est donc , à proprement parler , l'espèce de tamis qu'on employe pour séparer des molicules solides qui sont très-fines , d'un fluide dont les molécules sont plus fines encore.

On se sert, à cet effet, d'étoffes épaisses et d'un tissu très-serré : celles de laine à poils, sont les plus propres à remplir cet objet. On a un chassis en bois, avec une pointe de clou à chaque coin, pour y attacher l'étoffe. On en forme aussi une espèce de sac de figure conique, qu'on nomme chausse d'hypocrate.

On substitue aussi aux étoffes du papier non collé. Il n'est aucun corps solide, quelque divisé qu'il soit, qui passe à travers les pores des filtres de papier ; les fluides, au contraire, les traversent avec beaucoup de facilité.

Le seul embarras que présente le papier employé comme filtre, consiste dans la facilité avec laquelle il se perce et se déchire, sur-tout quand il est mouillé. On remédie à cet inconvénient, en le soutenant par le moyen de diverses espèces de doublures.

On se sert ordinairement d'entonnoirs de verre, pour contenir et soutenir le papier ; on le plie alors de manière à former un cône de même figure que l'entonnoir. Mais alors on tombe dans un autre inconvénient ; le papier, lorsqu'il est mouillé, s'applique tellement sur les parois du verre que la liqueur ne peut couler et qu'il ne s'opère de filtration que par la pointe du cône : alors l'opération devient très-longue. Pour remédier à cet inconvénient on se sert avec avantage de petites bandes de verre ; on les courbe par le bout à la lampe, de manière à former un crochet qui s'ajuste dans le bord supérieur de l'entonnoir ; on en dispose six à huit de cette manière, avant de placer le papier. Ces bandes de verre le maintiennent à une distance suffisante des parois de l'entonnoir pour que la filtration s'opère. La liqueur coule le long des bandes de verre, et se rassemble à la pointe du cône.

Il y a des matières très-épaisses et très-visqueuses qui ne peuvent passer à travers le papier, et qui ne peuvent être filtrées qu'après avoir subi quelques préparations. La plus ordinaire consiste à battre un blanc d'œuf, à le diviser dans ces liqueurs, et à les faire chauffer jusqu'à ébullition. Le blanc d'œuf se coagule, il se réduit en écume, qui vient monter à la surface et qui entraîne avec elle la plus grande partie des matières visqueuses qui s'opposoient à la filtration. On est obligé de prendre ce parti pour obtenir du petit lait clair, autrement il seroit très-difficile de le faire passer par le filtre. On remplit le même objet, à l'égard des liqueurs spiritueuses : avec un peu de colle de poisson délayée dans de l'eau : cette colle se coagule par l'action de l'alkohol, sans qu'on soit obligé de faire chauffer.

S'il arrive que l'on soit forcé de filtrer des acides, on se sert alors de verre pilé, ou, ce qui est mieux encore, de morceaux de quartz ou de cristal de roche grossièrement concassés, et en partie réduits en poudre. On place quelques-uns des plus gros morceaux dans le fond de l'entonnoir, pour le boucher en partie ; on met par dessus des morceaux moins gros, qui sont maintenus par les premiers ; enfin, les portions les plus divisées doivent occuper le dessus : on remplit ensuite l'entonnoir avec de l'acide.

De la Décantation.

La décantation est une opération qui peut suppléer à la filtration et qui, comme elle, a pour objet de séparer d'avec un liquide les molécules concrètes qu'il contient. On laisse à cet effet reposer la liqueur dans des vases ordinairement coniques et qui ont la forme de verre à boire. La matière étrangère se dépose au fond de ces vases par un repos plus ou moins long, et on obtient la liqueur claire en la versant doucement par inclinaison. Cette opération suppose donc que le corps suspendu dans le liquide, est spécifiquement plus lourd que lui, pour qu'il soit susceptible de se rassembler au fond : mais il arrive aussi quelquefois que cette pésanteur spécifique du dépôt approche tellement de celle de la liqueur, que le moindre mouvement suffit pour le reméler : que fait-on alors ? au lieu de transvaser la liqueur et de la séparer par la décantation, on se sert du siphon.

Dans toutes les expériences où l'on veut déterminer avec une précision rigoureuse le poids de la matière précipitée, la décantation est préférable à la filtration, pourvu qu'on ait soin de laver à grande eau et à plusieurs reprises le précipité.

CHAPITRE VI.

Ds Poids et Formules en usage dans la Pharmacie.

Il est nécessaire, avant de passer à la connoissance des formules, d'indiquer les poids ou mesures, ainsi que les abréviations dont les médecins font, pour l'ordinaire, usage dans leurs ordonnances.

℔ j . . . . signifie, *une livre ou* 16 *onces.*

℔ ß . . . . *demi-livre ou* 8 *onces.*

℥ j . . . . *une once ou* 8 *gros.*

℥ ß . . . . *demi-once ou* 4 *gros.*

℈ j . . . . *un gros ou* 72 *grains.*

℈ ß . . . . . . *demi-gros ou* 36 *grains.*

℈ j . . . . . . *un scrupule ou* 24 *grains.*

℈ ß . . . . . *demi scrupule ou* 12 *grains.*

℈ j . . . . *un grain.*

℈ j. ij. iij. ɪv. v. vj, etc. *un,* 2, 3, 4, 5, et 6 *grains.*

ß ff . . . . *une demie.*

Fasc. ou *F. faciculus*, fascicule ou brassée.

Man. ou *M. manipulus*, manipule ou poignée.

Pug. ou P. pugillus, pugille ou pincée.

n°. j. ij. iij. iv. etc. , au nombre d'un, de deux, etc.

ãã, ou *ana*, ou *P. E.* parties égales de chaque substance nommée avant ces signes.

Q. S. quantum satis ou *quantum sufficit*, une quantié suffisante.

S. A. ex arte, selon l'art, ou suivant les principes de la pharmacie.

B. M. balneum mariæ, bain-marie.

B. V. balneum vaporis, bain de vapeurs.

℞ *recipe*, prenez.

Cochl. cochleare, cuillerée, *cochleatim*, par cuillerée.

Gutt. gutta, goutte.

M. misce, mêlez.

F. fiat, qu'on fasse, faites.

S. signatura, signature de la formule. C'est la partie de la formule dans laquelle le médecin indique la forme du remède, ses vertus, la dose, le tems, la manière de l'administrer, et souvent ce qu'on doit faire en même-tems ou à la suite.

Des Formules.

La formule est la manière de prescrire au pharmacien les médicamens qu'il doit préparer.

Les

Les formules sont magistrales ou offi- cinales. Les formules magistrales sont cel- les qui contiennent les remèdes que le mé- decin prescrit à mesure qu'ils sont néces- saires.

Les formules officinales sont celles qui prescrivent la manière de préparer les mé- dicamens composés que le pharmcaien doit avoir toujours prêts dans sa pharmacie : il y a quatre choses à considérer :

1°. La base ; 2°. l'adjuvant ou auxiliaire ; 3°. le correctif ; 4°. l'excipient.

La base est la partie la plus essentielle de la formule ; elle doit toujours être pla- cée à la tête , et il faut qu'elle prédomine sur toutes les autres drogues ; non-pas en me- sure ni en poids, mais relativement à ses propriétés actives.

La base peut être simple ou composée : elle devient composée lorsqu'on réunit plu- sieurs drogues qui ont les mêmes vertus, et à peu-près aux mêmes doses ; par exemple, dans un apozème fébrifuge, dans lequel on a fait entrer le kinkina , c'est lui qui forme la base : alors elle est simple , parce que les au- tres drogues avec lesquelles on peut l'asso- cier, n'ont pas une vertu fébrifuge aussi mar- quée que celle du kinkina. La base devient composée, lorsqu'en place de kinkina , on réunit plusieurs substances fébrifuges , qui sont à peu-près de force égale : tels sont la gentiane , le chamædris , le chamæpitys , et

Tome IV.   D

autres amers semblables , qui étoient les fébrifuges qu'on employoit en Europe avant
que le kinkina ne fut connu.

On doit éviter , autant qu'il est possible,
de compliquer la base : les remèdes en deviennent moins dégoûtants et plus faciles
à prendre .

L'adjuvant, ou auxiliaire , se nomme aussi
stimulant, lorsqu'on l'emploie dans les formules des médicamens peu actifs.

L'adjuvant doit avoir la même vertu que
la base : il agit ordinairement en augmentant son activité : souvent on le fait entrer
dans la formule pour diminuer le volume
de la base du remède dont le malade est dé-
goûté.

Le correctif peut s'employer dnas deux vues
différentes : 1°. pour diminuer l'activité de
la base ; comme, par exemple, lorsqu'on
mêle un alkali fixe avec des résines. Cet alkali se combine avec ces substances ; il les
réduit dans un état savoneux, et en diminue considérablement l'activité.

2°. Le correctif s'emploie aussi , et même plus souvent, pour masquer la saveur
et l'odeur désagréable de certaines drogues,
et aussi pour fortifier le tissu des viscères,
et pour les mettre en état de résister à
l'activité des remèdes qui peuvent occasionner des irritations : c'est dans cette intention, par exemple, qu'on joint aux autres
médicamens, des aromates, des huileux,

des mucilagineux, le sucre, le miel, ect.
On choisit la substance la plus appropriée,
et qui n'est pas contraire à l'effet du remède.

L'excipient est ce qui donne la forme ou
la consistance au médicament : il doit être
approprié à la base, à la maladie, au tem-
pérament, ect.

L'excipient peut porter encore le nom de
menstrue, de véhicule, ou d'intermède,
suivant les circonstances.

Les excipiens sont l'eau, le vin, l'eau-
de-vie, l'esprit-de-vin, le vinaigre ect. Les
excipiens d'intermède sont le jaune d'œuf,
les mucilages, etc; par lesquels on parvient
à unir l'huile à l'eau. Voici un exemple de
formule qui contient les différens membres
dont on vient de parler.

Potion Purgative.

Prenez casse en
    bâton . . . . . 4 onces. . . . . . . *Base.*
    Séné. . . . . 2 gros . . . *Auxiliaire.*
Racine de grande
    scrophulaire . 1 gros . . . . *Correctif.*
Eau quantité suffisante . . . *Excipient.*

Faites suivant l'art, pour qu'il reste quatre onces de liqueur.

La casse est la base de cette formule :
le séné y est ajouté pour augmenter la force
de la potion : la racine de grande scrophu-
laire est employée pour détruire en grande

partie l'odeur et la saveur nauséabondes du séné ; enfin, l'eau est l'excipient qui se charge de toutes les parties extractives qu'elle peut dissoudre. On peut, si l'on veut, ajouter, après que la potion est passée, quelques aromates pour donner une odeur agréable ; comme, par exemple, de l'esprit-de-citron, de l'eau de canelle ou de l'eau de fleurs d'orange, etc.

Chapitre VII.

Des Préparations les plus simples.

Manière de préparer les substances terreuses, et d'autres corps qui ne se dissolvent pas dans l'eau.

Les diverses substances terreuses ou d'un autre genre, doivent recevoir les préparations suivantes, pour devenir des médicamens utiles. On pile ces corps séparément dans un mortier, jusqu'à ce qu'ils soient réduits en poudre très-fine ; ensuite on les humecte légèrement avec un peu d'eau , puis on les broye sur un porphire , jusqu'à ce qu'ils soient en poudre impalpable ; ensuite on met cette poudre secher sur une pierre ; après quoi elle se garde pendant quelques jours dans un endroit sec ou chaud.

C'est d'après ce procédé que doivent être préparées les substances suivantes :

Le verd-de-gris, *l'antimoine*, *les pattes d'écrevisses de mer*, *le corail*, *la craie*, *le bézoard minéral.*

Tandis qu'on broye ces substances sur le porphire, on doit les humecter avec de l'eau ou avec de l'esprit-de-vin.

La pierre calaminaire.

On prend ou la pierre calaminaire qui a été calcinée pour l'usage de ceux qui font du cuivre jaune ; ou, lorsqu'on ne peut pas avoir la calamine dans cet état, on calcine le minéral en le faisant rougir au feu jusqu'à trois fois, et en l'éteignant autant de fois dans l'eau.

La pierre hématite, *la pierre d'azur*, *les perles*, *les yeux d'écrevisses*, *les écailles d'huitres*

Elles doivent être bien lavées et nettoyées de toute la terre qui s'y attache.

Les coquilles d'œufs, *le succin*, *la tuthie*, *l'antimoine*, *etc.*

Il faut avoir soin de pulvériser toutes ces substances avant de les soumettre à la porphirisation.

Purification du Sain-doux et du Suif.

Coupez en petits morceaux le lard de porc et le suif de mouton, faites les fondre à une douce chaleur, en y mêlant un peu d'eau, et séparez-les d'avec les membranes et les fibres.

L'eau qu'on y ajoute est pour empêcher la graisse de brûler et de noircir ; ce que l'eau fait effectivement, quoiqu'elle rende, en quelque façon, le procédé plus long, et que la graisse en imbibe une partie.

Il faut avoir soin avant de fondre la graisse, de la séparer d'avec les peaux, les vaisseaux sanguins et les fibres, de la laver pour lors dans l'eau fraiche à plusieurs reprises, jusqu'à ce qu'elle ne teigne plus l'eau en rouge ; on la fait fondre ensuite à une douce chaleur, et on la laisse sur le feu jusqu'à ce que, de blanche et laiteuse qu'elle est d'abord, elle devienne parfaitement claire et transparente, et qu'en en jettant quelques gouttes dans le feu, elle ne petille plus. C'est à ces signes que l'on reconnoît que la graisse fondue ne contient plus d'humidité : alors on la coule, et on la passe à travers d'un linge bien serré, sans l'exprimer.

On peut préparer de la même manière que nous l'avons dit, toutes les graisses des autres animaux.

Préparation des Cloportes.

On choisit les cloportes des bois : on les lave et on les fait mourir dans du vin blanc : on les fait secher ensuite au soleil ou dans une étuve pour pouvoir les mettre en poudre.

On prépare de la même manière les vers de terre, et plusieurs autres insectes à-peu-près de même nature.

Préparation de la Vipère.

Lorsqu'on prépare les vipères, on choisit d'abord celles qui sont bien vives et bien saines : on leur coupe la tête : on leur ôte la peau et tous les viscères : on les fait secher de la même manière que nous l'avons dit pour les cloportes.

Préparation des Cantharides.

La préparation des cantharides consiste à les faire mourir en les exposant à la vapeur du vinaigre, ou même en les plongeant dans le vinaigre, et à les faire secher ensuite pour pouvoir les réduire en poudre.

Ustion des médicamens.

Ce que l'on entend par ustion, c'est la torréfaction ou le grillage des médicamens, ou leur réduction en cendre ou en chaux, ou leur calcination en charbon. Prenons pour exemple la torréfaction de la rhubarbe.

On prend la quantité que l'on veut de rhubarbe réduite en poudre fine : on la met dans un plat neuf de terre vernissée : on

la fait rotir à-peu-près comme on le fait à
l'égard du café que l'on fait brûler, ayant
soin de la remuer continuellement avec une
spatule de fer, et de ne la tenir sur le feu
que le tems nécessaire pour la faire changer de couleur, sans la réduire en charbon.

Purification des Gommes-Résines.

On prend la quantité que l'on veut d'une
gomme-résine : on la met dans deux ou trois
fois son poids de vinaigre : on le fait dissoudre par le moyen d'une douce chaleur : on
passe le tout à travers d'un linge, en exprimant fortement. On remet le marc avec de
nouveau vinaigre : on le fait chauffer comme
la première fois, afin de dissoudre ce qui
a pu échapper à la première colature : on
passe avec expression : on mêle les liqueurs
et on les fait épaissir à une douce chaleur,
jusqu'à ce que la masse qui en résulte ait
une consistance emplastique.

On purifie de la même manière toutes les
gommes-résines qui sont trop molles, et
qui ne peuvent se réduire en poudre.

Purification du Mercure.

On purifie le mercure en le faisant passer
à travers d'une peau de chamois, à dessein de
séparer les substances métalliques avec lesquelles on peut l'avoir mêlé. Mais ce moyen

est toujours insuffisant ; il faut généralement
en venir à la distillation. Le moyen le plus sûr
pour obtenir le mercure le plus pur, c'est de
le retirer du cinabre. Le pharmacien alors
peut l'employer avec sûreté.

Préparation de la Litharge.

Pour priver la litharge de ses impuretés,
il est nécessaire de lui faire subir une espèce
de lavage. On met à cet effet la quantité que
l'on veut de litharge dans un mortier de fer,
avec un peu d'eau : on les triture ensemble
pendant environ un quart d'heure : on met
ensuite une plus grande quantité d'eau dans
le mortier, et on remue, afin que la litharge,
qui est divisée, puisse se soutenir dans l'eau.
Lorsque les parties grossières se sont préci-
pitées, on décante l'eau trouble : on triture
de nouveau : on étend dans une nouvelle
quantité d'eau la matière triturée, et on continue ainsi de suite, jusqu'à ce que la litharge
soit suffisamment divisée.

Préparation de la Céruse.

Comme on ne peut passer à travers d'un
tamis serré la céruse, attendu qu'elle s'y
plaque, qu'elle en bouche les passages, et
qu'elle se pelotonne, on préfère de frotter la
céruse sur un tamis de crin que l'on pose sur
une feuille de papier. Par le frottement, la

céreuse se réduit en poudre , qui passe à travers du tamis.

Lotion de la Térébenthine.

On prend la quantité que l'on veut de térébenthine de Venise , on l'agite dans l'eau (le codex de Paris prescrit l'eau rose), avec un bistortier de bois , ayant soin de changer d'eau de tems en tems. La térébenthine alors blanchit par l'interposition d'une petite quantité d'eau qui se mêle avec elle , mais elle s'en sépare par le repos.

Le but qu'on se propose dans cette opération est de durcir un peu la térébenthine, pour la rendre plus facile à prendre en pillules ; mais elle est néanmoins encore trop fluide. On est obligé pour remplir cette intention d'avoir recours à une autre opération que l'on nomme :

Térébenthine cuite.

On met la quantité que l'on veut de térébenthine dans une bassine , ou dans une terrine vernissée , avec trois ou quatre fois son poids d'eau : on fait bouillir le tout jusqu'à ce que la térébenthine ait acquis une consistance assez ferme pour pouvoir en former des pillules ; ce que l'on reconnoît en en faisant refroidir un peu de tems en tems dans de l'eau froide.

CHAPITRE VIII.

Des Médicamens magistraux.

On considère les médicamens composés sous deux points de vue généraux : savoir, les magistraux et les officinaux.

Les remèdes magistraux sont ceux que les médecins prescrivent à mesure qu'ils sont nécessaires.. La plupart de ces médicamens sont de nature à ne durer qu'un certain tems.

Les médicamens officinaux sont ceux que les pharmaciens ont coutume de tenir toujours prêts , pour y avoir recours dans l'occasion. Ils sont faits pour durer un certain tems ; plusieurs doivent se conserver une année, vu qu'on ne peut, le plus souvent, se procurer les drogues qui les compssent, qu'une fois dans l'année.

Suivant plusieurs auteurs, les médicamens magistraux sont ceux que l'élève doit apprendre en dernier. Je ne suis point de leur avis. Les médicamens magistraux sont tous bien moins composés que les officinaux , il ne faut pas une aptitude aussi grande, ni des connoissances aussi étendues pour les exécuter. La plupart ne sont que de simples mélanges, ou des infusions, ou décoctions, etc ; qui ne demandent qu'une application suivie, et

de bons principes. Quand on veut instruire,
il faut préparer et applanir les difficultés, et
l'on ne peut y parvenir que par dégrés.

Chapitre IX.

Des Décoctions.

Le mot décoction, vient du verbe latin
decoquere, qui signifie *cuire*.

L'objet de la décoction est de dissoudre et
d'extraire les substances actives des corps, dans
un véhicule approprié à l'intention qu'on veut
remplir.

Les matières qu'on employe ordinairement
dans les décoctions, sont les animaux et les
végétaux ; quelquefois aussi les minéraux.
Les liqueurs employées, sont l'eau, le vin, le
vinaigre, le petit-lait, etc.

Comme les décoctions doivent être différentes, suivant les intentions qu'on a, il seroit
difficile d'établir des règles touchant la proportion de l'eau et des substances qu'on y fait
bouillir. Car l'ébullition doit être d'autant plus
longue que les matières qu'on y soumet sont
plus dures et plus compactes, comme, par
exemple, la squine, le gayac, la salsepareille,
e buis.

La décoction doit être quelquefois précédée
de l'infusion, afin de donner assez de tems à

la liqueur , pour extraire la substance des mixtes.

On doit éviter, autant qu'on le peut, de faire bouillir les aromatiques , parce que leurs principes volatils se dissipent en bouillant ; il vaut mieux verser dessus la décoction et ne passer la liqueur que lorsqu'elle est réfroidie.

Lorsqu'on veut faire une décoction de plusieurs sortes de substances , on commence par faire bouillir les matières qui sont dures et seches , tels que l'orge , la raclure d'ivoire et de corne de cerf , les bois , les racines seches qui sont ligneuses ; on y met ensuite les racines récentes, comme celles de chicorée, de patience sauvage , etc , mondées de leur cœur ligneux , si elles en ont, et coupées par morceaux : on les fait bouillir seulement huit ou dix minutes. Alors on met les fruits coupés et mondés de leurs noyaux, graines ou écorces suivant ce qu'ils sont : on met ensuite les herbes inodores hachées grossièrement , et d'abord celles qui sont seches , ensuite celles qui sont récentes : on continue par les semences non-odorantes concassées. On verse alors cette décoction bouillante dans un vaisseau qui bouche bien , et dans lequel on a mis les plantes aromatiques , anti-scorbutiques , et toutes les espèces de capillaires, coupées grossièrement , les semences odorantes qu'on a concassées , la canelle , le santal citrin, le sassafras, la réglisse, etc. On couvre le vaisseau , et lorsque la décoction est entièrement réfroidie , on la passe avec expression : on la laisse déposer afin de séparer les feuilles qui ont passé avec la liqueur à travers du linge.

Une décoction , telle que celle dont nous venons de parler, seroit beaucoup trop chargée de drogues ; mais elle n'est donnée ici que comme un exemple.

Si l'on veut employer dans une décoction des animaux , il faut les y mettre dès le commencement ; mais il faut toujours éviter que la décoction soit faite à trop grand feu, de peur qu'il ne se fasse une trop grande dissipation des sels essentiels et volatils.

EXEMPLE.

Décoction des Bois.

Prenez bois de Gayac .... *trois onces.*
  Raisins de Damas secs ..... *deux gros.*
  Racines de sassafras .... *une once.*
  Racine de réglisse .... *demi-once.*
  Eau commune .... *huit livres.*

Faites bouillir les raisins et le gayac avec l'eau sur un feu modéré, jusqu'à ce que l'eau soit réduite à moitié ; vers la fin de la décoction , ajoutez le sassafras et la réglisse ; passez la liqueur, et après l'avoir laissé reposer pendant quelque tems , décantez pour séparer celle qui est claire d'avec le marc.

(65.)

Cette décoction est très-efficace dans les maladies cutanées.

Décoction Pectorale.

Prenez des écrevisses de rivière ...... *n*°. **8**
Orge mondée .... } *de chaque six*
Racines de tussilage }   *gros.*
De guimauve ...... }
Jujubes .... } *de chaque demi-*
Raisins secs. ...... }   *once.*
Feuilles de sulmonaire }
De capillaire .... } *de chaque une*
D'hyssope .... }   *poignée.*
De scabieuse ...... }
Réglisse .... *demi-once.*
Eau commune .... *quatre livres.*

On nettoyera les racines, on les coupera par morceaux et on les fera bouillir avec l'orge dans l'eau, environ un quart d'heure : on ajoutera les jujubes ouvertes et les raisins; on continuera la coction encore un quart d'heure; puis on y mettra les herbes mondées et lavées, et enfin la réglisse ratissée et concassée ; on retirera la décoction de dessus le feu quand il y aura environ un tiers de l'humidité de consumée; lorsqu'elle sera réfroidie à demi, on la coulera pour s'en servir.

Elle est propre pour adoucir et épaissir les sérosités âcres qui descendent du cerveau, sur la poitrine.

CHAPITRE X.

Des Tisanes.

Le nom de tisane est tiré d'un verbe grec qui signifie *séparer l'écorce*, parce que la tisane des anciens étoit faite avec de l'orge mondée ou séparée de son écorce.

La tisane diffère de la décoction, en ce qu'elle n'est pas si chargée de drogues, afin de la rendre le moins désagréable possible.

EXEMPLE.

Tisane Commune.

Prenez orge entière, bien nette *une poignée.*
Eau commune .... *deux livres.*
Faites bouillir jusqu'à consomption du tiers ; ajoutez ensuite.
Réglisse ...., *demi-once.*

On nettoyera l'orge de ses impuretés, on la lavera dans l'eau ; puis, l'ayant laissé égouter, on la fera bouillir jusqu'à diminution du tiers, on versera cette décoction, toute bouillante, dans une terrine où l'on aura mis la réglisse ratissée et concassée ; on la laissera réfroidir, et on coulera. Cette boisson désaltère, et rafraîchit.

Des

Des Infusions.

Le mot d'infusion, vient du verbe latin, *infundere*, qui signifie mettre à tremper.

L'infusion a pour but d'extraire, par le moyen d'un menstrue, les substances les plus dissolubles, et les plus délicates des mixtes.

Ces médicamens sont liquides ; ils se préparent à froid, ou à l'aide d'une douce chaleur, mais jamais par ébullition, afin de ne point les charger de substances étrangères à l'infusion. Les principaux véhicules des infusions sont l'eau, le vin, le vinaigre, l'eau-de-vie, l'esprit-de-vin, etc.

On ne peut donner des règles certaines pour les proportions des drogues seches et des liqueurs, parce que les infusions, de même que les décoctions, se font différemment, suivant les différentes intentions des médecins, quelquefois légères et quelquefois fortes.

Pour faire les infusions avec prudence et utilité, il faut connoître la nature de la substance qu'on veut infuser, afin de lui donner un dissolvant convenable ; toute liqueur n'est pas capable d'extraire les vertus de tous les mixtes ; l'eau, par exemple, est suffisante pour tirer les substances du séné, de la rhubarbe, des tamarins, mais elle n'est pas propre pour recevoir celles du jalap, du

Tome IV.   E

turbith : il faut pour ces mixtes résineux, des liqueurs spiritueuses, comme l'eau-de-vie, l'esprit-de-vin.

Le tems ne peut être non plus limité, car comme les substances sont plus ou moins dures et leurs principes plus ou moins aisés à détacher, il faut aussi y employer des espaces de tems plus ou moins longs.

CHAPITRE XI.

Des Apozémes.

Le mot grec apozéme fignifie boullir. Les apozémes sont de fortes décoctions de plusieurs espèces de racines, d'herbes, de fleurs, de fruits, de semences, et d'autres parties de plantes appropriées en vertus aux maladies pour lesquelles on les donne. On rend, quand on veut, les apozémes purgatifs.

EXEMPLE.

Tisane de Vinache.

Prenez Salsepareille
    Squine......... } *de chaque une once et*
    Gayac.......... } *demie.*
Sassafras........ } *de chaque une*
Séné............. } *demi - once.*
Antimoine crud....... *deux onces.*
Eau .... *sept livres.*

On met dans un nouët l'antimoine crud. On le suspend au centre d'un vaisseau de terre vernissé dans lequel on a mis l'eau et les autres ingrédiens, à l'exception du sassafras. On fait bouillir ce mélange légèrement, jusqu'à ce que le fluide aqueux soit réduit à quatre livres. Alors on tire le vaisseau hors du feu : on y met le sassafras, et on le laisse infuser jusqu'à ce que le tout soit refroidi. On passe cette tisane à travers d'une étamine, sans exprimer le marc : on la laisse déposer : on la tire par inclinaison; et on la met dans des bouteilles.

CHAPITRE XII,

Des Emulsions.

Emulsion vient du verbe latin *emulgere*, qui signifie tirer du lait.

Les émulsions sont des médicamens liquides, laiteux, qui doivent leur qualité laiteuse à de l'huile, qui est divisée et suspendue dans l'eau par l'intermède d'un mucilage. On prépare les émulsions avec toutes les semences que l'on nomme émulsives ; telles que les amandes douces et amères, les quatre semences froides, les semences de pavot blanc, de lin, de pourpier, de chanvre, de citron, de pivoine, de pignon doux, de pistaches, etc.

E 2

Les véhicules des émulsions sont l'eau pure, les eaux distillées, les infusions des plantes, quelquefois des décoctions.

Les émulsions sont simples, ou composées de plusieurs semences : on les édulcore, ou avec du sucre ou avec quelque syrop approprié ; on y ajoute aussi des poudres et des sels. Mais il faut éviter d'y faire entrer des matières acides, parce qu'elles coagulent la partie blanche. Les liqueurs spiritueuses produisent à-peu-près le même effet.

E X E M P L E.

Emulsion commune.

Prenez amandes douces . . . .   ⎱
   Semences de concombre . . ⎰ *de chaque,*
     de pavot blanc. ⎰ *deux gros.*

Sucre blanc . . . . *demi-once.*

Eau . . . . *une livre.*

On commence d'abord par plonger les amandes dans de l'eau chaude, afin d'en séparer la peau. On les met ensuite dans un mortier de marbre avec les autres semences et le sucre ; on pile le tout ensemble, ayant soin d'y ajouter peu-à-peu de l'eau, jusqu'à ce que la matière commence à prendre une consistance de pâte. Lorsque le tout est bien pilé, ce que l'on reconnoit quand on n'apperçoit plus sous les doigts, ou entre les dents de portions grossières des amandes, on délaye cette pâte avec la plus grande partie de l'eau qui entre dans la recette. On passe ensuite le tout à travers d'une étamine, en exprimant fortement. C'est ce que l'on nomme lait d'amandes, ou émulsion.

Celle dont nous venons de donner la recette, est rafraîchissante, humectante, convenable dans les fièvres ardentes, pour adoucir les âcretés de l'urine.

CHAPITRE XIII.

Des Lochs.

Loch, *Ecligma* et *Linctus*, sont des mots qui tous signifient également lechement, ou sucement ; le premier est arabe, le second est grec, et le troisième latin.

Les lochs sont des médicamens liquides, qui doivent être d'une consistance moyenne entre les syrops ordinaires et les syrops cuits pour les électuaires. Autrefois on faisoit sucer les lochs aux malades, au bout d'un morceau de réglisse effilé, mais actuellement on ne les fait prendre que par cuillerées.

Les pectoraux font la base des lochs, sous quelque forme qu'ils soient, comme l'huile d'amanbes douces, le blanc de baleine récent, certaines poudres pectorales, les miels, les syrops, quelquefois la térébenthine , etc. On se sert ordinairement des mucilages de gomme-arabique et de gomme adragant , ou de jaune d'œuf, pour mieux diviser et unir à l'eau les matières huileuses et résineuses. L'excipient des lochs est l'eau, ou de légères infusions de substances appropriées.

E X E M P L E.

Loch blanc.

Prenez amandes douces .... *n°. 8.*
   Sucre blanc . . . . *une once.*
   Eau commune . . . . . , . *quatre onces.*
   Gomme-adragant . . . . . . *seize grains.*
   Huile d'amandes douces . . . . *une once.*
   Eau de fleurs d'orange . . . . *deux gros.*

On commence par peler les amandes après les avoir fait tremper un instant dans de l'eau bouillante. On les pile dans un mortier de marbre , avec un pilon de bois , en les arrosant avec l'eau. On forme une émulsion que l'on passe à travers d'une étamine. Ensuite on nettoie le mortier et son pilon : on met la gomme-adragant dans le mortier, on la délaye avec une cuillerée de lait d'amandes, et on l'agite avec le pilon, jusqu'à ce qu'elle se soit réduite en mucilage. Alors on y incorpore peu-à-peu l'huile d'amandes douces. On agite le mélange jusqu'a ce qu'il devienne fort épais, bien uni , et qu'il ne paroisse plus de grumaux. Ensuite on délaye ce mélange avec le reste de l'émulsion, en l'agitant toujours avec le pilon ; et sur la fin on ajoute l'eau de fleurs-d'orange.

Souvent le médecin fait ajouter du kermès minéral à ce loch. Dans ce cas il convient de le mettre en même tems que la gomme-adragant, afin qu'il se trouve mieux délayé,

Le loch verd se prépare de la même manière que le loch blanc, à l'exception que l'on se sert de pistaches au lieu d'amandes, et que l'on employe du syrop de violettes au lieu de sucre.

CHAPITRE XIV.

Des Potions.

Le mot potion vient du verbe latin *potare*, qui signifie boire. Ce nom peut être donné à toutes sortes de breuvages, mais on ne l'adopte ordinairement en médecine qu'à certains mélanges qu'on fait de plusieurs poudres, confections, électuaires, syrops, élixirs, teintures, qu'on dissout dans des liqueurs. On peut préparer des potions de toutes sortes pour chaque maladie particulière : on en fait d'anodines, d'émétiques, de stomachiques, etc.

La potion purgative est ce qu'on nomme médecine. Les doses des drogues qui entrent

dans les potions, ne peuvent être généralement déterminées, car les médecins les
font plus ou moins fortes.

E X E M P L E.

Potion Hystérique.

Prenez diascordium .... *un gros.*
  Syrop d'armoise .... *une once.*
  Eau de mélisse. .....
    de matricaire. ... } *de chaque une*
    de menthe ..... } *once et demie.*
    de fleurs d'orange .... *demi-once.*
    de canelle .... *deux gros.*
  Teinture de castoréum ...... *un gros.*
On dissoudra dans les eaux distilées, le dias-
cordium et le syrop; on y mêlera ensuite
la teinture de castor, et l'on aura une potion,
qu'on fera prendre par cuillerée.

Elle est propre pour abattre et dissiper
les vapeurs.

C H A P I T R E   X V.

Des Juleps.

Julep, ou juleb est un mot persan qui
signifie breuvage doux. C'est un mélange
de syrops et d'eaux distilées, ou de décoctions légères. Ordinairement on les rend agré-
ables à prendre. Ces sortes de potions sont des-
tinées à calmer et à adoucir. On les fait pren-

dre à l'heure du sommeil du malade. On en administre de mucilagineuses, d'émulsionnées et d'aigrelettes, suivant les indications.

EXEMPLE.

Julep Cordial.

Prenez syrop de limons ...... *une once.*
   Eau d'alleluia .... } *de chaque deux*
     de reine des prés . . } *onces.*
     de buglosse ..... }

On pesera premièrement le syrop de limons dans une phiole, puis on y versera les eaux distillées : on agitera le tout ensemble, et le julep sera fait.

Il est propre pour fortifier.

CHAPITRE XVI.

Des Bouillons.

Les bouillons médecinaux sont des médicamens qui ne diffèrent des infusions et décoctions, que parce que l'on fait entrer des chairs animales dans leur composition, comme du veau, des vipères, des tortues, des écrevisses, etc : ils se font d'ailleurs de la même manière. On commence par faire cuire les viandes, et l'on ajoute sur la fin de leur cuison, les matières végétales dans l'ordre dont nous avons parlé à l'article des décoctions, afin de ne pas perdre les substances volatiles de celles qui en contiennent. Lorsqu'on fait entrer des écrevisses dans les bouillons, on les pile grossièrement dans un mortier de marbre avec un pilon de bois, et on ne les met dans la liqueur bouillante qu'avec les plantes dont on veut conserver les aromates : on couvre le vaisseau, et on laisse le tout infuser jusqu'à ce que le mélange soit entièrement refroidi, parce que les écrevisses contiennent un principe volatil agréable, et qui vraisemblablement n'est pas sans vertu.

Les bouillons doivent être passés à froid, afin de pouvoir séparer plus commodément la graisse qui reste sur l'étamine lorsqu'elle est figée. La dose des bouillons est depuis un poisson jusqu'à une chopine pour chaque prise.

CHAPITRE XVII.

Des Mixtures.

Mixture vient du verbe latin *miscere*, qui signifie mêler. Ce nom paroit bien général, et pourroit être donné à une infinité d'espèces de mélanges qu'on fait dans la pharmacie ; néanmoins on a coûtume de ne l'adapter qu'à des espèces de potions concentrées, qu'on prend par gouttes. Elles sont ordinairement composées avec des teintures spiritueuses, des eaux spiritueuses composées d'huiles essentielles.

EXEMPLE.

Mixture Hystérique.

Prenez eau de canelle .   }
     thériacale . . . . . } *de chaque une*
     de camphorate . . } *once.*
     de fleurs d'orange }

Teinture de castoréum }
Safran . . . . } *de chaque deux*
Succin . . . . - . } *gros.*
Sel de tartre . . . . . }

Huiles distillées de sabine }
    de menthe . . . . . } *de chaque six*
    d'absinthe. . . . . . } *gouttes.*

Mêlez.

On pesera premièrement dans une phiole les teintures ; on y mêlera ensuite les huiles qui s'y dissolveront ; puis on ajoutera les eaux distilées. On mélangera bien le tout ensemble en agitant la phiole, et l'on aura une mixture qu'on bouchera bien.

Elle est propre pour calmer et abaisser les vapeurs, pour exciter les menstrues. La dose est depuis demi-gros, jusqu'à un gros et demi,

Chapitre XVIII.

Des Injections,

Le mot d'injection vient du verbe *injicere,* qui signifie jetter dedans.

L'injection est une liqueur qu'on introduit avec des seringues dans quelque cavité du corps, comme dans les parties naturelles, dans les intestins, et dans les cavités des plaies.

Exemple.

Injection Vulnéraire.

Prenez racine d'aristoloche . . . *une once.*
    Vin blanc . . . . *trois demi-septiers.*
    Miel rosat . . . . *une once et demie.*
    Teinture de mirrhe . . . } *de chaque*
    d'aloès . . . . } *demi-once.*

On coupera par petits morceaux la racine, on la fera bouillir dans le vin blanc jusqu'à la diminution du tiers ; on coulera la décoction, en exprimant le marc ; on mêlera dans la colature, le miel rosat et les teintures , pour faire du tout une injection.

Elle est propre pour rarifier, pour déterger , pour résoudre, pour résister à la gangréne.

CHAPITRE XIX.

Des Lavemens ou Clystères.

Clyster, seu Clysmus, seu Enema, sont des mots grecs qui signifient, les deux premiers lavement, et le dernier injection.

Le lavement, à ce qu'on dit, est de l'invention d'une espèce de cicogne, qui avec son bec se met de l'eau de mer dans le fondement, quand elle est constipée ; mais, quoi qu'il en soit, c'est une injection qu'on fait entrer dans les intestins par le moyen d'une seringue.

EXEMPLE.

Clystère émollient et laxatif.

Prenez feuilles de mauve . ⎫
  guimauve . . . . ⎬ *de chaque une pincée.*
  bouillon blanc . . . . . ⎭
Eau commune . . . . *une livre.*
Electuaire lénitif. . . . . *une once.*
Miel violat . . . . *deux onces.*

On incisera les herbes, on les fera bouillir dans l'eau, ensuite on coulera la décoction avec expression. On dissoudra dans un mortier le lénitif avec le miel violat et la décoction, pour faire un lavement.

On se sert aussi quelquefois de petit-lait au lieu d'eau.

Ce lavement est propre pour ceux qui sont constipés, pour purger le bas-ventre des humeurs bilieuses.

***

CHAPITRE XX.

Des Suppositoires.

Les suppositoires sont des médicamens solides de figure conique, gros et long à peu près comme un doigt. Ils ont été inventés pour suppléer au défaut de lavement; aussi le mot de suppositoire vient du verbe latin *supponere*, qui signifie substituer. Ils sont faits pour être indroduits dans l'anus, afin d'exciter un relâchement et de provoquer les selles. On fait des suppositoires calmans, anodins, mais les purgatifs sont d'un usage plus fréquent: on en fait aussi avec le beurre de cacao. On met pour cela le beurre dans un poëlon d'argent afin de le faire fondre; et on le coule ensuite dans de petits cornets de carte, et on les laisse figer.

Chapitre XXI.

Des Pessaires

Les pessaires sont des médicamens solides formés à peu-près de la grosseur et de la longueur du doigt, mais d'une figure pyramidale : on les introduit dans la matrice, après les avoir attachés à un bout de ruban, afin de pouvoir les retirer quand on le veut.

On peut faire les pessaires avec du liège ou avec du bois léger, ou avec une racine, ou avec un petit fourreau de linge ou de taffetas bien délié, rempli de poudres incorporées dans de la cire ou de l'huile ; le tout bien pressé dans le fourreau, afin qu'il ait assez de solidité pour pouvoir être introduit dans la matrice. Il faut aussi prendre garde que la coûture soit bien unie et applatie, de peur qu'elle ne blesse.

Chapitre XXII.

Des Errhines.

Les errhines, appelées en latin *nasalia*, sont des remèdes qu'on introduit dans le

nez pour faire moucher et éternuer. On leur
donne diverses formes ; car tantôt on les
fait en poudre, tantôt en liqueur, tantôt en
onguent, tantôt en masse solide, dont on
forme de petits bâtons pyramidaux.

Les errhines en poudre, sont les poudres
sternutatoires dont nous parlerons à l'article des poudres.

Les errhines en onguent sont faites avec
des matières âcres réduites en poudre, comme le poivre, le gingembre, la pyrèthre,
etc, qu'on mêle avec une huile, pour en
former un mélange de la consistance d'un
onguent.

Les errhines liquides sont faites avec des
infusions ou des décoctions de plantes, de
racines, etc., soit dans de l'eau, soit dans
du vin.

Chapitre XXIII.

Des Masticatoires.

Les masticatoires, appellés en latin *apo-
phlegmatismi*, sont des remèdes propres à
exciter la salivation : on les mâche, afin qu'il
èchauffent la bouche, et qu'ils puissent ouvrir les vaisseaux et les glandes salivaires.

On

On emploie à cet usage la pyrèthre, les différentes espèces de poivre, le gingembre, le tabac, la graine de moutarde, etc. On peut faire des masticatoires composés sous plusieurs formes, comme en liqueur, en tablettes.

Quelquefois on fait mâcher un nouët de linge, rempli de poudre propre à exciter la salivation. Quelquefois on mêle ces poudres avec de la cire ou de la térébenthine cuite, pour en former des pilules qu'on fait mâcher.

CHAPITRE XXIV.

Des Gargarismes.

Le mot de gargarisme vient d'un verbe grec, qui signifie rincer la gorge.

Les gargarismes sont des médicamens très-liquides, plus ou moins composés, et destinés aux maladies des diverses parties internes de la bouche et de la gorge. Il faut éviter d'y faire entrer des substances qu'il seroit dangereux d'avaler, parce qu'il y a beaucoup de personnes qui ne savent pas se gargariser, et parce qu'une cause inattendue peut les faire avaller par ceux même qui ont le plus d'habitude d'employer ce remède.

Tome IV.   F

Exemple.

Gargarisme contre l'Inflammation du Gosier.

Prenez orge entière . . . . . . *une once.*
Sommités de ronces . ⎱
Feuilles de plantain . . ⎰ *de chaque une*
    d'aigrémoine . ⎰ *poignée.*
Eau commune . . . . . *une livre.*
Miel rosat. . . . . . . *une once et*
        demie.
Sel de saturne . . . . . *un gros.*
On fera premièrement bouillir l'orge dans l'eau ; puis l'on y mettra les herbes pour faire une décoction forte , laquelle on coulera ; et sur une livre de cette décoction, on dissoudra le sel de saturne et le miel rosat, pour un gargarisme.

Chapitre XXV.

Des Epithèmes.

Epithème en grec signifie fomentation : il y en a de deux sortes, liquide et solide. L'épithème liquide est une espèce de fomentation plus spiritueuse que les autre de laquelle on ne se sert que pour les région du cœur et du foie. L'épithème solide es^t

un mélange de conserves , de thériaque , de
confections , de poudre cordiales qu'on étend
ordinairement sur un linge et que l'on applique ensuite sur quelques parties du corps.

CHAPITRE XXVI.

Des Lotions et des Douches.

Lotion vient du verbe latin *lavare*, qui
signifie laver.

On entend par lotions , des liqueurs médecinales plus ou moins composées : elles
ne servent pas seulement à laver des parties du corps qui sont le siège de quelque
mal , mais elles ont bien d'autres effets ,
qui contribuent encore plus puissamment
à la guérison de ce mal, soit en amollissant,
relâchant, resserrant, stimulant, soit par
toutes les manières d'agir qu'on reconnoît
dans les diverses substances médicamenteu-
ses végétales, animales et minérales.

La douche consiste à faire tomber une
liqueur d'une certaine hauteur sur quelques parties malades : elle se fait goutte-à-
goutte ou au filet. Les douches se font ordinairement avec de l'eau froide ou tiède :
on en peut faire avec des infusions, ou des
décoctions de plantes.

F 2

Chapitre XXVII.

Des Fomentations.

La fomentation est appellée en latin *fomentum* ou *fotus*, du verbe *fovere;* elle se fait ordinairement avec des décoctions d'herbes émollientes et rafraîchissantes pour ramollir quelques duretés qui se sont faites dans le bas ventre, ou avec des liqueurs astringentes pour fortifier et resserer les fibres. On trempe des linges dans ces fomentations chaudes, et on les étend sur les parties malades, ou bien on enferme les herbes dans des sachets de toile, et après les avoir fait bouillir, on les applique.

On fait aussi des fomentations seches; elles se font avec différentes matières qu'on fait frire dans de l'huile ou dans de la graisse, comme du son, de l'avoine concassée, etc. On enveloppe dans un linge ces matières séparées du superflu de leur menstrue, et on les applique enveloppées sur les parties malades : ces sortes de fomentaions sont bonnes pour les rhumatismes, et pour les douleurs qui viennent par défaut de transpiration.

Chapitre XXVIII.

De l'Embrocation.

L'embrocation, appellée en grec *embrochion*, et en latin *pluo, aspersio, irrigatio*, est une aspersion on un arrosement qu'on fait de quelque liqueur par le moyen des étoupes ou des éponges sur plusieurs parties du corps, et principalement sur la tête, pour ouvrir les pores et pour fortifier.

L'embrocation est proprement une lotion composée ordinairement de décoction, ou d'esprit-de-vin, souvent de mélanges d'huile, d'onguent, etc.

Exemple.

Embrocation pour la Léthargie.

Prenez racines de souchet long
    iris de Florence . . . .   *de chaque*
    calamus aromaticus. . .   *demi-once.*
Feuilles de sauge. . . . . .
    romarin. . . . .
    bétoine . . . .   *de chaque*
    pouilliot . . . .   *demi-poignée*
    marum odorant . . . . .
    calament. . . . .
Fleurs de stœchas . . . . .

Jonc odorant . . . .⎞
Baies de laurier . . . .⎞ *de chaque*
Semences de coriandre . .⎰ *deux onces.*
          cumin. . . .⎠
Eau commune . . . . . . *quatre livres.*
Eau-de-vie . . . . *quatre onces.*

On coupera et l'on concassera toutes ces drogues, on les mêlera ensemble, et on les mettra cuire dans l'eau, en un pot de terre couvert, jusqu'à la diminution du tiers ; on coulera la décoction avec expression, et quand elle sera réfroidie, on y mêlera l'eau de vie. On aura une embrocation dont on se rervira avec de la laine, ou des étoupes pour mettre sur la tête après l'avoir fait raser.

Elle est propre pour réveiller les esprits, dans la léthargie, dans l'apoplexie, dans la paralysie.

CHAPITRE XXIX.

Des Linimens.

Le liniment est un médicament gras et huileux, qui doit avoir une consistance moyenne entre celle des huiles grasses et celle de la graisse de porc préparée. Elle doit être fort approchante de celle des baumes naturels. Les meilleures proportions qu'on puisse donner pour modèle de leur consistance, sont une once d'huile d'olives sur un ou deux gros, ou même trois gros de graisse de porc. On ne doit faire entrer dans leur composition que fort peu et même point de cire, à cause de la consistance trop ferme qu'elle donne à l'huile. On augmente la dose de l'huile, lorsqu'on fait entrer des poudres dans les linimens. Quelquefois on ajoute aux linimens, pour leur donner plus d'activité, des liqueurs spiritueuses, comme de l'esprit-de-vin camphré, de l'eau vulnéraire, de l'eau de mélisse composée, de l'ammoniac, des huiles essentielles, etc. Lorsqu'on fait entrer dans les linimens des poudres ou des matières extractives gommeuses, ou d'autres substances qui ne sont point analogues aux corps graisseux, qui sont les excipiens des linimens, on ne doit les y mettre qu'en petite quantité ; sur-tout lorsque ces linimens sont employés pour appaiser des douleurs occasionnées par des gonflemens et des inflammations, parce que ces matières se dessèchent par la chaleur naturelle du corps, et se réduisent en grumeaux plus ou moins durs, qui excitent de la douleur par le frottement, pour peu que le malade se remue.

CHAPITRE XXX.

Des Cataplasmes.

Le cataplasme est appellé en grec et en latin *cataplasma.* C'est un remède pour l'extérieur , ayant une consistance à-peu-près semblable à celle de la bouillie , composé ordinairement de farines , de plantes récentes pilées et réduites en pulpe , de pulpes de fruits, d'huiles, d'onguens , de gommes, de poudres.

Les cataplasmes les plus ordinaires sont faits avec des herbes émollientes , et les quatre farines résolutives. Voici la méthode que l'on employe pour les préparer. On fait bouillir dans beaucoup d'eau les plantes , jusqu'à ce qu'elles soient bien cuites , et qu'elles puissent se mettre en pulpe : on passe la décoction à travers d'un linge : on pile les plantes dans un mortier de marbre , avec un pilon , jusqu'à ce qu'elles soient réduites en espèce de pâte : on en tire la pulpe par le moyen d'un tamis : on joint à cette pulpe les quatre farines résolutives et un peu de la décoction d'herbes , si cela est nécessaire. On fait cuire ce mélange, jusqu'à ce que la farine paroisse bien incorporée : alors on y ajoute les huiles , les onguens , etc , si l'on y en fait entrer.

Cette méthode , comme le dit fort bien Baumé , est très-défectueuse. Il préfère d'employer dans les cataplasmes les plantes seches et réduites en poudre , attendu qu'il reste une quantité considérable de la décoction, qui contient tous les principes mucilagineux des plantes , et qui n'entrent point dans le cataplasme. Un autre objet, c'est que les plantes aromatiques, perdent par l'ébullition , ce qu'elles ont de parties volatiles. Pour obvier à ces inconvéniens, il propose de faire les cataplasmes suivant cette méthode.

Prenez des herbes émollien-
    tes pulvérisées.
    Quatre farines résolu-
    tives· } *de chaque deux onces.*

On met ces substances ensemble dans un poëlon: on les délaye dans environ vingt-quatre onces d'eau, avec un pilon de bois : on place le vaisseau sur le feu, et on le fait chauffer en remuant la matière sans discontinuer avec une spatule, pour cuire et amortir les ingrédiens : alors on ajoute :

Pulpe d'oignons de lis .... *deux onces.*

Camomille .
Mélilot . . . } pulvérisés ... *deux gros.*

Onguent d'althæa .... *une once.*

On agite le tout jusqu'à ce que le mélange soit exact.

Lorsqu'on fait entrer des emplâtres dans les cataplasmes où on n'introduit point de préparations graisseuses liquides, il faut auparavant les faire dissoudre dans un peu d'huile, parce que quand les cataplasmes viennent à rèfroidir, ils sont sujets à se figer, et à se grumeler.

On fait aussi des cataplasmes avec de la mie-de-pain et du lait, auxquels on ajoute du safran en poudre.

Chapitre XXXI.

Des Collyres.

Ce que les Latins appellent *collyria*, les Arabes *sief*, est nommé en français *collyre*. Ce sont des remèdes qu'on employe pour les maladies d'yeux. Ils sont ou secs ou liquides. Les collyres secs sont composés de matières réduites en poudre, et qu'on soufle dans les yeux, par le moyen d'un curedent, comme le sucre candi, le vitriol blanc, le sel ammoniac. Ces matières sont employées pour faire dissiper les cataractes qui commencent à se former.

Les collyres liquides sont composés avec des eaux distillées, comme de roses, de plantain, d'euphraise, de fenouil, etc, auxquelles on ajoute du vitriol blanc, de l'iris de Florence, etc. On se sert encore de liqueurs spiritueuses pour se frotter l'extérieur des yeux. Quelquefois on se frotte les mains avec du baume de Fioraventy, ou toute autre liqueur spiritueuse, et on les approche très-près des yeux, afin que la vapeur qui s'en élève y pénètre : ces sortes de remèdes servent à fortifier la vue.

L'onguent de tuthie s'employe aussi comme collyre : on en prend une petite portion au bout du doigt, et on s'en frotte le tour des yeux.

Chapitre XXXII.

Des Bols.

Le mot de bol signifie une matière coupée en petits morceaux : on a donné ce nom à une espèce de remède en consistance de pâte ; c'est ordinairement un purgatif qu'on sépare en plusieurs parties avant que de le prendre : on les enveloppe dans du pain azime, ou du pain à chanter, ou soupoudré de sucre ou de poudre de réglisse, afin que l'on ne sente point le goût. La consistance des bols est ordinairement pareille à celle des électuaires ; la matière en est différente, suivant les différentes indications qu'on a.

Chapitre XXXIII.

Des Pulpes.

On nomme pulpe la substance tendre et charnue des végétaux, qu'on peut réduire en une espèce de pâte mole, à-peu-près de la consistance d'une bouillie : telle est la chair de tous les fruits tendres, et celle des racines.

La plupart des substances dont on tire les pulpes, demandent à être cuites aupa-

ravant dans de l'eau : celles qui sont ligneuses ne peuvent fournir de pulpe, parce
qu'il est difficile de les attendrir suffisamment.

E X E M P L E.

Pulpe de Pruneaux secs.

On prend une quantité de pruneaux secs :
on les fait cuire dans une suffisante quantité
d'eau, ayant soin cependant qu'il reste peu
de liqueur lorsqu'ils sont cuits. On les met
dans un vaisseau convenable ; on les écrase
avec une spatule de bois : on les met ensuite
sur un tamis de crin. On frotte la chair de ces
pruneaux sur le tamis avec une spatule de
bois suffisamment large, pour forcer la pulpe
à passer à travers : on y ajoute un peu de la
décoction des pruneaux, si la pulpe se trouve
trop épaisse, et on sépare les noyaux à mesure
qu'ils se présentent : on continue ainsi de
suite jusqu'à ce que l'on ait fait passer toute
la pulpe à travers le tamis. On repasse la
pulpe, de la même manière, à travers d'un
second tamis de crin un peu plus serré que
le premier, afin que la pulpe soit plus fine.
Lorsqu'elle est un peu trop liquide, on la fait
dessecher au bain-marie.

Préparez de la même manière la pulpe des
fruits secs, les plantes vertes ou seches qui sont
un peu ligneuses , et toutes les racines qu'on

est obligé de faire cuire dans de l'eau ; avec
la différence que quand ce sont des matières
dures , comme certaines racines , il faut les
piler dans un mortier de marbre avec un pilon
de bois , après qu'elles sont cuites , afin que
leur pulpe passe plus facilement à travers le
tamis , et qu'il ne reste point dans cette
pulpe ni masses ni grumeaux durs ou ligneux.

Pulpe de Casse , ou Casse mondée.

Fendez les bâtons de casse , en frappant
légèrement sur une des sutures , avec un
petit rouleau de bois , ce qui fait entr'ouvrir
les bâtons selon leur longueur : ratissez l'intérieur avec une spatule de fer , pour arracher
les cloisons et les faire sortir avec la pulpe et
les noyaux : c'est ce qu'on appelle de la casse
en noyaux ; et souvent on l'ordonne sous ce
nom. Pour en tirer la pulpe , frottez cette
casse avec une spatule de bois sur un tamis
de crin , et vous aurez alors la casse mondée
ou pulpe de casse. Cette casse mondée ne
peut se conserver qu'un jour au plus en
été , et deux ou trois jours en hiver.

CHAPITRE XXXIV.

Des Sucs , et Extraits.

Ce que nous entendons ici par sucs ,
sont des liqueurs que les végétaux tirent de la

terre, et que les animaux tirent des végétaux dont ils se nourrissent.

La plupart des sucs sont officinaux ; ceux qui ne peuvent se conserver sont magistraux; on ne doit les préparer que lorsqu'ils sont prescrits.

Lors donc qu'on veut tirer le suc d'une plante, on la prend récemment cueillie, on la nettoye des herbes qui lui sont étrangères, on la lave si elle se trouve salie par de la terre ou par de la poussière ; on la laisse égoutter, on la coupe grossièrement et on la pile dans un mortier de marbre avec un pilon de bois, jusqu'à ce qu'elle soit suffisamment écrasée. On l'enferme ensuite dans un sac de toile, ou de crin, que l'on met entre deux planches de bois, sous une presse que l'on fait agir tant qu'il sort un peu de suc de la plante.

Toutes les plantes ne rendent pas leur suc avec la même facilité, ni en même quantité, telle que la sauge, le thim, la centaurée, certaines racines, certaines écorces ; on est obligé alors d'ajouter un peu d'eau en pilant ces substances.

Si l'on veut tirer le suc des fruits, on ôte d'abord les écorces de ceux qui en ont de trop épaisses, comme celles des citrons, des melons, des oranges etc ; on ôte aussi les rafles aux groseilles etc. Lorsque tous ces fruits sont ainsi disposés, on les écrase entre les mains; on les laisse macérer dans un endroit frais pendant un jour ou deux, si ce sont des fruits

acides ; et quelques heures seulement , si ce
sont des fruits sucrés. On les soumet ensuite
à la presse.

Les fruits fermes , tels que les pommes ,
les poires , les coings demandent à être rapés ,
comme les racines , avant d'être mis sous la
presse ; ils rendent plus de sucs étant préparés
de cette manière , que quand on les pile.

Lorsqu'on veut conserver les sucs des fruits ,
il convient de les prendre un peu avant leur
maturité; leurs sucs sont alors moins visqueux
et moins disposés à fermenter et à se cor-
rompre. Il est à propos d'ôter les semences
ou pepins, parce qu'ils fournissent un mucilage qui s'oppose à la dépuration des sucs ,
et qui fait qu'ils s'altèrent plus promptement.

Les sucs , en général, sont ordinairement
épais, visqueux, et fort impurs, quand ils sont
nouvellement exprimés; la filtration en sépare
beaucoup de matières grossières , ce qui les
rend moins épais , plus limpides , et plus
propres aux usages de la médecine , sans qu'ils
soient encore parfaitement purs ; car si on les
laisse en repos , ils deviennent troubles , et
sont sujets à entrer en fermentation ou en
putréfaction. La clarification faite avec des
blancs d'œufs , rend les sucs plus légers , plus
limpides , plus purs ; mais il y en a fort peu
qui puissent supporter cette opération sans
perdre beaucoup de leur odeur, de leur goût ,
et de leur vertu.

La meilleure méthode de purifier et de conserver ces liqueurs , c'est de mettre les sucs filtrés dans un endroit frais , et de les y lasser sans les remuer, jusqu'à ce qu'ils aient déposé leurs fécules ; ensuite on les passera par un filtre fin, à plusieurs reprises, jusqu'à ce qu'ils soient parfaitement clarifiés. Si l'on veut les consesver , il faut les renfermer dans des bouteilles de verre , recouvrir leur surface d'un ou de deux travers de doigt d'huile d'olives , et boucher ensuite les bouteilles avec des bouchons de liége. On conserve ces sucs dan la cave et enfoncés dans le sable le goulea en haut.

Par extrait des plantes , on entend ici, l masse qui reste après l'évaporation du suc exprimé d'une plante.

Si cette masse est le produit d'une substance résineuse , on la nomme extrait résineux ; si elle est le produit d'une substanc gommo - résineuse ; on la nomme extrai gommo - résineux. On connoît encore un autre sorte d'extrait, que l'on nomme salin ou savoneux.

On prépare les extraits de trois manières avec l'eau, avec l'esprit-de-vin , et par un longue digestion.

Pour faire les extraits avec l'eau, on exprim le suc de la plante que l'on fait épaissir ; o bien on fait bouillir la substance que l'on veu employer dans de l'eau ; on fait évapore ensuite la colature, jusqu'à ce qu'elle ai

acquise

acquise la consistance que l'on donne à un électuaire un peu solide.

Il faut avoir soin de ne pas employer une quantité d'eau plus considérable que celle qui est nécessaire pour extraire les principes actifs des plantes.

Lorsque la matière commence à devenir épaisse, il faut bien prendre garde qu'elle ne brûle. Pour obvier à cet inconvénient, on se sert avec avantage du bain-marie, ayant soin de remuer exactement la liqueur.

Prenons pour exemple l'extrait mou de quinquina. Faites bouillir une livre de quinquina bien concassé dans cinq ou six pintes d'eau, pendant une heure ou deux : décantez la liqueur ; elle est rouge et transparente pendant qu'elle est chaude, mais en refroidissant elle devient jaune et trouble. Faites bouillir l'écorce qui reste dans la même quantité d'eau. Ce procédé doit être répété jusqu'à ce que la décoction soit transparente quand elle est froide. Toutes les décoctions étant passées et mêlées ensemble, doivent être évaporées sur un feu très-doux, jusqu'à une consistance convenable, en prenant toujours soin que l'extrait ne brûle pas.

Le quinquina, étant une substance résineuse, sa résine ne peut se dissoudre parfaitement dans l'eau, d'où il arrive que la liqueur se trouble et que la résine se précipite.

On prépare des extraits avec l'esprit-de-vin, afin d'obtenir seule la résine ; on a donné à ces médicamens le nom d'extraits résineux, ou de résine tout simplement ; comme la résine de jalap, de gayac, de quinquina de scammonée, que l'on obtient en prenant telle quantité que l'on veut d'une de ces substances sur lesquelles on verse l'esprit-de-vin qu'il faut pour qu'il y en ait quatre doigts au dessus de la substance. On met le tout en digestion au bain de sable, afin de faciliter l'esprit-de-vin à se charger des principes résineux. L'esprit-de-vin paroissant s'être chargé de toute la partie qu'il devoit dissoudre, on y mêle une quantité d'eau suffisante. La résine alors se précipite au fond du vaisseau et on le fait sécher à une douce chaleur.

Cette préparation donne une résine pure ; les parties gommeuses que l'esprit-de-vin peut avoir enlevées, demeurent suspendues ou dissoutes dans l'eau.

C'est un des moyens que l'on employe pour faire les extraits gommo - résineux ; car si l'on extrait séparément ces deux substances, et qu'on les réunisse ensuite, on obtiendra un composé, formé de la résine et de la gomme. En voici un exemple.

Prenez du jalap en poudre : versez sur cette poudre de l'esprit-de-vin rectifié ; et en tenant ce mélange à une douce chaleur, vous aurez une teinture. Faites bouillir le résidu du jalap dans de nouvelles quantités d'eau : passez la première teinture : faites évaporer l'esprit-de-vin jusqu'à ce qu'elle commence à s'épaissir : passez les autres décoctions, et faites épaissir de même : mêlez ces matières épaissies, et ensuite exposez-les à un feu doux, jusqu'à ce que la consistance soit convenable à former des pilules.

On voit donc par cela, que les parties résineuses du jalap sont dissoutes par l'esprit-de-vin, et qu'il n'y a que les matières gommeuses qui restent à extraire par l'eau commune.

Baumé s'étant apperçu que les vertus des décoctions de beaucoup de végétaux étoient altérées par une longue ébullition, a cherché à se procurer des préparations douces et non dangereuses de plusieurs substances virulentes. Voici le procédé qu'il employoit pour faire l'extrait d'opium, par une longue digestion.

Coupez par morceaux quatre livres de bon opium : faites le bouillir dans 24 ou 30 livres d'eau, pendant environ une demi-heure : passez la décoction avec forte expression : faites bouillir le marc dans de nouvelles eaux, encore une ou deux fois, afin que tout ce qu'il y a de dissoluble par l'eau, passe dans les décoctions : passez le tout au blanchet, et faites réduire, par l'évaporation, à environ douze livres : mettez cette liqueur dans une cucurbite d'étain suffisamment grande : placez-là sur un bain de sable : faites dessous assez de feu pour que la liqueur soit prête à bouillir. Ce feu ne sera allumé que pendant trois mois, si on l'entretient nuit et jour sans interruption;

G 2

mais s'il n'est allumé que le jour, on en fera durant six mois; remettez de l'eau dans le vaisseau à mesure qu'elle s'évapore, et grattez de tems en tems le fond du vaisseau avec une spatule de bois, afin de détacher la résine qui commence à se précipiter, au bout de quelques jours de digestion : n'enlevez ce dépôt que quand l'ébullition sera finie ; après avoir laissé réfroidir la liqueur, passez-là au blanchet, puis réduisez-là, par évaporation, en extrait qui ait la consistance convenable pour qu'on puisse en former des pilules.

L'auteur observe qu'en entretenant la liqueur dans une grande ébullition, le procédé précédent, qui est fortlong, peut étre raccourci, et qu'on peut réduire les six mois de digestion à quatre.

Lorsque l'opération est finie, il reste encore une portion de résine parfaite qui est dissoluble dans l'esprit-de-vin, et une portion de poudre indissoluble.

CHAPITRE XXXV.

Des Fécules.

Le nom de fécule, *fæcala* en latin, vient *fæces*, qui signifie la lie ; car les fécules sont comme des lies qui se précipitent au fond des vaisseaux, où l'on a mis reposer les sucs. Pour faire des fécules, il faut prendre une bonne quantité d'une espèce de racines des plus grosses et des mieux nourries, récemment tirées de terre ; par exemple, de la brione.

On prend la quantité que l'on veut de grosses racines de brione, récemment arrachées de terre : on en ôte l'écorce extérieure avec un couteau : on les rape, on les enferme ensuite dans un sac de grosse toile claire : on les soumet à la presse pour en tirer le suc. Le suc qui en sort est trouble, blanchâtre et comme laiteux : on le laisse reposer pendant environ vingt-quatre heures : on décante la liqueur surnageante, qui est le suc : on le filtre et on le conserve, si l'on veut, comme on l'a dit à l'égard des autres sucs. On ramasse le sédiment blanc qui se trouve au fond du vaisseau : on le fait secher, on le pulvérise, et on le conserve dans des bouteilles bien bouchées : c'est ce que l'on nomme fécule de brione :

On prépare de la même manière les fécules d'arum, des racines de glaïeul, etc.

De la Farine.

Ce qu'on appelle farine est, en général, une substance seche, friable, insipide, susceptible de prendre de la saveur, de la dissolubilité par l'action du feu, et est formée de plusieurs matières très-faciles à se séparer les unes des autres. Cette substance réside dans les semences des graminées et spécialement dans le froment, le seigle, l'orge, l'avoine, le riz, etc. Les légumineuses mêmes paroissent contenir un composé analogue à la farine; cependant il n'y a que la farine de froment qui possède véritablement les propriétés que l'on désire dans cette substance, parce qu'elle seule contient, dans une juste proportion, les différentes matières dont le mélange donne naissance à ces propriétés.

Il n'y a que peu de tems que l'on a examiné chimiquement la farine : Beccari en Italie, Kessel et Meyer en Allemagne. Tous les premiers chimistes qui ont cherché à séparer les diverses matières contenues dans la farine, Rouelle, Spielman, Malouin, Poulletier de la Salle, Macquer et Parmentier ont repris ces travaux et les ont poussés beaucoup plus loin qu'ils ne l'avoient été. Le citoyen Parmentier s'en est sur-tout occupé avec un zèle et une activité peu communes. Ses recherches sur ces substances alimentaires, sur les principes de la farine, sur les diverses espèces de fécules et sur-tous les végétaux nourrisans en général, sont, sans contredit, ce qu'il y a de plus complet et de plus exact dans c genre.

Du Gluten.

On a trouvé cette substance dans l'analyse des graminées. Comme elle a des propriété

analogues à celles des substances animales
on l'a nommée matière végéto-animale.

Pour faire l'analyse d'une farine, on forme
une pâte avec de la farine et de l'eau ; on
malaxe cette pâte sous l'eau , et on la pétrit
dans les mains jusqu'à ce qu'elle ne trouble
plus l'eau ; il reste alors une matière tenace ,
ductile et très-élastique , qui devient de plus
en plus gluante , à mesure que l'eau qui l'im-
prégne s'évapore. Dans cette même opération
la fécule s'est précipitée au fond de l'eau ,
tandis que la matière extractive s'est dissoute
et peut-être rapprochée, par l'évaporation ,
du liquide.

La matière glutineuse , dit Chaptal , exhale
une odeur séminale très caractérisée; la saveur
en est fade ; elle se gonfle sur les charbons, se
dessèche très-bien à un air sec et à une chaleur
douce ; alors elle devient semblable à de la
colle forte, et elle casse net comme cette substance. Si dans cet état on la met sur des charbons ardens elle s'agite et brûle à la manière
des substances animales ; à la distillation ,
elle fournit du carbonate ammoniacal.

Le gluten frais exposé à l'air s'y pourrit
avec facilité, et lorsqu'il retient encore un peu
d'amidon , ce dernier passe à la fermentation
acide et retarde la putréfaction du gluten ; de
sorte qu'il en résulte un état voisin de celui
du fromage.

L'eau n'attaque point la partie glutineuse ;
si on la fait bouillir avec ce fluide, elle perd son

extensibilité et sa vertu collante ; ce qui est d'autant plus surprenant que c'est ce liquide lui-même qui lui avoit développé ces propriétés, puisque dans la farine ce principe est sans cohérence ; et en la privant d'eau par la dissécation, on lui enlève sa propriété élastique et sa qualité collante.

Les alkalis se dissolvent à l'aide de l'ébullition ; par les acides la dissolution est troublée et dépose du gluten non élastique.

L'acide nitrique dissout le gluten avec activité, et cet acide en dégage d'abord du gaz nitrogène comme des substances animales ; il s'échappe ensuite du gaz nitreux, et le résidu rapproché donne des crystaux d'acide oxalique.

Les acides sulfurique et muriatique le dissolvent aussi.

Si on fait dissoudre le gluten dans les acides végétaux à plusieurs réprises, et qu'on les précipite par les alkalis, on les ramène à l'état de fécule. Suivant Macquer, si on distille à une chaleur douce du vinaigre sur cette substance on la ramène à l'état de mucilage.

Cette substance a donc un caractère d'animalité très-décidé. C'est à ce gluten que la farine de froment doit la propriété de faire une bonne pâte avec de l'eau, et la facilité avec laquelle elle lève.

Le gluten se détruit par la fermentation

des farines, et alors elles n'ont plus les mêmes qualités bienfaisantes.

La farine est donc composée de trois principes : l'un amilacé, l'autre sucré et l'autre animal. Lorsque, par une division convenable, ces principes sont mélangés et qu'on en facilite la fermentation par les moyens connus, chacun de ces principes, susceptible d'une fermentation différente, se décompose à sa manière : le principe sucré éprouve la fermentation spiritueuse; le glutineux, la putréfaction animale; l'amilacé la fermentation acide : de sorte qu'on peut considérer la fermentation panaire comme la réunion des trois différentes fermentations.

De l'Amidon.

L'amidon, ou la fécule amilacée, est la partie la plus abondante de la farine; c'est elle qui se précipite de l'eau, qui l'entraîne lorsqu'on lave la pâte pour obtenir le gluten pur. Cette substance est très-fine, douce au toucher; elle n'a pas de saveur sensible. Sa couleur est un blanc gris et sale lorsqu'on l'obtient par le procédé de l'analyse.

L'amidon considéré chimiquement est un mucilage d'une nature particulière. Ce mucilage, qui a été regardé faussement comme une terre par quelques chimistes, diffère beaucoup de la partie glutineuse et brûle sans répandre une odeur empyreumatique comme cette dernière. Distillé à feu nud, il donne un flegme acide d'une couleur brune, et une huile empyreumatique très - épaisse. Son charbon s'incinère facilement, et sa cendre produit de l'alkali fixe.

L'amidon n'est pas soluble dans l'eau froide; mais lorsqu'on le fait bouillir dans l'eau, il forme avec ce fluide de la colle, ou de l'empois.

Il est encore une partie dans la farine que Poulletier a nommé mucoso-sucrée, ou partie extractive muqueuse. Il a obtenu cette substance en faisant évaporer l'eau qui avoit servi à laver la pâte et qui a laissé déposer l'amidon. Elle présente dans sa combustion et distillation tous les phénomènes du sucre.

De la Teinture et des Matières colorantes.

L'objet de l'art de la teinture est d'extraire les parties colorantes des différentes substances qui les contiennent, de les transporter sur les étoffes ou matières à teindre, et de les y faire adhérer de la manière la plus solide.

La plupart des substances végétales, et plusieurs matières animales contiennent des principes colorés qu'on en peut extraire, pour les appliquer ensuite sur d'autres corps; mais ces principes colorés ne sont pas tous à beaucoup près de même nature et dans le même état; et ces différences exigent qu'on employe différens moyens pour les extraire et pour les appliquer.

Les uns résident en partie dans une substance savoneuse extractive , en partie dans
une matière terreuse et résineuse. Lorsqu'on
fait bouillir dans l'eau des substances dont
le principe colorant est dans ce dernier état ,
elles imprégnent l'eau de leur couleur , parce
qu'une partie de la portion résino - terreuse
se mêle et s'étend dans l'eau à la faveur du
principe savoneux extractif. Si l'on plonge
une étoffe dans la décoction des substances
de ce genre , les parties colorantes s'y appliquent à la faveur du contact, et même
d'une manière très-solide , parce que le principe colorant est de cette nature : les prin-
pales sont le brou de noix , la racine de noyer ,
le sumac , le santal , l'écorce d'aune , parmi
les végétaux ; et parmi les animaux , l'espèce
de coquillage qu'on nomme *murex* , et qu'on
croit être la pourpre des anciens. Les couleurs
que l'on tire de ces sortes d'ingrédiens n'exigent aucune préparation ; il ne ne s'agit que
de faire bouillir la substance et de plonger
dans la décoction l'étoffe que l'on veut teindre.

Le principe colorant d'un autre genre de
substance propre à la teinture , réside dans
une matière purement résineuse , et disposée
de manière qu'elle ne peut être rendue miscible à l'eau par l'intermède du principe savoneux extractif de la même substance. Les
principaux ingrédiens de ce genre , sont l'indigo qui fournit le bleu, la fleur de carthame,
ou safran bâtard , dont on tire un très-beau

rouge, l'orseille qui teint en violet, le rocou qui teint en jaune doré, orangé, etc. Ces matières ne peuvent fournir leur couleur dans l'eau pure; la partie résineuse bleue de l'indigo étant même de la nature de celle que l'alkohol ne peut dissoudre : mais comme les sels alkalis ont de l'action sur les matières résineuses de quelque nature qu'elles soient, on se sert avec succès de ces sels pour extraire la partie colorante de ces substances, et pour les rendre propres à la teinture.

On conçoit que la plupart des parties colorantes végétales qui sont extractives-savoneuses, doivent perdre leur teinture à l'eau; aussi se sert-on pour rendre ces couleurs durables, d'une matière capable de les fixer en les décomposant ; comme d'un sel acide, tels que la tartre rouge, l'alun et plusieurs autres. Ces sels sont appellés mordans.

Ces sels sont employés généralement pour toutes les teintures extractives, qui sont très-nombreuses et dont les principales sont celles de toutes les herbes qui donnent du jaune, la garance, le kermès végétal, la cochenille, les bois de Campêche et du Brésil et les autres bois et racines qui servent à la teinture.

Un acide libre feroit le même effet, mais il altéreroit la partie colorante. La portion d'acide surabondante de l'alun s'unit à l'alkali de l'extrait savoneux colorant, et fait précipiter sur la matière que l'on teint la partie résineuse qui est alors insoluble dans l'eau.

Cependant cette portion colorante , rendue insoluble par l'alun ou par le mordant , est de deux espèces : la première est très - solide et résiste à l'air, aux savons et à toutes les épreuves nommées en teinture débouillis. On désigne cette première couleur par le nom de bon teint, ou grand teint. L'autre s'altère à l'air, et sur-tout par l'action des débouillis: on la nomme de faux teint , ou de petit teint. Pour connoître la nature de ces couleurs , et la durée des teintures en général, le citoyen Bertholet a proposé l'usage de l'acide muriatique oxygéné. Cet acide fait en très-peu de tems , à l'aide de son excès d'oxygène , ce que l'air vital de l'atmosphère fait à la longue ; et la quantité qu'on sera obligé d'en employer pour décolorer et blanchir entièrement une étoffe teinte , ainsi que le tems qu'elle demandera pour être déteinte , pourront servir de mesure pour déterminer la solidité et la durée des couleurs.

Il est encore une autre sorte de parties colorantes dissolubles dans les huiles. L'oranette ou la racine rouge d'une espèce de uglosse , communique sa couleur à l'huile. l'alkohol en dissout aussi plusieurs; les fécules vertes s'y dissolvent ainsi que dans l'huile. Il est aisé de concevoir qu'on ne fait point usage de ces couleurs dans la teinture, parce qu'il

impossible d'y employer les substances nécessaires pour les extraire.

Chapitre XXXVI.

Préparation du Petit-lait.

On sait que le lait de tous les animaux,
mêlé avec quelque substance acide se sépare
en deux parties : la partie blanche caseuse
ou le fromage, et la partie séreuse saline
qu'on nomme petit-lait.

Pour le préparer, prenez deux pintes de
lait de vache ou tout autre lait ; mettez-le
dans une bassine d'argent ou dans un vaisseau de terre vernissée : placez-le vaisseau
sur les cendres chaudes : prenez quinze ou dix-
huit grains de présure : délayez-la dans trois
ou quatre cuillerées d'eau : versez-la dans le
lait : mélez avec une spatule. A mesure que
le lait se chauffe, il se caille, et le petit-lait,
ou la partie séreuse, se sépare de la partie
blanche ou caseuse. Lorsque ces deux parties paroissent bien distinctes, on verse le
tout sur une étamine ; le petit-lait la traverse,
et elle ne retient que le caillé qu'on laisse
égouter. Ce petit-lait est toujours rendu un
peu blanchâtre par une petite portion de la
partie caseuse très-divisée ; mais on peut la
séparer de manière que le petit lait reste lim-

pide ou sans couleur : c'est ce que l'on appelle clarifier.

Clarification du Petit-lait.

Mettez dans une bassine d'argent ou un vaisseau de terre vernissée un blanc d'œuf, un verre de petit-lait et douze ou quinze grains de crême-de-tartre : battez ou fouettez ce mélange : ajoutez le reste du petit-lait : mêlez de nouveau ; puis remettez le mélange sur le feu, jusqu'à ce qu'il ait jetté quelques bouillons. La crême de tartre achève de coaguler ce qui reste de la partie blanche du lait : le blanc d'œuf en cuisant se coagule et enveloppe la partie caseuse. Lorsque le petit-lait est clair, on le filtre au papier gris ; ce qui passe est parfaitement limpide et a une couleur verdâtre.

Lorsque le médecin juge que les acides que l'on emploie ordinairement peuvent être nuisibles au malade, on fait cailler le lait avec la fleur de chardonnette ou caillelait, et dans la clarification il ne faut employer que les blancs d'œufs.

MÉDICAMENS OFFICINAUX.

CHAPITRE XXXVII.

Des Espèces.

Les mélanges de plantes et d'autres drogues simples faits pour remplir diverses indications, reçoivent quelquefois le nom d'espèces, *species*, lorsqu'elles sont hachées ou concassées. Il est très-avantageux de conserver les plantes réduites en petites parties pour les employer dans les saisons où on ne peut les avoir fraîches ou récentes, et pour les emporter en voyage.

L'orsqu'on prépare les espèces, on doit avoir attention de couper d'abord séparement toutes les substances qui les composent et au même dégré de ténuité. Sans cette précaution, le malade fait usage des ingrédiens inégalement, parce que les matières moins divisées sont celles qui se présentent d'abord sous les doigts de la personne qui veut faire l'infusion, et il ne reste sur la fin, que les substances qui sont plus menues. C'est par cette raison que les poudres ne peuvent faire partie des espèces. Lorsque les racines qu'on y fait entrer sont grosses, on les coupe par tranches, et ces tranches en trois ou quatre morceaux, suivant la largeur de leur diamètre.

mètre Les larges feuilles des plantes doivent être coupées aussi ménues que le sont les plus petites feuilles des autres plantes ou que le sont les semences.

On concasse les gommes et les résines qui ne peuvent être coupées ; mais on doit observer de ne jamais faire entrer dans les espèces, aucunes substances concassées, sinon celles qui ne peuvent absolument se couper; comme sont les gommes et les résines, parce que les matières que l'on concasse, prennent une forme à peu près ronde ; ce qui empêche que les doigts ne puissent les saisir dans les mêmes proportions que les autres drogues.

Lorsqu'on a ainsi disposé toutes ces matières, on les secoue sur un tamis de crin, chacune séparement pour en ôter la poussière. Ensuite on pèse les quantités de chacune des substances : et on les mêle exactement.

EXEMPLE.

Espèces Pectorales.

Prenez capillaire de Canada. . *quatre onces.*
Feuilles de scolopendre . . . *deux onces.*
Fleurs de tussilage . ⎫
    pied-de-chat . ⎬ *de chaque une*
    millepertuis . ⎭ *once et demie*
Coupez et incisez comme nous venons de l'expliquer ci-dessus.

Tome IV.   H

Il seroit à souhaiter, comme le dit judicieusement Baumé, que ces remèdes devinsent plus en usage qu'ils ne le sont à Paris; les malades ne seroient pas exposés à être trompés par les herboristes, comme ils le sont continuellement, en faisant usage des plantes les unes pour les autres.

CHAPITRE XXXVIII.

Des Vins Médecinaux.

Le vin médicinal est un vin empreint des susbstances et des qualités d'une ou plusieurs espèces de drogues médecinales.

On prépare les vins médecinaux de deux manières : par la fermentation et par l'infusion.

Ceux qu'on prépare par la fermentation, se font en mêlant des ingrediens avec le suc des raisins nouvellement exprimés, et qu'on fait fermenter ensemble ; mais la fermentation, dont le propre est de changer la nature du moût, change aussi celles des drogues qu'on y soumet, au point que les purgatifs les plus violens conservent à peine quelques propriétés laxatives après leur fermentation. Les sucs amers des végétaux, comme celui de l'absinthe, perdent considérablement de leur saveur en se changeant en liqueur spiritueuse avec le moût, comme

Baumé l'a éprouvé plusieurs fois. La résine des sucs gommeux-résineux qu'on soumet à la fermentation, se sépare et fait partie de la lie, après qu'elle s'est décomposée presqu'entièrement. Comme la médecine ne peut retirer que peu ou même point de secours des vins médicamenteux faits par la fermentation, nous n'examinerons que ceux qu'on prépare par infusion.

Vin de Quinquina.

Prenez quinquina concassé . . *deux onces.*
    Vin rouge de Bourgogne . . *deux livres.*
    On met le tout dans une bouteille qu'on bouche bien. On la tient dans un endroit frais pendant douze ou quinze jours, ayant soin de l'agiter deux ou trois fois par jour, au bout desquels on filtre le vin au travers d'un papier gris : on le conserve à la cave dans des bouteilles qui doivent être toujours pleines.

On peut préparer de la même manière tous les vins médicinaux par infusion

Ceux qui sont faits pour l'usage intérieur doivent être préparés à froid et exposés dans un endroit frais à l'abri du soleil. On ne doit jamais faire entrer dans la composition des vins officinaux que des substances seches, du moins que très-peu de celles qui sont récentes, à cause de l'humidité qu'elles fournissent, qui affoiblit le vin et le fait gâter promptement. Il n'en est pas de même des vins magistraux : comme il ne sont faits que pour durer peu de tems, on peut y faire entrer les substances récentes.

Les plantes anti-scorbutiques doivent être employées récentes. L'humidité qu'elles fournissent au vin, n'a pas la propriété de le faire gâter aussi promptement que la plupart des sucs des autres végétaux. Les vins anti-scorbutiques sont officinaux et doivent être préparés par infusion à froid, lorsqu'on en a le tems.

On emploie le vin blanc, le vin rouge, et les vins de liqueur pour la préparation des vins médecinaux. Les vins en usage en médecine sont les vins d'absinthe, anti-scorbutique, aromatique, astringent, martial ou chalybé, émétique, d'ænula campana, fébrifuge et scillitique.

CHAPITRE XXXIX.

Des Teintures, des Elixirs, des Baumes spiritueux et des Quintessences.

Les teintures, les élixirs, les quintessences et les baumes spiritueux, ne sont qu'une seule et même chose, malgré la différence de leurs dénominations. Ces préparations sont toujours des teintures de substances végétales, animales et minérales, faites par le moyen de l'eau-de-vie ou de l'esprit-de-vin. Ces teintures sont ou simples ou composées.

Les règles générales pour les teintures sont que l'on seche modérément les substances végétales, à moins qu'on ne prescrive le contraire. On doit les couper et les piler avant de verser le menstrue dessus.

Si on met le mélange en digestion au bain-marie, tout le succès dépend de bien conduire le feu, qui doit être modéré pendant tout le tems de l'opération, à moins que la substance dont on veut avoir une teinture, ne se trouve tellement dure qu'il soit nécessaire d'employer un dégré de feu plus actif ; et dans ce cas on peut augmenter la chaleur, jusqu'à faire bouillir le menstrue vers la fin du procédé.

On doit employer pour cette opération de grands vaisseaux circulatoires, qu'on échauffera avant de les luter ensemble. Les appareils circulatoires sont composés de deux matras ou bouteilles à long col ; l'ouverture du matras supérieur s'insinue dans l'autre, et on les tient unis et fermés avec un morceau de vessie mouillée.

Il faut remuer souvent le vaisseau pendant la digestion, et laisser reposer toutes les teintures avant de les filtrer.

Teintures spiritueuses simples.

Les teintures simples sont celles qui ne sont faites qu'avec une seule substance, qu'on fait infuser dans l'eau-de-vie, ou dans l'esprit-de-vin.

Teinture d'Absinthe.

Prenez sommités d'absinthe
    seches . . . . *demi-once.*
  Esprit-de-vin rectifié . . . . . *trois onces.*

On incise menu les sommités d'absinthe: On les met dans un matras : on verse par dessus l'esprit-de-vin : on bouche le vaisseau avec de la vessie mouillée qu'on assujettit avec du gros fil : on fait digérer cette teinture pendant deux ou trois jours au bain de sable, par le moyen d'une douce chaleur, ayant soin de faire un trou d'épingle à la vessie, pour faciliter la sortie de l'air raréfié, et la condensation des vapeurs de l'esprit-de-vin , qui pourroient faire casser le vaisseau , sans cette légère ouverture.

Cette teinture est stomachique, chasse les vents , convient aux estomacs froids et bilieux.

On prépare de la même manière toutes les teintures simples.

Teintures spiritueuses composées.

Les teintures spiritueuses composées se font de même par la digestion à froid ou à l'aide d'une chaleur modérée ; mais la manière de les préparer est assujettie à des loix générales. On commence par mettre dans l'esprit-de-vin, les matières dures, ligneuses, les fleurs, même celles qui sont les plus délicates : on a égard dans cet ordre, à n'employer d'abord que les matières qui fournissent peu de substances dans l'esptit-de-vin : ensuite on ajoute successivement celles qui fournissent le plus de principes, et l'on finit par les matières qui se dissolvent en entier.

E X E M P L E.

Teinture d'absinthe composée.

Prenez feuilles d'absinthe major } *de chaque*
                minor } *trois gros.*
  Sommités de petite centaurée. *deux gros.*
  Gérofle . . . . *demi-gros.*
  Canelle . . . . *un gros.*
  Sucre . . . . *deux gros.*
  Esprit-de-vin . . . . *cinq onces.*

On coupe menu les feuilles et sommités des plantes, on concasse le gérofle, la canelle et le sucre : on met toutes ces subs-

H 4

tances dans un matras, et on les fait digérer avec de l'esprit-de-vin pendant trois ou
quatre jours : on passe avec expression, on
filtre la teinture au travers d'un papier gris,
et on la conserve dans une bouteille.

Cette teinture est stomachique, facilite
la digestion, diminue les aigreurs, chasse
les vents.

Des Elixirs.

Les élixirs, comme nous l'avons dit, ne
sont autre chose que des teintures, en voici
un exemple.

Elixir de propriété de Paracelse.

Prenez teinture de myrrhe . . *quatre onces.*
           de safran . ⎰ *de chaque*
           d'aloès . . . ⎱ *trois onces.*

On mêle ces trois teintures, et ont les
conserve.

Si on soumet ce mélange à la distillation
au bain-marie, on obtient une liqueur spiritueuse, claire, sans couleur, quel'on nomme
élixir de propriété blanc. On ramasse la matière qui reste dans l'alambic; c'est ce que
l'on nomme extrait d'élixir de propriété.

Si l'on ajoute douze gouttes d'esprit-de-
vitriol au mélange des trois teintures, on
forme ce que l'on nomme élixir de propriété
acide.

Cet élixir fortifie le cœur et l'estomac :
il aide à la digestion.

AUTRE EXEMPLE,

*Elixir cordial et stomachique, vulgaire-
ment appellé de Garus.*

Prenez myrrhe . . . . *demi-once.*
    Aloès . . . . *deux onces et
                       demie.*

    Safran . . . . *deux gros.*
    Canelle . . . . . .   *de chaque vingt-
    Gérofle . . . . .   quatre grains.*
    Noix muscade . .

On concasse toutes ces substances , on les
fait infuser dans esprit-de-vin . . *deux livres.*
    Eau commune . . . . *deux onces.*
    Faites digérer le tout à une douce chaleur ,
pendant douze heures ; distillez ensuite au
bain-marie , jusqu'à siccité : alors ,
Prenez de cet esprit distillé   *de chaque par-
    de syrop de capillaire . . tie égale. ,*
    Eau de fleurs d'oranges
        double . . . . . . *quantité suffisante.*

Mêlez le tout afin que le mélange soit
exact ; filtrez ensuite au bout de quelques
jours.

Cet élixir est stomachique : il est bon
dans les indigestions , dans les foiblesses
d'estomac , dans les coliques venteuses. Il

pousse par transpiration. La dose est depuis deux gros, jusqu'à une once et demie.

Des Baumes spiritueux.

Les baumes spiritueux, ont pour base l'esprit-de-vin, et plusieurs huiles essentielles: quelquefois on charge l'esprit de vin de la teinture de plusieurs substances avant de les mêler avec les huiles essentielles. Ils ne diffèrent pas, comme on le voit des teintures. En voici un exemple.

Baume du Commandeur de Permes.

Prenez racines seches d'angélique de Bohème .... *demi - once.*
Fleurs seches d'hypéricum .... *une once.*
Esprit-de-vin rectifié *deux livres quatre onces*

On fait digérer dans un matras pendant cinq à six jours au bain de sable à une chaleur modérée : ensuite on passe l'infusion avec forte expression ; on met la teinture dans un matras, et on ajoute les substances suivantes qu'on a concassées.

Myrrhe .... ⎫
Oliban .... ⎬ *de chaque demi-*
Aloès .... ⎭ *once.*

On fait digérer comme dessus : ensuite on ajoute les substances suivantes qu'on a également concassées.

Storax calamite . . . . *deux onces.*
Benjoin en larmes . . . . *trois onces.*
Baume du Pérou en coques . . . *une once.*
Ambre gris . . . . *quatre grains.*

On fait digérer de nouveau pendant un jour, ou jusqu'à ce que ces substances soient entièrement dissoutes. Alors on laisse déposer la teinture : on la verse par inclinaison, et on la filtre.

Ce baume sert pour l'intérieur et pour l'extérieur. Pris intérieurement, il est vulnéraire, cordial, stomachique ; il excite les règles ; il convient dans la petite vérole et les fièvres malignes, mais c'est lorsqu'il est nécessaire d'exciter la sueur. La dose est depuis dix gouttes jusqu'à quarante.

Pour l'extérieur, il convient dans les plaies nouvelles et simples : il consolide en empêchant la suppuration.

Observations.

Il y a des substances végétales auxquelles il faut ajouter des matières salines, acides ou alkalines, pour extraire, ou pour exalter les couleurs qu'elles peuvent fournir dans l'esprit-de-vin, parce que la substance résineuse qu'elles contiennent, se trouve, en quelque manière, défendue de l'action de l'esprit de-vin, par la substance gommeuse. Nous choisirons pour exemple de ces teintures, celle de gomme-lacque, dans laquelle entre en même tems un esprit-de-vin déjà chargé des principes d'autres substances.

Teinture de Gomme-lacque.

Prenez gomme-lacque en grains . . *une once.*
Alun calciné . . . . *un gros.*
Esprit ardent de cochléaria . , *huit onces.*
On triture ensemble la gomme-lacque et l'alun qu'on a auparavant pulvérisés séparément; on expose le mélange, pendant vingt-quatre heures , dans un endroit humide , afin que l'alun , en attirant un peu l'humidité de l'air , puisse agir sur la gomme - lacque. On met ce mélange dans un matras : on verse par dessus l'esprit de cochléaria : on fait digérer le tout au bain de sable , pendant un jour ou deux , ou jusqu'à ce que la teinture ait une belle couleur rouge : alors on la filtre.

La teinture de gomme-lacque est employée pour raffermir les gencives. On en met une cuillerée à caffé dans un petit verre d'eau , et on se lave la bouche avec. Cette teinture prise intérieurement est vulnéraire et légèrement astringente.

Avant de passer à un autre objet, il est essentiel de parler ici de deux préparations qu'on regarde communément comme des teintures , mais qui n'en sont point, et qui doivent leur couleur à la décomposition de l'esprit-de-vin qui est l'excipient. Ces deux

(125)

préparations sont la lilium de Paracelse ,
et celle qu'on nomme teinture de sel-de-
tartre.

Teinture de Sel de Tartre.

On fait fondre dans un creuset, la quantité
que l'on veut de sel fixe de tartre : on le
coule dans un mortier de fer bien sec, et
un peu chauffé : on le pulvérise promptement : on l'introduit ensuite dans un matras bien sec et qui soit un peu chaud : on
verse sur le sel, tandis qu'il est encore chaud,
de l'esprit-de-vin très-rectifié, jusqu'à ce
qu'il surnage le sel de trois ou quatre travers
de doigt : on place le matras sur un bain
de sable chaud, et on le laisse digérer jusqu'à
ce que l'esprit-de-vin ait acquis une couleur
rouge-orangée, bien foncée ; alors on filtre
l'esprit-de-vin coloré : c'est ce qu'on nomme
teinture de sel-de-tartre.

Alkohol de Potasse ou Teinture des mé-
taux, ou Lilium de Paracelse.

Il y a plusieurs procédés pour faire cette
préparation, mais ils reviennent tous à-peu-
près au même. Voici le plus facile et le plus
prompt.

On prend pour cela deux parties de régule
d'antimoine martial, une partie d'étain fin
et une partie de cuivre rosette ; on les fait

fondre ensemble dans un creuset. On pulvérise l'alliage métallique qui en résulte après
qu'il est réfroidi ; on le mêle avec le triple de
son poids de nître purifié ; on projette ce me-
lange à diverses reprises dans un creuset rouge, pour le faire détonner, calciner et foudre à
grand feu, jusqu'à ce que les métaux soient
absolument réduits en chaux ; on ôte la matière
toute rouge du creuset ; on la réduit promptement en poudre dans un mortier de fer
qu'on a fait chauffer ; on la met toute chaude
dans un matras ; on verse dessus de l'esprit
très-rectifié à la hauteur de quatre travers
de doigt ; on laisse en digestion pendant
quelques jours, ou jusqu'à ce que l'eprit-de-
vin ait acquis une couleur jaune-rouge très-
foncée ; on décante alors cet esprit-de-vin,
on le met dans un flacon : c'est ce qu'on
nomme la teinture des métaux ou le lilium
de Paracelse.

Examinons maintenant la théorie de cette
opération. Pendant la fusion des métaux le
nître s'alkalise : une portion des substances
métalliques se calcine, se combine avec l'alkali fixe, et en augmente la causticité considérablement. Ce sel, pendant la digestion,
agit singulièrement sur l'esprit-de-vin, il le
décompose en quelque manière : une portion
de ce sel s'empare de l'acide de l'esprit-de-
vin, tandis que le reste agit puissamment sur
les principes huileux de l'esprit-de-vin. Il
brûle et rotit en quelque manière cette subs-

ance huileuse , avec laquelle il forme une
orte de savon roux, qui se dissout ensuite
ans la liqueur spiritueuse. Ce savon lui
communique une couleur plus foncée , à
roportion qu'il s'en est formé davantage.
omme les chaux métalliques augmentent
causticité de l'alkali fixe, il se forme par
ce moyen une plus grande quantité de ce
avon.

Cette théorie peut être de même appliquée
la teinture de sel-de-tartre; car ce ne sont,
proprement parler qu'une seule et même
hose. Ces teintures ont donc un caractère
piritueux, savoneux, âcre et alkalin ; aussi
en sert-on avec succès, quand il s'agit d'a-
imer et d'exciter fortement les fibres et les
aisseaux , comme dans l'apoplexie, la pa-
alysie, l'hydropisie.

CHAPITRE XL.

Des Eaux Distillées.

La distillation est une opération par le
oyen de laquelle on sépare , à l'aide du
u, les substances volatiles, d'avec les fixes ;
u' une évaporation , qu'on fait dans des
isseaux appropriés , afin de recueillir et
nserver à part les substances que le feu
it évaporer.

On doit observer dans les distillations des

eaux simples, de ne se servir des plantes
et de leurs parties que nouvellement cueillies ; de les écraser un peu et de verser
dessus trois fois leur poids d'eau commune
pure, ou plus si les plantes sont un peu seches.
La règle générale est qu'il doit y avoir assez
d'eau, pour que l'eau qui doit s'élever dans
la distillation, étant sortie de la cucurbite,
il en reste assez pour empêcher la matière
d'être brûlée par les parois de l'alambic.

La distillation se fait dans un alambic
qui a un refrigérant, et dont on a lutté les
jointures. La distillation doit se continuer
durant autant de tems qu'elle donne une
eau à laquelle on reconnoît l'odeur ou la saveur de la plante.

On divise les eaux distillées employée
dans la médecine en simples et composées
qui sont odorantes ou inodores ; elles son
aussi spiritueuses ou non spiritueuses, c'est
à-dire, faites avec de l'esprit-de-vin ou av
de l'eau.

E X E M P L E.

Des Eaux simples, qui ne sont ni odoran-
tes, ni spiritueuses.

On prend la quantité que l'on veut de gran
plantain lorsqu'il est dans toute sa vigueur
on en remplit la moitié d'une cucurbite d
cuivre étamé. On met dans ce vaisseau un
suffisante quantité d'eau, de manière quel
plan

plante nage assez pour qu'elle ne s'attache pas au fond du vaisseau sur la fin de la distillation. On couvre la cucurbite de son chapiteau ; on place l'alambic dans un fourneau : on lute les jointures des vaisseaux avec du papier imbibé de colle de farine ou bien d'amidon : on remplit d'eau le refrigérant : on ajuste au bec de l'alambic le serpentin qu'on a rempli d'eau froide, ainsi que le refrigérant du chapiteau de l'alambic : on arrange un récipient au bout du serpentin pour recevoir la liqueur à mesure qu'elle distille. On échauffe le vaisseau par dégrés, jusqu'à faire bouillir l'eau qu'il contient, et on fait distiller environ le quart de l'eau qu'on a mis dans l'alambic : c'est ce que l'on nomme eau distillée de plantain.

On prépare de la même manière toutes les eaux des plantes inodores.

Il y a pourtant des matières qu'il faut de nécessité distiller au bain-marie, quoiqu'elles fournissent des eaux inodores ; tels sont, par exemple, les limaçons et le frai des grenouilles : ces substances étant mucilagineuses, s'attacheroient, et brûleroient au fond de l'alambic, si on les distilloit à feu nu.

Des Eaux simples des plantes odorantes.

On prend la quantité que l'on veut de thim récemment cueilli et en fleurs : on le met dans le bain-marie d'un alambic, avec une

Tome IV. I

suffisante quantité d'eau; pour que les plantes soient parfaitement baignées par l'eau. On lute le chapiteau à la cucurbite, et le serpentin au bec du chapiteau : on remplit d'eau le refrigérant et le serpentin : on ajuste un grand récipient pour recevoir la liqueur qui doit distiller. Si l'on désire retirer l'huile essentielle de cette plante, on se sert d'un récipient de verre, long, étroit par le haut et large par le bas, fait à-peu-près comme une poire allongée : au ventre de ce vaisseau on a soudé un tube de verre fait en S, par le haut, qui s'élève jusqu'à deux ou trois pouces au dessous de son orifice, et qui produit l'effet d'un siphon. Avant de placer ce vaisseau au bec du serpentin il faut le remplir d'eau pure, ou d'eau distillée de la plante, jusqu'au dessus de l'ouverture. L'eau seule sort par ce tube à mesure qu'elle distille, tandis que l'huile reste nageante dans la partie supérieure de ce vaisseau.

Des Eaux spiritueuses et aromatiques distillées.

Les eaux spiritueuses, sont l'esprit-de-vin chargé, par la distillation, du principe ou de l'odeur des substances. Ces eaux sont simples ou composées. On nomme esprits celles qui sont simples ; par exemple, esprit de thim, de lavande, etc ; et eaux composées spiritueuses , celles dans lesquelles entrent plusieurs substances.

Des Eaux spiritueuses simples.

Esprit de Lavande.

Prenez fleurs récentes de lavande *dix - huit livres.*

Esprit-de-vin . . . . *vingt livres.*

On met dans le bain marie d'un alambic, les fleurs de lavande récentes, et mondées de ses tiges : on verse par dessus l'esprit-de - vin : on procède à la distillation pour tirer tout l'esprit-de-vin qu'on a employé : c'est ce que l'on nomme esprit de lavande. Lorsqu'on veut qu'il soit plus agréable il faut le rectifier au bain-marie , et ne tirer par cette seconde distillation , qu'environ les cinq sixièmes de la liqueur spiritueuse.

Si l'on a des matières seches à distiller, comme la canelle , la girofle , la muscade, le sassafras, la coriandre , le carvi, le fenouil , le galenga , etc, on les concasse et on les laisse infuser un jour ou deux , même davantage, avant de les distiller.

Des Eaux spiritueuses composées.

Eau de Mélisse composée.

Prenez mélisse citronnée en fleurs et récente
une livre et demie.

Zestes de citrons récents . . . *quatre onces.*

Noix muscades . . . . *deux onces.*

Coriandre . . . . *huit gros.*

Girofle . . . .
Canelle . . . . } parties égales *deux onces.*

Racines seches d'angélique de Bohème
une once.

Esprit-de-vin très-rectifié . . . *huit livres.*

On prend de la mélisse récente et en fleurs:
on la monde bien de ses tiges: on enlève par le
moyen d'un canif, l'écorce jaune extérieure
des citrons, qu'on fait tomber à mesure dans
une portion de l'esprit-de-vin qu'on a mise
à part : on concasse les muscades, la coriandre, les girofles, la canelle et les racines
seches d'angélique : on met ensuite toutes ces
choses, avec les zestes de citrons, en infusion dans la totalité de l'esprit-de-vin,
pendant vingt quatre heures : alors on procède à la distillation au bain-marie, pour tirer
les huit livres d'esprit-de-vin qu'on a employées.

On rectifie ensuite cette liqueur au bain-marie,
à une douce chaleur, pour en tirer sept livres:
c'est ce que l'on nomme eau de mélisse
composée.

C'est de cette manière qu'on doit préparer toutes les eaux spiritueuses et aromatiques, simples et composées.

Pendant la première distillation, l'esprit-de-vin se charge de l'esprit recteur et de l'huile essentielle grossière des ingrédiens qui peuvent monter à ce dégré de chaleur. Les eaux spiritueuses et aromatiques ont, en général, moins d'odeur immédiatement aprés qu'elles sont distillées, qu'elles n'en ont environ six mois aprés. Cet effet peut être attribué à ce que les substances odorantes se combinent, par le séjour, plus intimément avec l'esprit-de-vin qu'elles ne l'étoient d'abord. Toutes les eaux spiritueuses et aromatiques deviennent blanches et laiteuses lorsqu'on les mêle avec de l'eau. C'est l'esprit-de-vin qui s'unit à l'eau, tandis que l'huile essentielle s'en sépare. Ce mélange est d'autant plus blanc, que l'esprit-de-vin est plus chargé d'huile essentielle ; mais le mélange est beaucoup plus agréable à boire, lorsque l'esprit-de-vin n'est chargé que de cette première huile essentielle qui s'éleve en même tems que l'esprit recteur.

Chapitre XLI.

Des Vinaigres Médecinaux.

Le vinaigre médecinal, est un vinaigre rempli des substances et des vertus d'une ou de plusieurs espèces de drogues qui servent en médecine.

EXEMPLE.

Vinaigre Scillitique.

Prenez squames de scille seche *huit onces.*
  Vinaigre rouge .... *six livres.*
  On coupe menu les squames de scille : on les met dans un matras : on verse par dessus le vinaigre : on fait digérer ce mélange au soleil, ou à une chaleur douce, pendant environ quinze jours, ou jusqu'à ce que la scille soit bien pénétrée de vinaigre et gonflée : alors on passe l'infusion avec expression : on filtre la liqueur au travers d'un papier.

  Ce vinaigre est incisif, apéritif, propre à diviser les humeurs épaissies et devenues visqueuses.

Vinaigre des quatre Voleurs.

Prenez sommités d'absinthe maj..
    d'Absinthe minor.
    de romarin ..... *de chaque*
    de sauge .... *demi-once.*
    de menthe ......
    de rue ....
Fleurs de lavande. .... *deux onces.*
    calamus aromaticus
    cannelle .... *de chaque*
    girofles .... *deux gros.*
    noix muscade. . .
    gousses d'ail ....
    camphre .... *demi-once.*
    vinaigre .... *huit livres.*

On prend tous ces ingrédiens secs : on les pile grossièrement : on emploie les gousses d'ail récentes ; on les coupe par tranches ; on met le tout dans un matras : on verse par dessus le vinaigre : on fait digérer le mélange au soleil , ou à une douce chaleur au bain de sable , pendant trois semaines ou un mois : alors on coule avec expression : on filtre la liqueur au travers d'un papier , et on ajoute la camphre dissout dans un peu d'esprit-de-vin.

Le vinaigre des quatre voleurs est un anti-pestilentiel : on l'emploie avec succès pour se préserver de la contagion.

Chapitre XLII.

Du Miel et de ses préparations.

Le miel est un assemblage de la meilleure substance des fleurs et de quelques fruits, que les mouches à miel amassent dans leurs ruches.

Pline dit que le premier qui trouva le miel fut un certain Aristée, athénien ; les Curètes furent les premiers peuples qui s'en servirent, à ce que rapportent quelques historiens.

Le miel contient un sel essentiel sucré, qui a toutes les propriétés du sucre, et qui, en effet, est de véritable sucre : on l'obtient par des manipulations particulières, dont j'ai parlé dans la *Matière médicale*, tome deuxième, *page* 273.

En pharmacie on divise les préparations faites avec le miel, en simples et composées.

Des Miels simples.

Oximel simple.

Prenez miel blanc gâtinois . . . , . . *huit onces.*
    vinaigre blanc . . . . *quatre onces.*
On met le miel et le vinaigre dans un poêlon d'argent, ou dans une terrine de

grès ; on les fait cuire ensemble par le moyen d'une douce chaleur jusqu'en consistance de syrop, ayant soin d'enlever l'écume qui se forme au premier bouillon.

Cet oximel est incisif; il sert pour dissoudre les humeurs visqueuses qui s'attachent à la gorge et à la poitrine.

Pour reconnoître qu'un miel est cuit en consistance de syrop, on en fait réfroidir quelques cuiellerées sur une assiette et on y fait une trace avec une cuillère, comme si on voulcit séparer en deux parties le miel qui se trouve sur l'assiette : si les deux bords restent un instant sans se réunir, c'est une preuve que le miel est bien cuit. Une autre manière et plus simple pour ceux qui ne sont pas dans l'habitude d'en préparer souvent ; c'est de comparer leur pésanteur spécifique à l'eau : une bouteille qui tient une once d'eau pure, doit tenir en miel cuit en consistance de syrop, dix gros quarante huit grains. S'il se trouve plus pésant, il faut le décuire en ajoutant un peu d'eau : s'il se trouve plus léger, on doit en faire évaporer une partie, jusqu'à ce qu'on soit parvenu à ce point.

On prépare de la même manière l'oximel scillitique, les miels de nénuphar, violat, mercurial, rosat, etc.

Des Miels composés.

Miel de longue-vie, ou Syrop de longue-vie, connu aussi sous les noms de Syrop de Calabre, de mercuriale, de gentiane.

Prenez suc dépuré de mercuriale *deux livres.*
  de bourrache .... ⎱ *de chaque*
  de buglosse......... ⎰ *'huit onces.*
  racines de glaïeul. .... *deux onces.*
  gentiane .... *une once.*
  miel blanc........... *trois livres.*
  vin blanc. .... *douze onces.*
On coupe les racines par tranches : on les met dans un matras avec le vin, et on les laisse infuser à froid pendant vingt-quatre heures : on coule cette infusion, en exprimant le marc légèrement : on la met dans une bassine avec le miel et les sucs dépurés : on fait cuire le tout à petit feu, jusqu'en consistance de syrop, ayant soin de l'écumer : lorsqu'il est cuit, on le coule tandis qu'il est bien chaud, au travers d'un blanchet.

Ce syrop purge les sérosités, il donne de l'appetit. Ce miel n'a pas besoin d'être clarifié avec des blancs d'œufs, comme quelques autres : le vin blanc extrait des racines, quelques substances que l'eau n'en pourroit tirer ; et il sert avantageusement pour clarifier ce miel : son acide opère cet effet infiniment mieux que les blancs d'œufs.

Chapitre XLIII.

des Syrops.

Les anciens se servoient dans leurs maladies d'eaux sucrées qu'ils appelloient juleps ; mais comme ces liqueurs ne pouvoient pas être conservées long-tems, on s'est avisé de leur donner une coction, et l'on en fait le syrop, appellé en latin *syrupus*.

Les syrops sont des dissolutions saturées de sucre, faites dans l'eau, ou dans des infusions d'eau ou de vin, ou dans des sucs végétaux. Ces préparations étoient autrefois regardées comme des médicamens d'une très-grande importance ; mais il s'en faut bien qu'aujourd'hui on pense aussi favorablement sur leur compte. On a fait usage, pendant quelques siècles, des syrops et des eaux distillées, comme de puissans remèdes altérans ; et pour lors on n'entreprenoit jamais d'évacuer aucune humeur vitiée, avant de l'avoir préparée d'une manière convenable par l'usage de ces médicamens. De-la vient l'excessive quantité de ces deux préparations que nous trouvons dans les pharmacopées.

La clarification pour les syrops est nécessaire : on la fait de la manière suivante.

On met dans une bassine un blanc d'œuf et trois ou quatre onces de la liqueur. Mais il ne faut pas qu'elle soit chaude , car le blanc d'œuf se cuiroit : on les bat ensemble quelque tems avec des verges , et le tout se convertit en écume : on ajoute par dessus le sucre et le reste de la liqueur ; on fait bouillir le mélange sur le feu quelques bouillons , afin que le blanc d'œuf , qui est visqueux , se charge de la crasse qui est dans le syrop , et se sépare aux côtés de la bassine: quand on voit que le syrop qui bout au milieu est bien clair , on l'écume et on le passe par un blanchet.

Les syrops acides comme ceux de berberis , de groseilles , de grenades , se conservent assez , quoiqu'ils n'ayent qu'une légère coction , à cause de leur sel acide ; ces syrops ordinairement n'ont pas besoin d'être clarifiés.

On divise les syrops en simples et en composés ; ils sont altérants ou purgatifs.

Les syrops simples sont ceux dans lesquels il n'entre qu'une seule chose ; les syrops composés sont ceux qui sont faits avec plusieurs substances.

Des Syrops simples, altérans.

Syrop de Violette.

Prenez fleurs de violettes . . . . . *deux livres.*
   eau commune . . . . *quatre livres*

Sur dix sept onces d'infusion de fleurs de violette, on met,

sucre concassé . . . . *deux livres.*

On monde les fleurs de violette de leurs queues et de leurs calices : on les met dans une cucurbite d'étain, d'étroite ouverture : on verse par dessus l'eau bouillante : on bouche exactement la cucurbite, et on la tient dans un endroit chaud pendant douze heures ; alors on passe cette infusion au travers d'un linge. On laisse l'infusion tranquille pendant environ une demi-heure, on la décante par inclinaison, pour en séparer une légère fécule qui s'est précipitée : on pèse cette infusion ; on la met dans le bain-marie d'étain d'un alambic, et pour dix sept onces d'infusion, on met deux livres de sucre concassé : on fait chaufer le tout au bain-marie, jusqu'à ce que le sucre soit entièrement dissout : on remue le syrop de tems en tems, pour accélérer la dissolution du sucre, et l'on tient le vaisseau fermé, afin qu'il ne se fasse point d'évaporation. Lorsque le syrop est entièrement réfroidi, on le passe au travers d'une étamine blanche, et on le serre.

Il est bien essentiel de ne point faire bouillir la teinture, ni le syrop de violette, parce que la couleur seroit détruite : elle passeroit à une couleur de feuille-morte.

Le syrop violat rafraichit et humecte la poitrine.

On prépare de la même manière que le

syrop de violette, ceux de fleurs de coque
licot, de nénuphar et d'œillets.

Syrops faits avec les sucs dépurés, con-
tenant les principes volatils ou aromati-
ques, ainsi que ceux faits avec les eaux dis-
tillées odorantes et ceux des sucs acides.

E x e m p l e.

Syrop de Cochléaria.

Prenez suc dépuré de cochléaria *huit onces*
  sucre blanc .... *quinze onces.*
On dépure le suc de cochléaria de la manière que nous l'avons dit à l'article des suc
dépurés : on le met dans un matras avec
sucre réduit en poudre grossière : on bouch
le vaisseau avec du parchemin ou de l
vessie mouillée : on le fait chaufer au bai
marie, jusqu'à ce que le sucre soit enti-
rement dissout. Lorsque le syrop est réfroidi
on le serre dans des bouteilles qu'on bouch
bien.

On prépare de la même manière les syro
de cresson, de beccabunga, de cerfeuil,
canelle, de fleurs d'orange, de limons
de citrons, de berberis, de grenades
coings etc.

Jusqu'à présent nous n'avons parlé que
syrops qui n'exigeoient aucune manipulati
pour connoître leur cuisson, parce que

proportions de sucre et de liqueur, sont dans des rapports convenables.

Exemple.

Syrop de Capillaire.

Prenez capillaire de Canade . . . . . *une once.*
Faites infuser pendant douze heures
     dans l'eau bouillante . . *quatre livres.*
Coulez avec expression ; dissolvez
     cassonade . . . . *quatre livres.*

Clarifiez le tout avec quelques blancs d'œufs : faites cuire en consistance de syrop : passez au travers d'un blanchet. On aromatise, si l'on veut, ce syrop avec de l'eau de fleurs d'orange.

Ce syrop est pectoral, incisif, atténuant, expectorant, il adoucit la toux.

Nous avons donné les règles de la clarification des syrops ; nous ne nous arrêterons donc qu'à leur cuisson.

On reconnoît qu'un syrop est suffisamment cuit, 1°. lorsqu'en en prenant une demi-cuillerée, tandis qu'il est bouillant, et qu'après l'avoir promenée un instant dans la cuillère, il forme une larme ou une perle quand on le verse ; ce qui vient d'une petite eau qui se forme à la surface, qui soutient le syrop renfermé pour un instant, et l'empêche de tomber : 2°. On soufle obliquement et légèrement sur une cuillerée du même syrop ; pendant qu'il est encore chaud ; lorsqu'il est

suffisamnent cuit , on voit cette petite pel
licule , dont nous venons de parler , qui s
remplit de rides : 3°. lorsque le syrop est en
tièrement réfroidi , on en fait tomber de hau
une cuillerée , goûtte à goutte ; s'il est bie
cuit , la dernière portion de chaque goutt
se retire sur elle-même. 4°. Enfin, une bou
teille qui tient une once d'eau doit conten
dix gros quarante huit grains de syrop e
tièrement réfroidi , la température étant
dix dégrés au dessus de la glace. Cette rég
est assez générale.

*Des Syrops simples qu'on doit faire pa
la distillation.*

Conserver les parties aromatiques et l
parties extractives des ingrédiens , est
que l'on se propose dans la confection
ces syrops.

E X E M P L E.

Syrop de Menthe.

Prenez sommités de menthe frisée , réce
tes . . . . *quatre once*
eau pure . . . . *deux livr*
Distillez au bain-marie , pour tirer
onces de liqueur. Dissolvez dans un ma
au bain-marie dans cette liqueur dix on
de sucre réduit en poudre grossière ,
conservez ce syrop à part. D'une autre pa

pas

passez la décoction, mélez-la avec quatre livres de cassonade blanche : clarifiez le tout avec quelques blancs d'œufs , et cuisez en consistance de syrop. Lorsqu'il sera presque refroidi , mélez-le avec le premier syrop.

Ce syrop est cordial , stomachique , emménagogue.

Les syrops d'hyssope , de mélisse, de myrte de marrube , de scordium , des stœchas , d'érésimum , de lierre - terrestre , de millefeuille, se font de la même manière.

Des Syrops composés altérans.

Les syrops composés altérans se font, de même que les syrops simples , sans distillation, et par la distillation.

Syrop d'Orgeat.

Prenez amandes douces ⎱ de chaque neuf
amères. ⎰ onces.
Eau pure............ trois livres.
Sucre .... cinq livres.
Eau de fleurs d'orange ... deux onces.
Esprit de citrons......... six gros.

On monde les amandes de leurs enveloppes , comme nous l'avons dit. Alors on les pile dans un mortier de marbre , avec une petite quantité de l'eau prescrite , jusqu'à ce qu'elles soient réduites en pâte très-liée , et qu'on n'apperçoive plus sous les

doigts , ou entre les dents , de portion gros
sière des amandes. On délaye cette pât
avec la plus grande partie de l'eau qui entre
dans la recette : on en réserve environ un
livre. On passe le mélange à travers d'un
toile forte , et on l'exprime , à deux per
sonnes , le plus qu'il est possible. On rem
le marc dans le mortier : on le pile pendan
environ un quart d'heure : on ajoute l'ea
qu'on a mise à part : on passe de nouvea
avec expression : on mêle les deux liqueur
ensemble : c'est ce que l'on nomme lait d'a
mandes , ou émulsion.

On met cette liqueur dans un poêlo
d'argent avec la quantité de sucre prescrite
on fait chauffer ce mélange au bain-marie
ou à une chaleur à - peu - près semblable
Lorsque le sucre est bien dissout , on ti
le poêlon hors du feu ; et lorsque le syro
est presque réfroidi , on l'aromatise av
l'esprit de citron et l'eau de fleurs d'orange
qu'on a mêlés auparavant. On passe c
syrop à travers d'une étamine blanch
c'est ce que l'on nomme syrop d'orgeat.

Ce syrop est rafraîchissant, humectan
adoucissant , pectoral et restaurant.

Quelque tems après que ce syrop est fai
il se sépare en deux parties : la portion i
férieure devient claire et transparente : ce
qui occupe la partie supérieure dans les b
teilles , est blanche, opaque et plus épais
que la partie inférieure. Cette partie

syrop est l'huile des amandes mêlée du parenchyme divisé, et d'une portion de syrop
interposée dans les interstices : comme ces
matières sont plus légères, elles viennent
nager à la surface du syrop. Il n'y a que
cette portion qui ait la propriété de blanchir
l'eau, lorsqu'on délaye du syrop d'orgeat :
la portion parfaitement claire ne la blanchit
en aucune manière. Le syrop d'orgeat ainsi
séparé n'est point gâté pour cela : il faut
avoir soin de mêler cette matière avec le syrop de tems en tems, en agitant les bouteilles
sans quoi elle moisit et s'aigrit à la surface, et
elle communique une saveur très-désagréable
au syrop. Tous les moyens proposés pour
remédier à cet inconvénient diminuent la
bonne qualité du syrop, sans empêcher ni
retarder la séparation ; néanmoins la séparation se fait moins promptement dans le
syrop bien cuit.

Syrop d'Altéa ou de Guimauve composé;
vulgairement appellé , de Fernel.

Prenez racines récentes de
     guimauve . . . . , *deux onces.*
     d'asperges . . .
     de réglisse . . .   *de chaque une once.*
     de chiendent
Feuilles récentes de
     guimauve . . .
     pariétaire . . . . *de chaque une once et*
     pimprenelle . .   *demie.*
     plantain . . . . .
     capillaire . . . .
Eau . . . . *douze livres.*
Sucre . . . . *six livres.*

On nettoye les racines : on les coupe
grossièrement : on les fait bouillir pendant
cinq à six minutes : on hache grossièrement
les herbes, après les avoir nettoyées et lavées,
et on les met dans la décoction des racines.
On fait bouillir le tout pendant huit ou dix
minutes : ensuite on passe la décoction, en
exprimant le marc modérément : puis on fait
dissoudre le sucre dans la décoction : on
clarifie le tout avec trois ou quatre blancs
d'œufs : on le fait cuire jusqu'en consistance de syrop, ayant soin de l'écumer, et
on le passe à travers d'un blanchet, lorsqu'il est suffisamment cuit.

Ce syrop adoucit la pituite âcre qui descend sur la poitrine et les reins ; il facilite l'expectoration ; il pousse par les urines.

Des Syrops composés altérans, qui se font par la distillation.

Syrop de Stœchas composé.

Prenez fleurs seches de stœchas *trois onces.*
Sommités fleuries et seches.

de thim . . . .⎫
de calament ⎬ *de chaque une once et demie.*
d'origan . . ⎭

de sauge . . . .⎫
betoine . . . ⎬ *de chaque demi-once.*
romarin . . ⎭

Semences de rue .⎫
pivoine . . . . . . ⎬ *de chaque trois gros.*
fenouil. . . . . . . ⎭

canelle . .⎫
gingembre ⎪
Racines d'a- ⎬ *de chaque deux gros.*
corus verus.⎭

Eau commune. . . . . *huit livres.*
Cassonade . . . . *quatre livres.*

On coupe grossièrement les fleurs de stœchas, et les sommités fleuries : on concasse les semences de rue, de pivoine, de fenouil : on concasse également la canelle, les racines de gingembre et de calamus aromaticus. On met toutes ces substances dans un bain-marie d'étain, avec l'eau chaude : on laisse le tout en macération pendant trois ou quatre heures : ensuite on soumet ce mélange à la distillation au bain-marie, pour tirer huit onces de liqueur, qu'on met à part. On met cette liqueur dans un matras avec quatorze onces de sucre concassé : on fait chauffer ce mélange au bain-marie pour faire dissoudre le sucre.

D'une autre part, on passe, avec expression la décoction restée dans l'alambic : on la mêle avec la quantité prescrite de cassonade: on clarifie le tout avec quelques blancs d'œufs: on le fait cuire jusqu'en consistance de syrop: on le passe à travers d'un blanchet. Lorsque ce syrop est presque réfroidi, on le mêle avec le premier syrop-aromatique.

Comme tous les syrops sont sujets à fermenter, ils perdent, lorsqu'ils sont dans cet état, cet esprit recteur qu'on cherche à leur conserver. On peut remédier à cet inconvénient, en conservant à part dans un flacon bouché de crystal, la liqueur aromatique qui en a distillé, et ne faire qu'une petite quantité de syrop aromatique à la fois, qu'on mêle ensuite dans les proportions requises avec du syrop extractif. Au moyen de cela, si le syrop extractif vient à éprouver quelque léger dégré de fermentation, on ne perd pas la partie aromatique, et on peut sans un appareil semblable, refaire une nouvelle quantité de syrop extractif.

Le syrop de stœchas est céphalique, hystérique ; il fortifie l'estomac, chasse les vents et excite les menstrues.

Des Syrops Purgatifs.

Ces syrops sont simples ou composés.

Des Syrops Purgatifs simples.

Syrop de fleurs de pêcher.

Prenez fleurs de pêcher . . . *quatre livres.*
Eau bouillante. . . . . . *douze livres.*
Sucre . . . . *deux livres et demie.*

On met dans un vaisseau d'étain les fleurs de pécher : on verse par dessus l'eau bouillante : on couvre le vaisseau, et on laisse le mélange en infusion pendant vingt-quatre heures : on passe avec forte expression, et dans la liqueur on fait fondre le sucre : on clarifie le tout avec quelques blancs d'œufs : on cuit le syrop jusqu'à ce qu'il ait acquis de la consistance ; alors on le passe à travers d'un blanchet, et lorsqu'il est réfroidi, on le conserve dans des bouteilles qu'on bouche bien.

Ce syrop est un purgatif assez fort ; il convient dans les maladies de vers.

On prépare de la même manière le syrop de roses pâles, etc.

Des Syrops Purgatifs composés.

Syrop de Chicorée composé.

Prenez racines de chicorée sauvage *quatre onces.*

de pissenlit . . . . } *de chaque une*
chiendent . . . . . } *once et demie.*

Feuilles de chicorée sauvage . . . *six onces.*

pissenlit . . . . . . } *de chaque trois*
fumeterre . . . . . } *onces.*
scolopendre . . . . }

Cuscute. . . . . } *de chaque deux*
Bayes d'Alkekenge . . } *onces.*

Rhubarbe . . . . *six onces.*

Santal citrin . . . . . } *de chaque demi-*
Canelle . . . . } *once.*

Cassonade . . . . *six livres.*

Eau pure . . . . *quant. suffisante.*

On nettoye et on lave les racines et les plantes ; on coupe les unes et les autres ; on fait d'abord boullir les racines qu'on a coupées par morceaux : on ajoute les herbes hachées grossièrement et les bayes d'alkekenge entières : on fait bouillir de nouveau pendant dix ou douze minutes : on passe la décoction avec expression.

D'une autre part, on fait infuser la rhubarbe entière dans quatre livres d'eau bouillante, et on l'y laisse pendant vingt-quatre heures : on passe cette infusion, en exprimant les morceaux de rhubarbe sans les

déchirer. On mêle cette liqueur avec la précédente : on ajoute la cassonade : on clarifie
le tout avec quelques blancs d'œufs : on coule
à travers d'un blanchet ce syrop tout bouillant, lorsqu'il est suffisamment cuit, et on
le reçoit dans un vaisseau, dans lequel on
a mis la canelle et le santal citrin concassés
et dépoudrés. On couvre le vaisseau et on
laisse infuser ces ingrédiens jusqu'à ce que
le syrop soit entièrement refroidi : alors on
le passe à travers d'une étamine pour séparer les aromates.

Ce syrop fait couler doucement la bile,
il purge en fortifiant, il convient dans les
diarrhées.

Baumé prescrit de faire infuser la rhubarbe par morceaux ; cette manière est on
nepeut plus préférable, attendu, comme il
le dit lui-même, que lorsqu'on fait infuser
les morceaux de rhubarbe entiers, ils se
gonflent prodigieusement, et fournissent tout
ce qu'ils ont d'extractif aussi facilement que
si on les avoit concassés : on les met à la
presse pour les bien exprimer : par ce moyen,
on obtient une teinture de rhubarbe qui
n'est point sujette à se troubler par le refroidissement, quoiqu'on la fasse bouillir
ensuite ; au lieu que lorsqu'on a fait bouillir
la rhubarbe, même en morceaux entiers,
on obtient toujours une décoction qui se
trouble par le réfroidissement, et qu'il est de
la plus grande difficulté à clarifier.

Chapitre XLIV.

Des Gelées.

Les gelées, appellées en latin *gelatime*, parce qu'elles se congèlent au froid, ou quelquefois *myvie*, sont des sucs de fruits ou de plusieurs parties d'animaux, qui ayant été privés par le feu d'une portion de leur humidité aqueuse, se congèlent en consistance de colle. La cause de ces congellations vient d'un mélange de sels volatils ou essentiels, avec une portion d'huile : tous les sucs ne se convertissent pas en gelée, il faut qu'il s'y rencontre une quantité suffisante et une portion de sel et d'huile ; dans les animaux, ce sont les parties cartilagineuses et solides qui rendent le plus de mucilage.

Gelée de Cornes de Cerf.

Prenez raclures de cornes
   de cerf . . . . *une livre.*
Eau. . . . . *six livres.*
On met ces deux substances dans une marmite d'étain, qui puisse fermer assez exactement pour qu'il ne se fasse que peu ou point d'évaporation : on fait bouillir ce mélange à petit feu pendant douze heures ; alors on passe la décoction, tandis qu'elle

est chaude, à travers d'un tamis de crin : ....
on ajoute à cette liqueur :

Vin blanc . . . . *demi - livre.*
Sucre . . . . *une livre.*

On clarifie le tout avec un blanc d'œuf et
vingt - quatre grains de crême - de - tartre.
Lorsque la liqueur est parfaitement claire,
on la coule toute bouillante à travers d'un
blanchet, sur lequel on a mis auparavant:

Canelle en poudre gros-
sière . . . . *demi-gros.*
Esprit de citrons . . . . *trois gros.*

Alors on distribue la liqueur coulée dans
plusieurs petits pots : elle prend, en réfroi-
dissant , la consistance d'une gelée bien
tremblante.

On prépare de la même manière la gelée
de vipères , la gelée de viandes : on retranche
le sucre si on le juge à propos.

Ces gelées sont restaurantes , nourris-
santes ; celle de cornes de cerf est légèrement
astringente et adoucissante ; on peut dessecher ces gelées entièrement pour pouvoir
les mieux conserver, ce qui forme ce que
l'on nomme tablettes de bouillon.

Chapitre XLV.

Des Conserves.

Les conserves sont des compositions de substances végétales récentes et de sucre, qui ne forment, par leur combinaison, qu'une seule masse uniforme.

Cette préparation a été introduite pour conserver certains médicamens, sous une forme qui puisse plaire, sans les faire secher et de manière qu'ils ne reçoivent que le moins d'altération possible dans leurs vertus naturelles ; d'ailleurs, il y a plusieurs substances auxquelles cette préparation devient très-avantageuse. Les végétaux, dont les vertus sont ou détruites ou altérées par la dessication, peuvent se garder sous cette forme pendant un tems considérable, sans perdre les qualités qui les font rechercher ; car en fermant exactement le vaisseau qui les contient, on empêche, en général, que leurs vertus ne se perdent ou ne s'altèrent, et le sucre les préserve de la corruption qui, sans lui, s'engendreroit dans les sucs végétaux.

Une observation que Baumé fait, et qui est très-juste, c'est que les conserves molles ne peuvent se garder plus d'un mois en bon état. Cet inconvénient a engagé beaucoup de médecins à y substituer d'autres médicamens ; aussi en fait-on peu d'usage actuellement. Celles dont on se sert aujourd'hui, et qui peuvent se conserver , sont celles de cy-norrhodon et de roses.

Conserve de Cynorrhodon.

Prenez pulpe de cynor-
      rhodon . . . . *une livre.*
      Sucre . . . . . *une livre et demie.*

On amasse , dans la saison, des fruits de cynorrhodon bien mûrs : on les coupe en deux : on sépare exactement le pédicule , le haut du calice , les graines et le duvet qui se trouvent dans l'intérieur : on les arrose avec un peu de vin rouge ; puis on couvre le vaisseau : on laisse macérer ce mélange dans un endroit frais pendant vingt-quatre heures, ou jusqu'à ce que le fruit soit suffisamment ramolli ; alors on le pile légèrement dans un mortier de marbre , avec un pilon de bois : on tire la pulpe par le moyen d'un tamis de crin , comme nous l'avons déja dit ; il reste l'écorce dure et ligneuse du fruit , qu'on rejette comme inutile. Lorsqu'on a suffi-samment de cette pulpe , on fait cuire le sucre à la plume , et l'on y délaye la pulpe : on fait chauffer le mélange un instant, et on le coule dans un pot.

La conserve de cynorrhodon arrête le cours de ventre : elle est diurétique.

CHAPITRE XLVI.

Des Poudres composées.

Les poudres composées sont des mélanges de différens ingrédiens pulvérisés ensemble, ou séparement, puis mêlées ; elles sont la base des électuaires, confections, opiates et pilules.

On ne prescrit sous la forme de poudre, que les médicamens qui peuvent être sechés suffisamment pour qu'ils puissent se réduire en poudre, sans perdre léurs vertus. Il y a cependant plusieurs substances qu'il est facile d'avoir seches, mais qu'on ne peut pas mettre en poudre comme il convient ; tels sont certains médicamens amers, âcres, fétides, parce qu'ils seroient trop désagréables à prendre dans cet état ; plusieurs herbes et racines mucilagineuses qui forment un trop gros volume ; les gommes pures qui se tiennent difficilement séparées en petites molecules, et qui deviennent visqueuses dans la bouche ; les sels alkalis fixes qui se liquéfient étant exposés quelques instans à l'air, et les alkalis volatils qui s'évaporent promptement.

Quand on veut préparer une poudre il faut avoir soin de ne point y faire entrer de matières étrangères, ni aucune portion du mé-

dicament qui ait souffert quelqu'altération.
On otera donc les tiges, les queues et tout ce qui est gâté.

Les gommes et les autres substances de même nature, qu'il est difficile de réduire en poudre et dont on a de la peine à empêcher les molécules de se réunir en masse, doivent être pulvérisées avec d'autres substances plus seches qui n'ont pas cet inconvénient, afin qu'elles se trouvent séparées par celles-ci, et qu'à leur faveur les premières passent plus aisément par le tamis.

Une grande partie des substances que l'on met en poudre, ont besoin d'une préparation préliminaire pour qu'elles soient pulvérisées, et plus aisément et plus parfaitement. Les bois, les racines ligneuses, les fruits très-durs, et qui ont la grosseur d'une noisette et au dessus, les os, les cornes, doivent être rapés avant d'être pilés.

Les racines fibreuses, comme réglisse, guimauve, etc., doivent être ratissées avec un couteau, et coupées par tranches minces. Il faut aussi avoir attention, avant la pulvérisation de chaque substance, d'enlever les parties inutiles, tels que les noyaux des mirobolans, le cœur ligneux de l'ipécacuanha, les semences de follicules de séné, les écorces de la plupart des racines et bois, lorsque leurs parties actives et médecinales n'y résident pas.

Il y a des substances dont la portion qui

se réduit en poudre la première , est la moins
bonne , parce que leur vertu réside dans des
parties gommeuses et résineuses , qui ne se
pulvérisent pas aussi facilement , étant flé-
xibles , élastiques et moins seches que les
parties ligneuses. Ainsi quand on pulvérise
le quinquina ou le jalap, il est à propos de
séparer , par le moyen du tamis, la première poudre pour ne l'employer qu'à faire
de l'extrait. La seconde poudre a plus de
vertu ; mais la troisième , qui est la plus difficile à pulvériser, et la meilleure.

Les parties délicates et minces des plantes,
telles que les fleurs de camomille , de matri-
caire , de rose , les sommités , le safran,
etc. , étant sujettes à se ramollir à l'air , il
est à propos de les faire secher au feu , enfermées entre deux papiers , de les réduire
aussitôt après en poudre, avant qu'elles se
soient humectées , et de les mettre dans des
vaisseaux où l'air ne pénètre pas.

Si l'on veut avoir en poudre les semences
aromatiques , telles que la coriandre , l'anis,
etc. dont l'écorce est la seule partie aromatique , il ne faut les piler que pour détacher cette écorce : puis on sassera le tout
pour retirer l'écorce et on finira sa pulvérisation. Les semences huileuses non aromatiques , telles que les semences froides , ne
se réduisent point en poudre facilement quand
elles sont seules ; aussi ne les employe-t-on
jamais en poudre seule : on est toujours
obligé

obligé de les mêler avec les autres subs-
nces.

Quant aux semences huileuses aroma-
'ques, telles que le gérofle, la muscade,
a vanille, il faut les piler avec du sucre,
dans une atmosphère très-sèche.

Les parties d'animaux qu'on veut réduire
n poudre, telles que le castoréum, le sang
e bouquetin, etc, doivent être préalable-
ent nettoyées des enveloppes, membranes
t autres parties qui ne sont point actives,
nsuite sechées au bain-marie.

Enfin, si l'on fait des mélanges de plusieurs
oudres, il est à propos de passer ces mélanges
u tamis, afin que la poudre composée soit
lus exactement mêlée; mais il vaudroit in-
niment mieux piler et pulvériser séparé-
ent chacune des substances qui entrent dans
ne poudre composée, les mêler ensuite dans
n mortier, et les passer à travers d'un ta-
is, afin de rendre le mélange plus parfait.

EXEMPLE.

Poudre de Guttele.

Prenez gui de chêne . . . ⎞
   Racines de dictame ⎨ *de chaque demi-*
             pivoine ⎬   *once.*
   Semence de pivoine ⎠

         d'atriplex ⎞ *de chaque deux*
   Corail rouge préparé ⎠   *gros.*
Ongle d'élan . . . . *demi-once.*

Pulvérisez séparément chacune de ces substances de la manière dont il est dit ci-dessus, mêlez-les ensemble exactement , et passez ensuite à travers d'un tamis.

Cette poudre se donne dans les maladies vaporeuses et de nerfs : on la fait prendre aux enfans pour appaiser les convulsions épileptiques , et celles qui sont occasionnées par la pousse des dents.

CHAPITRE XLVII.

Des Trochisques.

Trochiscus est un mot grec qui signifie rotule ; on l'appelle aussi *placentula, seu orbis , seu orbiculus.* Les Arabes ont donné le nom de *sief* aux trochisques qui servent aux maladies d'yeux.

Les trochisques sont un mélange de pou-

dres et de substances visqueuses , mucilagineuses , auquel on donne la forme de petites masses rondes , plates , pyramidales ,
triangulaires , en cubes , en grains d'avoine ,
en lozanges , etc, tandis qu'il est encore mou ,
et que l'on fait ensuite secher. Le principal
usage de cette forme , est de pouvoir prescrire certains médicamens ; de manière qu'ils
puissent se fondre lentement dans la bouche
et passer peu-à-peu de-là dans l'estomac.

On divise les trochisques en simples et
composés.

Des Trochisques simples , ou altérans.

Trochisque de Minium.

Prenez minium .... *demi-once.*
    Sublimé corrosif .... *une once.*
    Mie de pain tendre ...... *six onces.*

Avec une suffisante quantité d'eau-rose,
on forme une masse que l'on divise par petits
trochisques en grains d'avoine. Ce remède
ne s'employe qu'à l'extérieur.

Ces trochisques sont propres pour faire
des escarres. On les applique sur les chancres
vénériens, sur les excroissances.

Trochisques de Cachou à la violette.

Prenez cachou en poudre ...... *deux onces.*
    Extrait de réglisse .. ⎫
    Iris de Florence en ⎬ *de chaque un*
          poudre . ⎭ *gros et demi.*
Sucre en poudre .... *douze onces.*
  On forme du tout une masse, avec une suffisante quantité de mucilage de gomme adragant préparé à l'eau, et on la divise par petits trochisques, comme les précédens.

  Ces trochisques sont stomachiques et astringens.

Des Trochisques purgatifs.

Trochisques Alhandal, ou de Coloquinte.

  Prenez de poudre de pulpe de coloquinte la quantité que vous voudrez. Incorporez cette poudre avec une suffisante quantité de mucilage de gomme adragant préparé à l'eau-rose ; formez-en une pâte ferme, dont vous composerez des trochisques en grains d'avoine.

  Ces trochisques sont un purgatif violent, qu'on employe dans les maladies de peau opiniâtres, les maladies vénériennes, l'hydropisie, l'apoplexie.

CHAPITRE XLVIII.

Des Pilules.

Pilula est un diminutif de *pila, quasi parva pila*, parce qu'on forme les pilules en boules.

C'est principalement sous cette forme que l'on prescrit les médicamens qui sont très-actifs étant donnés en petite dose, ainsi que ceux qui ont une odeur forte et désagréable, ou une action vive et irritante ; ils doivent être pris sous cette forme, pour qu'ils ne puissent pas agir sur les organes du goûtet de l'odorat, du moins trop long-tems.

Les pilules doivent avoir la consistance d'une pâte un peu ferme, et la forme ronde ou ovale ; quant à leur poids, il y en a depuis un quart de grain jusqu'à dix huit grains. On doit faire rondes toutes les pilules qui sont au dessous de cinq grains : lorsqu'elles sont au dessus de ce poids, on leur donne la forme d'olives, pour qu'elles s'avalent plus aisément.

On peut faire entrer dans les pilules des huiles essentielles et des huiles grasses, pourvu que ce soit en petite quantité, par ce qu'elles empêchent la masse de se bien lier. Les sels alkalis n'y doivent entrer qu'en petite quantité, parce qu'ils tombent faci-

L 3

lement en déliquescense. Lorsqu'on fait entrer une trop grande quantité de sel neutre dans les pilules, ces sels végétent à la surface des masses qui alors se dessèchent : ce qui n'arrive pas, quand il n'y a de ces sels que ce qu'il faut. On forme assez souvent des pilules avec des extrais seuls ; mais cela n'est pas facile pour tous, principalement pour ceux qui sont salins et déliquescens: dans ce cas, le médecin doit prescrire quel-que poudre appropriée, afin de diminuer un peu leur déliquescense.

Les syrops que l'on employe pour former les pilules, doivent être un peu plus cuits qu'à l'ordinaire. On pile les masses de pi-lules dans des mortiers de fer ou de marbre, jusqu'à ce que la pâte soit bien uniforme, et qu'elle devienne facilement lisse en la maniant entre les doigts. En général, les pilules sont d'autant plus faciles à rouler, qu'on a battu la masse plus long-tems.

Les Allemands, qui font un grand usage des médicamens en pilules, et qui les aiment petites, comme du poids d'un demi - grain ou d'un grain, parce qu'elles se prennent et se délayent plus aisément, ont imaginé, pour former promptement leurs pilules, une machine qui en partage, et en roule tout à la fois un grand nombre de même grosseur. On peut en voir la figure et l'ex-plication dans la pharmacopée de Baumé. A Paris on se sert d'une plaque d'ivoire ou de métal qui a des dents espacées également: elle se pose sur la masse de pilules formées en rouleaux , et y fait des marques dans lesquelles on coupe le rouleau ; chaque partie coupée se roule entre les doigts pour en faire une pilule , ou ronde , ou de la forme d'une olive.

Lorsque les pilules sont formées , on empêche qu'elles ne s'attachent , en les roulant dans quelque poudre , telle que celle de la racine de réglisse ou d'iris de Florence. Les Allemands employent la poudre de *licopodium*, qui est très-propre à cet usage , parce qu'elle se laisse difficilement imbiber par l'eau. On les enveloppe aussi avec des feuilles d'or ou d'argent , ce qui se fait ainsi. Ayez une boëte de bois ronde ou semblable aux boëtes à savonnettes : prenez des pilules qui ne soient ni trop molles ni trop dures , mettez les dans cette boëte : secouez la légèrement en tout sens : au bout de quelques minutes, les pilules se trouveront recouvertes du métal.

On divise les pilules en altérantes et purgatives.

L 4

Des Pilules Altérantes.

Pilules de Cynoglosse.

Prenez racines de cyngolosse
    Semence de jusquiame
           blanc.   } *de chaque*
    Extrait d'opiun par di- *demi-once.*
         gestion.

    Myrrhe . . . . *six gros.*
    Encens mâle . . . . *cinq gros.*
    Castor . . . } *de chaque un gros et demi.*
    Safran . . . }

On pulvérise ces substances chacune séparément : on les mêle ensemble, et on les incorpore avec une suffisante quantité de syrop de cynoglosse , pour en former une masse de pilules.

Ces pilules adoucissent les âcretés de la pituite qui tombe dans la poitrine : on les donne pour calmer la toux , les douleurs de poitrine. Elles sont somnifères.

Pilules Balsamiques de Morton.

Prenez cloportes . . . . *six gros.*
    Gomme ammoniaque . . *trois gros.*
    Fleurs de benjoin . . . . *deux gros.*
    Safran . . . . } *de chaque vingt-*
    Baume sec du } *quatre grains.*
       Pérou. }
    Baume de soufre anisé *quantité suf-*
                        fisante.

On forme du tout une masse comme les précédentes.

On donne ces pilules dans les maladies de poitrine, pour arrêter la toux : elles excitent le crachat : elles conviennent dans la pulmonie, et dans l'asthme.

Des Pilules Purgatives.

Pilules Mercurielles.

Prenez mercure revivifié du cinabre *une once.*
 Sucre pulvérisé . . . . . *deux gros.*
 Diagrede pulvérisé . . . *une once.*
 Resine de jalap. . } *de chaque demi-*
 Rhubarbe . . . . } * once.*
On met dans un mortier de fer le mercure, le sucre, un peu de diagrede et tant soit peu d'eau : on triture ce mélange jusu'à ce que le mercure soit parfaitement éteint : on ajoute ensuite la résine de jalap et le reste du diagrede : on pile le mélange jusqu'à ce qu'il soit exact.

Ces pilules sont purgatives, et fondantes.

Pilules Hydragogues de Bontius.

Prenez aloès succotrin . . . . }
 Gomme-gutte . . . . . } *de chaque*
 Gomme-ammoniaque } *une once.*
On fait dissoud e ces trois substances dans ne suffisante quantité de vinaigre : on passe

avec expression et l'on fait épaissir la liqueur au bain - marie , jusqu'en consistance
de pilules.

Bontius , médecin du prince d'orange,
auteur de ces pilules, faisoit entrer dans sa
recette du diagrede , et du tartre vitriolé;
mais ce sel, qui paroît être mis ici pour correctif , ne remplit pas, à beaucoup, près si
bien cette intention , que le principe salin
acide du vinaigre.

Ces pilules sont purgatives et conviennent
dans l'hydropisie et dans les obstructions.

CHAPITRE XLIX.

Des Electuaires solides , ou Tablettes, Pastilles , Rotules , Morsuli.

Les électuaires solides sont des compositions qui diffèrent fort peu des électuaires
mous , si ce n'est par leur consistance ferme
et solide , qu'ils doivent ou à du sucre cuit
à la plume (on les nomme alors tablettes
faites à la cuite), ou à un mucilage qu'on
fait secher ensuite , et elles s'appellent alors
tablettes préparées sans feu.

La quantité de la poudre sur celle du
sucre dépend de la nature et de la vertu
des poudres : cependant on ne met dans les
tablettes à la cuite que depuis une once jusqu'à
quatre onces de poudre , sur une livre de sucre.

On peut en mettre d'avantage, si l'on veut ;
mais alors les tablettes deviennent très-dif-
ficiles à faire , et on court le risque de les
manquer, parce que la poudre se trouvant
en trop grande quantité, refroidit très-promptement le sucre ; il se durcit, et on n'a
pas le tems de faire le mélange ni de couler
pour faire les tablettes ; d'ailleurs, une trop
grande quantité de poudre absorbe trop de sucre sur le champ. On peut faire entrer autant
de sucre qu'on le juge à propos , dans les
électuaires solides auxquels on donne de la
consistance avec un mucilage : cela n'empêche pas de les bien faire. On observe
même d'y mettre beaucoup de sucre et peu
de poudre , sur tout pour celles qui doivent
être gracieuses au goût.

On donne aux tablettes toutes sortes de
formes : il y en a de rondes , de triangulaires ; d'autres sont quarrées ou en lozanges, etc. Les unes sont très - minces et de
la largeur d'une pièce de vingt-quatre sols ;
les autres un peu plus épaisses. Les tablettes rondes ne doivent se faire qu'avec
des mélanges liés par des mucilages, parce
qu'on a la facilité de former, par ce moyen,
de semblables tablettes avec les rognures, ce
qui ne peut se faire avec les mélanges à la
cuite, parce qu'il resteroit trop de rognures
qui se réduiroient en poudre, au lieu de se
laisser pétrir ; c'est pourquoi les mélanges
dont on cuit le sucre doivent être coupés

en quarrés ou lozanges, aussitôt qu'ils sont coulés, et avant qu'ils soient réfroidis.

Toutes les tablettes attirent l'humidité, et tombent en déliquescense à l'air humide, sur-tout celles qui sont faites avec le sucre: la gomme, qui forme un vernis sur les tablettes de mucilage, les garantit un peu de l'humidité. Pour prévenir cette altération, il faut enfermer toutes les tablettes dans des bouteilles de verre bien bouchées. Il ne faut pas non plus les tenir dans un endroit où il fasse trop chaud : ce qui fait fondre et fermenter celles où il y a du sucre, et altére les substances aromatiques.

On divise les tablettes en altérantes et en purgatives.

Des Tablettes Altérantes faites à la cuite du sucre.

Tablettes Béchiques.

Prenez sucre . . . . *une livre.*
Racines de guimauve. ⎱ *de chaque trois*
    réglisse . . . ⎰ *gros.*
Iris de Florence . . . . *un gros.*
Gomme adragant . . . . *deux gros.*
Opium . . . . *six grains.*

On réduit en poudre fine, chacune séparément, toutes ces substances, excepté le sucre ; on forme du tout une poudre exactement mélée ; alors on fait cuire le sucre à la plume : on y délaye la poudre avec une spatule ; ce qui se doit faire très-promptement. Lorsque le mélange est exact, on le coule sur une feuille de papier qu'on a imbibée d'huile d'amandes douces, et posée sur une table bien unie : on étend la pâte avec les mains impregnées d'huile, et on achève, avec un rouleau également imbu d'huile, d'étendre cette pâte, jusqu'à ce qu'elle ait à-peu-près l'épaisseur d'un écu ; ensuite on coupe la pâte, tandis qu'elle est très-chaude, avec un couteau conduit par une règle, pour former des tablettes en losanges ou en quarrés de la grandeur qu'on juge à propos.

Ces tablettes sont pectorales, adoucissantes, incisives et calmantes.

Des Tablettes qui se font sans feu.

Tablettes de Guimauve.

Prenez racines de guimauve pulvérisées *une once.*

  Iris de Florence en poudre... *un gros.*

  Sucre en poudre .... *une livre.*

En y ajoutant une suffisante quantité de mucilage de gomme adragant préparée à l'eau, on forme une pâte un peu ferme, avec laquelle on fait des pastilles ou tablettes.

Ces tablettes sont adoucissantes et propres

à émousser les âcretés de la toux ; elles excitent les crachats.

Pour faire le mucilage nécessaire dans ces tablettes , on met environ quinze grains de gomme - adragant en poudre fine , dans un petit pot de fayance , avec deux ou trois onces d'eau : on tient ce mélange sur les cendres chaudes , pendant deux ou trois heures : on l'agite de tems en tems avec une spatule d'ivoire. Lorsque gomme s'est réduite en mucilage , on mêle d'une autre part dans un mortier de marbre , avec un pilon de bois , le sucre , l'iris de Florence , et la poudre de guimauve : on délaye peu-à-peu ce mélange de poudre et de sucre avec le mucilage de gomme - adragant : on pile fortement pour réduire le mélange en une pâte un peu ferme , de façon qu'elle ne s'attache en aucune manière aux mains lorsqu'on la manie. Lorsque le mélange est suffisamment exact, on en prend une partie et on l'étend avec un rouleau de bois de la même manière que les pâtissiers étendent leur pâte ; ensuite on la coupe avec un emporte-pièce de fer blanc. (1) On étend les pas-

____

(1) Cet instrument est un tuyau de fer blanc de trois pouces de haut , environ de dix lignes de diamètre par le côté qui sert à couper les pastilles , et un peu effilé ; et de douze lignes de diamètre par l'autre côté : par ce moyen les pastilles peuvent sortir de ce cylindre très-commodément.

tilles l'une après l'autre sur une feuille de papier : on les porte dans un endroit chaud.

On prépare de la même manière toutes les pastilles ou tablettes.

Des Tablettes Purgatives.

Tablettes Diacarthame.

Prenez semences de carthame ⎱ de chaque
  Poudre diatracaganthe froide ⎰ une once.
  Hermodattes . . . . ⎱ de chaque
  Diagrède . . . . ⎰ une once.
  Racines de turbith *une once et demie.*
  Gingembre . . . . *demi-once.*
  Sucre cuit à la plume *une livre douze*
                                onces.

On forme du tout des tablettes, comme nous l'avons dit précédemment.

Il faut avoir soin de séparer l'écorce des semences de carthame : l'amande de ses semences étant huileuse, il est essentiel de de la réduire en pâte dans un mortier de marbre, et de la mêler ensuite avec les autres poudres.

Je vais placer ici, comme l'indique fort bien Baumé, des médicamens à-peu-près semblables aux tablettes, excepté qu'ils ont moins de consistance ; savoir, la pâte de guimauve et le chocolat.

Pâte de Guimauve.

Prenez racines de guimauve *quatre onces.*
    Sucre blanc . . . . } *de chaque*
    , Gommearabique choisie} *deux livres.*
On prend des racines de guimauve récentes : on les coupe par tranches : après les
avoir lavées et nettoyées, on les fait bouillir
pendant un demi-quart-d'heure dans quatre
ou cinq livres d'eau : on passe la décoction
à travers d'une étamine blanche: on ajoute
à cette décoction la gomme arabique, concassée menue : on met le mélange dans une
bassine, qu'on place sur un feu modéré:
on l'agite avec une spatule de bois, jusqu'à
ce que la gomme arabique soit dissoute;
alors on fait pareillement dissoudre le sucre
dans cette liqueur : puis on passe ce mélange
à travers d'un linge bien serré : on nettoye
la bassine et la spatule : on remet la liqueur dans la bassine, et on la fait épaissir
jusqu'en consistance de miel très-épais,
ayant soin de l'agiter sans discontinuer avec
la spatule, sans quoi elle s'attacheroit et
brûleroit au fond du vaisseau. Lorsqu'elle
est dans cet état, on y ajoute quatre blancs
d'œufs, qu'on a fouettés avec quatre onces
d'eau de fleurs d'orange. On agite le mélange
violemment; c'est de cette grande agitation
que dépend la blancheur de la masse. On
la fait épaissir à petit feu, en l'agitant toujours

jours le plus fortement qu'il est possible ,
jusqu'à ce qu'elle soit suffisamment cuite ;
ce que l'on reconnoît , lorsqu'en tirant la
spatule hors de la bassine , et frappant légèrement la spatule avec la pâte sur le dos
de la main, elle n'adhère point à la peau ;
alors on la coule sur de l'amidon en poudre ,
que l'on a étendu sur une feuille de papier
blanc , en le secouant sur un tamis de
soye.

La racine de guimauve , donnant une
saveur qui ne plaît pas à tout le monde,
les pharmaciens la suppriment ordinairement : le mucilage de la gomme-arabique est
suffisante pour donner les vertus adoucissantes que l'on désire dans cette pâte.

Chocolat.

Le chocolat est un aliment agréable : il
devient médicament lorsqu'il est question de
fortifier la poitrine, et de restaurer. Il convient
à ceux qui sont attaqués de consomption ;
mais il y a des tempéramens sur lesquels il
produit de mauvais effets , à raison de la
grande quantité de matière huileuse qu'il
contient : c'est aux médecins qui le font
prendre comme médicament, d'examiner
les indications.

Le chocolat est un composé d'amandes
de cacao et de sucre : lorsqu'il ne contient
que ces substances, on le nomme chocolat de

santé, et chocolat à la vanille lorsqu'on en
fait entrer dans sa composition.

Préparation de la Pâte de Cacao pour le Chocolat.

On prend la quantité que l'on veut de
cacao caraque ; on en met environ deux ou
trois pouces d'épais dans une poële de fer
très-large et très-évasée : on le place sur le
feu pour torréfier, ou pour brûler très-légèrement l'écorce ligneuse du cacao : on le
remue avec une grande et large spatule de
bois. Lorsque l'écorce est suffisamment brûlée, on verse le cacao sur du gros papier à
sucre, qu'on a étendu sur une table, où on
le laisse un peu refroidir : on l'écrase légèrement avec un rouleau de bois, pour casser
seulement les écorces : on passe ce cacao
à travers d'un crible très-large ; pas assez
cependant pour que les amandes entières
puissent passer au travers. Lorsque tout le
cacao est disposé de la sorte, on le met par
portions dans un van semblable à ceux qui
servent à vanner le bled, et on l'y remue de
la même manière, afin de séparer les écorces
qui sortent du van : lorsqu'il est nettoyé,
autant qu'il peut l'être par cette méthode,
on l'épluche grain à grain sur une table,
pour séparer exactement toutes les portions
d'écorces qui ont pû échapper au vannage,

et toutes celles qui sont restées attachées aux amandes.

Lorsque le cacao est bien nettoyé, on le met dans une marmite de fer, et on le fait torréfier de nouveau, ayant soin de le remuer sans discontinuer avec une spatule de bois. On ne doit le torréfier que pour le chauffer jusqu'au centre, et non pour le rôtir. Alors on le passe un instant dans le van, pour séparer quelques légères portions brûlées, et quelques écorces qui ont échappé dans la préparation antérieure : on le met promptement dans un mortier de fer qu'on a bien fait chauffer, en l'emplissant de charbons ardens, et qu'on a bien essuyé : le mortier doit être plein environ aux deux tiers. On pile promptement ce cacao, avec un pilon de fer, jusqu'à ce qu'il soit suffisamment réduit en pâte : ce que l'on reconnoît facilement, lorsqu'en posant le pilon à la surface de la masse, il s'enfonce au fond du mortier par son poids seulement : alors on enlève cette pâte hors du mortier : on la met sur une feuille de papier blanc : on l'étend environ à un pouce et demi d'épaisseur, et on la laisse refroidir.

On prépare de la même manière le cacao des îles. Pour faire le chocolat, voici quelle est la manière.

Chocolat à la Vanille.

Prenez pâte de cacao caraque.....*dix livres.*
     Cacao des îles . . . . *deux livres.*
     Sucre en poudre grossière *dix livres.*
     Canelle. ⎱
     Vanille. ⎰ *de chaque trois onces.*
     Girofle . . . . *vingt-quatre grains.*

On met le soir les pâtes de cacao sur une pierre à broyer le chocolat : on pose sous cette pierre une poële de braise bien allumée, et suffisamment couverte de cendre, pour que la chaleur soit douce et qu'elle puisse durer long-tems, afin d'échauffer la pierre, et de ramollir les pâtes de cacao dans l'espace d'environ six ou huit heures.

Le lendemain on enlève la pâte ramollie: on la met dans une marmite de fer que l'on pose sur un fourneau rempli de cendre chaude: on conserve sur la pierre environ une livre de cette pâte : on la broye avec un rouleau de fer tourné et poli : lorsqu'elle est suffisamment broyée, on l'enlève de dessus la pierre, et on la met dans une autre bassine de fer qu'on place sur un feu doux, afin d'entretenir la pâte liquide : on remet de nouvelle pâte sur la pierre pour la broyer, et ainsi de suite, jusqu'à ce que toute la dose soit employée. Alors on le mêle dans une bassine avec huit livres de sucre : on remue ce mélange avec une spatule de bois : on

le passe de nouveau sur la pierre, afin d'incorporer le sucre avec le cacao : alors on
ajoute à ce mélange, la canelle, la vanille,
et le girofle qu'on a pulvérisés et passés au
tamis de soye, avec deux livres de sucre :
on repasse ce nouveau mélange sur la pierre,
afin de mêler les aromates le plus exactement qu'il est possible. On partage ensuite
la pâte, tandis qu'elle est chaude, par masses
de demi-livre : on les met à mesure dans des
moules de fer blanc. On étend d'abord la
masse avec les doigts ; et ensuite, en frappant sur les côtés du moule, on acheve de
l'étendre uniformément. On la laisse refroidir,
et lorsqu'elle est bien froide, on la retire des
moules.

CHAPITRE L.

Des Opiats, des Confections et des Elec-
tuaires.

Le nom d'opiat n'étoit autrefois donné
qu'à des compositions liquides où il entroit
de l'opium, mais présentement on donne
ce nom à beaucoup d'électuaires où il n'en
entre point.

Les noms de confection et d'électuaire
dénottent à-peu-près la même chose ; le premier vient de *conficere*, qui signifie achever
ou perfectionner, et le dernier signifie *con-*

fectio rerum electarum ; aussi dit-on *elec-tarium* aussi bien qu'*electuarium.*

Ces trois sortes de préparations ont une consistance à-peu-près semblable à celle du miel ; elles sont composées de poudres, de pulpes, de sucre, de miel, de liqueurs. Ces médicamens sont destinés à être employés intérieurement.

Les règles déjà données pour faire les décoctions et les poudres, doivent être également observées en préparant les décoctions et les poudres pour les électuaires. Il faut aussi avoir soin de dissoudre les gommes, les sucs épaissis et toutes les autres substances qu'on ne pourroit pulvériser ; on ajoute ensuite la poudre peu-à-peu , afin d'avoir un mélange exact et uniforme.

Ces compositions ont été imaginées pour corriger l'action trop violente de quelques remèdes, pour exciter et augmenter la vertu de quelques autres , pour unir par le mélange et par la fermentation les qualités des mixtes, pour les conserver plus long-tems , et pour les mettre en état d'être pris plus facilement.

Comme ces médicamens sont sujets à se gâter , il vaudroit mieux , comme le disent Lewis et Baumé, conserver en poudre les diverses substances qui y entrent, pour en faire des électuaires au moment du besoin.

On divise les électuaires en altérans et en purgatifs.

Confection d'Hyacinthe.

Prenez terre sigillée . . } préparés, *de cha-*
Yeux d'écrevisses . . } *que trois onces.*
Canelle . . . . *une once.*
Feuilles de dictame
    de Crète . . . . . } *de chaque trois*
Santal citrin . . . . } *gros.*
Mirrhe . . . . *deux gros.*
On mêle ensemble toutes ces substances, qu'on a pulvérisées chacune séparément, et on en forme une poudre. Alors
Prenez safran en pou-
    dre . . . . *demi once.*
Syrop de limons . . . . *une livre.*
Camphre . . . . *huit grains.*
Miel de Narbonne . . . . . . *douze onces.*
Huile essentielle de
    citrons . . . . *six gouttes.*
On met le safran dans un mortier de verre : on le délaie avec le syrop de limons, en se servant d'un pilon de bois : on laisse acérer ce mélange pendant trois ou quatre heures ; ensuite on ajoute le miel de Narbonne, qu'on a liquéfié et écumé et on le mêle tandis qu'il est chaud.

D'une autre part, on pulvérise le camphre avec une goutte ou deux d'esprit-de-vin : on

le mêle peu-à-peu avec la poudre ci-dessus :
on ajoute ensuite l'huile essentielle de citron : on mêle cette poudre avec le miel et
le sysop : lorsque le mélange est bien fait
on ajoute un demi gros de feuilles d'argent,
et on conserve cet électuaire dans un pot.

La confection d'hyacinthe adoucit les ai-
gres , fortifie le cœur et l'estomac. Elle convient aussi dans les devoimens.

Diascordium.

Prenez feuilles de scor-
    dium . . . . *une once et demie.*
    Roses de Provins . . .
    Racines de bistorte . .
        de gentiane. .
        de tormentille
    Cassia-lignea . . . . .
    Canelle . . . .   *de chaque de-*
    Dictame de Crète . . .   *mi-once.*
    Semences de berberis .
    Styrax - calamite . . .
    Galbanum . . . . . .
    Gomme - arabique . .
    Bol d'Armenie préparé . . . *deux onces.*
    Laudanum . . . . . .   *de chaque deux*
    Gingembre . . . . . .   *gros.*
    Poivre long . . . . . .
    Miel rosat. . . . . *deux livres.*
    Vin d'Espagne . . . . . *quant. suffisante.*

On fait liquéfier le galbanum dans deux ou trois onces de vin d'Espagne : on ajoute le miel peu-à-peu, et ensuite les autres substances qu'on a pulvérisées auparavant : on forme du tout un mélange exact, que l'on conserve dans un pot.

Le diascordium convient dans les dévoimens et les dyssenteries : il resserre en fortifiant l'estomac et les intestins.

Des Électuaires purgatifs.

Catholicum double.

Prenez racines de polypode . . . *huit onces.*
         de chicorée. . *deux onces.*
   Réglisse . . . . *une once.*
   Feuilles d'aigremoine ⎱ *de chaque trois*
       scolopendre ⎰ *onces.*
   Semences de violettes . . . . *deux onces.*
   Eau . . . . *huit livres.*

On fait du tout une décoction, suivant les règles que nous avons détaillées : on ajoute après qu'elle est passée,

   Sucre . . . . . *deux livres quatre onces.*

On fait du tout un syrop qu'on laisse cuire davantage que les syrops ordinaires, et que l'on clarifie : alors

Prenez pulpes de tama-
    rins . . . .
Extrait de casse . . .
Rhubarbe en poudre
Séné en poudre . . .   *de chaque quatre onces.*

Réglisse en poudre . . . . *une once.*
Semences de fenouil . . *un gros et demi.*
Quatre semences froi-
    des, réduites en pâte. . . . *trois gros.*

On délaie dans une bassine , avec un bistortier la pulpe des tama ins, l'extrait de
casse et les quatre semences froides, réduites en pâte, en ajoutant le syrop peu-à-
peu ; alors on délaie les poudres : on forme
du tout un électuaire

C'est un excellent purgatif doux; on le
donne dans le dévoiment et les dyssenteries.

Electuaire lénitif.

Prenez orge. . . . .
Racines seches de poly-
    pode . . . .   *de chaque deux onces.*
Raisins secs . . . .
Tamarins . . . .

Fleurs de violettes ré-
    centes, ... *une once.*
ou fleurs de violettes

seches . . . . *un gros.*
Jujubes . . . . ⎫ *de chaque une*
Sebestes . . . . ⎬ *once.*
Pruneaux . . . . ⎭
Scolopendre récente . . *une once et demie.*
Mercuriale récente . . . . *quatre onces.*
Séné . . . . *deux onces.*
Réglisse . . . . *une once.*

On fait bouillir l'orge dans une suffisante
quantité d'eau. Lorsqu'elle est presque cré-
vée on ajoute les racines de polypode concassées grossièrement ; et lorsqu'elles ont
bouilli pendant environ un demi quart-d'heure
on ajoute les autres substances que l'on fait
bouillir dans la décoction pendant environ
un quart-d'heure, à la réserve du séné qu'on
conserve à part, pour le faire bouillir séparément dans une suffisante quantité d'eau :
après avoir mêlé les décoctions , on ajoute
Sucre . . . . *deux livres et demie.*
On forme du tout un syrop que l'on clarifie et que l'on fait cuire comme le précédent. **Alors**
Prenez pulpes de pru- . . ⎫
      neaux . . . . ⎪ *de chaque six*
Tamarins . . . . ⎬ *gros.*
Extrait de casse . . . . ⎭
Séné en poudre fine . . . . *cinq onces.*
Semences de fenouil. ⎫ pulvérisées , *de*
     d'anis . . . . . ⎭ *chaque deux gros.*
On délaie les pulpes et l'extrait de casse

dans uné bassine, avec le syrop qu'on met peu-à-peu ; ensuite on ajoute les poudres : on remue ce mélange avec un bistortier de bois : on forme du tout un électuaire qu'il faut conserver dans un pot.

Cet électuaire est un purgatif doux, il évacue la bile sans violence.

CHAPITRE L I.

Des Huiles.

Sous le nom d'huile on entend le suc onctueux, ou la substance graisseuse tirée par expression des olives ; car *oleum*, qui est le nom latin, vient d'*olea*, qui signifie oliviers ou olives. Néanmoins toute liqueur grasse ou inflammable, de quelque part qu'elle soit tirée, est appellée huile. Les graisses des animaux ne sont que des huiles congelées par le mélange qui s'y est fait de sels volatils et d'un peu de phlegme. Les fruits, les baies et les semences abondent en huile ; enfin, généralement toutes les matières combustibles ne s'enflamment que par l'huile ; qu'elles contiennent.

On distingue les huiles en fixes et volatiles. Les huiles fixes sont presque toutes fluides ; mais la plupart peuvent passer à

l'état solide, même par un froid très-modéré.
Il en est même qui ont constamment une
forme solide, comme le beurre de cacao,
la cire.

On range dans cette classe toutes les huiles
que l'on peut tirer par l'expression; et, en général, toutes celles contenues dans les amandes des fruits à noyaux, dans les pépins et
quelquefois dans toutes les parties du fruit,
comme dans l'olive.

Je diviserai cet article en trois paragraphes.

Le premier traitera des huiles par expression, le second, des huiles volatiles ou
essentielles, et le troisième des huiles par
infusion et décoction.

Des Huiles tirées par expression.

Les huiles par expression se retirent principalement de plusieurs semences et graines
ou amandes des fruits ; nous allons prendre
pour exemple celle qu'on tire des amandes
douces.

Huile d'Amandes douces.

On prend la quantité que l'on veut d'amandes douces nouvelles et suffisamment sechées à l'air : on les frotte dans un linge
neuf et rude pour en emporter la poussière

jaune rougeâtre qui se trouve à leur surface:
on les pile dans un mortier de marbre avec
un pilon de bois jusqu'à ce qu'elles soient
reduites en pâte, et qu'en les exprimant un
peu entre les doigts, on voye l'huile sortir.
Alors on forme avec cette pâte une espèce
de boule aplatie, ou de gâteau, et on l'enferme dans un morceau de toile de coutil,
en lui laissant occuper le moindre espace
qu'il est possible, et on le soumet à la
presse. L'huile, comme les autres liquides,
n'étant pas compressible, passe à travers
les mailles de la toile à mesure qu'on exprime : on la reçoit dans un vase convenable. Lorsque l'huile cesse de couler, on cesse
aussi de l'exprimer. Il reste dans le linge
le parenchyme de la graine qui contenoit
l'huile renfemée entre ses cloisons.

Cette huile adoucit les àcretés de la tra-
chée-artère et de la poitrine : elle excite
l'urine : elle appaisse les douleurs de la co-
lique, et tue les vers.

On prépare de la même manière, l'huile
de ben, d'amandes amères, de lin, de noi-
settes, etc.

Les huiles qu'on rétire par expression des
substances aromatiques, diffèrent des huiles précédentes, en ce que la plupart conservent une partie des principes aromatiques:
par exemple la noix muscade et le macis donnent une huile par expression, qui a l'odeur

ces substances dont on l'a tirée, et l'huile que l'on retire des séinences d'anis en les exprimant., conserve une grande partie de l'odeur qui leur est particulière. En Amérique on retire des semences purgatives du ricin, une huile qui est également purgative. Il ne paroit pas que les huiles par expression conservent les autres qualités des végétaux qui les fournissent.

L'huile se combine aisément avec l'oxigène : cette combinaison est ou lente ou rapide ; dans le premier cas il en résulte de rancidité ; dans le second, c'est une inflammation.

L'huile combinée avec les oxides métalliques peut produire un savon. Bertholet a trouvé qu'il suffit de verser dans une dissolution de savon une dissolution métallique ,unie à la chaux de plomb, pour qu'elle acquierre la propriété de se dessecher beaucoup plus promptement. Ces huiles, qu'on nomme huiles cuites ou sicatives , sont d'usage dans la peinture à l'huile, pour la faire secher.

L'huile se combine aussi avec le sucre, et il en résulte encore une espèce de savon, qui peut aisément se délayer dans l'eau et y tenir en suspension. Telle est la trituration des amandes avec le sucre et l'eau, qui forme le lait d'amandes, ou l'orgeat.

L'huile s'unit facilement aux alkalis ; il en résulte un composé qui a plus ou moins

de consistance , et qu'on nomme savon.
L'huile qui entre dans la composition du
savon, devient aisément miscible avec l'eau,
par l'intermède de l'alkali ; mais elle ne s'y
dissout point parfaitement, quand la quantité d'eau est considérable ; car alors la dissolution du savon a toujours un coup d'œil
blanc laiteux ; ce qui indique que l'huile du
savon dissout dans beaucoup d'eau , est
dans un état qui ressemble un peu à celui
d'émulsion. Cela prouve en même tems que
la combinaison des huiles avec les alkalis,
n'est pas intime ; aussi l'huile ne reçoit-
elle presque point d'altération de la part des
alkalis ; car on peut la séparer du savon,
par l'intermède d'un acide quelconque, et
on la retire presque telle qu'elle étoit avant
qu'elle fut entrée dans cette combinaison.

Pour faire du savon , (et nous allons prendre pour exemple le savon amydalin). On
prend de l'huile d'amandes douces deux parties et une partie de lessive des savoniers (1).

On mêle le tout ensemble. On met le
mélange en digestion , à une telle chaleur
que la liqueur ne fasse que frémir ; et en

___

(1) La lessive des savoniers, s'obtient en faisant
bouillir une partie de bonne soude d'alicante et deux
parties de chaux vive dans une suffisante quantité
d'eau ; on filtre la liqueur à travers d'une toile, et on
la fait évaporer au point qu'une fiole qui contient
huit onces d'eau pure puisse contenir onze onces
de cette liqueur.

peu d'heures ces matières s'uniront. Continuez la coction jusqu'à ce que quelques gouttes que vous ferez tomber sur un marbre vous fassent voir que le savon se coagule, et que l'eau s'en sépare promptement : ôtez le savon avant qu'il soit refroidi, et mettez-le dans des moules, afin qu'il prenne la consistance qu'il doit avoir.

On prépare aussi ce savon à froid, en mêlant l'huile et la lessive ensemble, d'après des proportions convenables, et l'on agite ce mélange jusqu'à ce qu'il prenne de la consistance ; et afin d'accélérer la combinaison, on le place dans un lieu frais.

Si on distille le savon, il en résulte de l'eau, de l'huile et beaucoup d'ammoniaque. Il reste dans la cornue une grande quantité de l'alkali employé pour faire le savon.

Le savon est soluble dans l'eau pure, mais il forme des grumeaux dans les eaux séléniteuses. Le savon se dissout ausi dans l'alkohol, ou esprit-de-vin, à l'aide d'un peu de chaleur, et forme l'essence de savon, à laquelle on ajoute une huile essentielle quelconque.

On fait encore avec l'huile un savon, connu sous le nom de liniment volatil.

On prend à cet effet, une once d'huile d'amandes douces et deux gros d'ammoniac : on mêle le tout dans une bouteille à large ouverture, et on agite le mélange jusqu'à ce que ces deux substances soient parfaitement unies.

Toutes ces préparations sont regardées comme fondantes et résolutives.

Toutes les huiles dissolvent le soufre, et forment avec lui un composé, qu'on nomme baume de soufre. On obtient ce médicament en faisant bouillir des fleurs de soufre avec quatre fois leur poids d'huile d'olives, jusqu'à ce qu'en se combinant, ce mélange ait acquis la consistance d'un baume.

Huiles Volatiles ou Essentielles.

On nomme huiles essentielles toutes celles qui ont dans un dégré marqué l'odeur du végétal dont elles sont tirées. Ces sortes d'huiles ont assez de volatilité pour s'élever au dégré de chaleur de l'eau bouillante, et c'est par cette propriété qu'elles diffèrent de celles dont nous venons de parler.

La méthode la plus usitée, et en même tems la meilleure, de retirer l'huile essentielle d'un végétal par la distillation, est de prendre la plante dans l'âge de sa plus grande vigueur, et dans lequel son odeur est la plus forte, de choisir même celles des parties des plantes dont l'odeur est la plus marquée; de les mettre dans la cucurbite d'un alambic sans bain-marie; d'ajouter assez d'eau pour que la plante en soit bien baignée, et ne touche point le fond de la cucurbite ; d'ajouter un serpentin au bec de l'alambic, et de donner tout d'un coup le dégré de chaleur convenable pour faire entrer l'eau en ébullition.

L'eau monte dans cette distillation, très-chargée de l'odeur de la plante, et elle entraîne avec elle toute son huile essentielle. Une partie de cette huile est assez intimément mêlée avec l'eau qui monte dans cette distillation , pour la rendre trouble et un peu laiteuse ; le reste de l'huile nage à la surface de l'eau , ou se précipite au fond, suivant la pésanteur spécifique de l'huile. On continue ainsi la distillation jusqu'à ce qu'on s'apperçoive que l'eau commence à devenir claire, en observant d'en ajouter de tems en tems dans la cucurbite , pour que la plante en soit toujours baignée.

Ces huiles ont toutes une odeur forte et aromatique, mais elles ont aussi une saveur marquée et même âcre et caustique ; ce qui les fait différer beaucoup des huiles douces.

Il est encore un moyen pour extraire les huiles essentielles, c'est par l'expression : celles qu'on retire par expression sont contenues dans des loges saillantes et visibles ; telles sont celles des citrons, des oranges, du cedrat, de la bergamotte : il suffit de presser l'écorce de ces fruits pour en faire jaillir l'huile qui y est contenue. On peut donc se la procurer en les frottant contre une rape : on déchire par ce moyen les vésicules, et l'huile coule dans le vaisseau destiné à la recevoir : cette huile laisse déposer le parenchyme qu'elle a entraîné et se clarifie par le repos.

Les huiles essentielles sont, en général, les plus inflammables de toutes les huiles, parce qu'elles sont les plus volatiles, et qu'elles se réduisent le plus facilement en vapeurs.

Elles s'unissent plus facilement avec les acides que les huiles douces non volatiles; elles forment avec ces acides des composés résineux, ou s'enflamment suivant la nature et la concentration de l'acide.

Elles ont beaucoup plus de peine à se combiner avec les alkalis fixes, que les huiles douces non volatiles, et forment avec ces alkalis une espèce particulière de savon, qu'on nomme Starkey.

Starkey paroît être un des premiers qui ait essayé la combinaison de l'huile volatile avec l'alkali fixe : son procédé, long et compliqué, sent l'alchymie ; et la combinaison qui en provenoit a été connue sous le nom de savon. Son procédé ne devenoit si long que parce qu'il employoit du carbonate de potasse ; mais si l'on triture à chaud dix parties d'alkali caustique, ou de pierre à cautère avec huit parties d'huile de térébenthine, le savon se forme instantanement et devient très-dur.

Les huiles essentielles s'unissent aussi au soufre : on a donné à ces composés le nom de baume. En voici des exemples : le baume de soufre térébenthiné, et le baume de soufre anisé.

Pour obtenir le baume de soufre térében-thiné, on prend deux onces de fleurs de soufre et six onces d'huile de térébenthine : on les mêle ; et on met ensuite ce mélange en digestion au bain de sable, jusqu'à ce que l'huile soit saturée de soufre.

Pour le baume de soufre anisé, on prend deux onces de fleurs de soufre, six onces d'huile de térébenthine, et quatre onces d'huile essentielle d'anis.

On met le mélange en digestion, comme dans le procédé précédent.

Les huiles essentielles qu'on employe comme menstrues dans ces procédés, subissent une grande altération par le dégré de chaleur nécessaire pour les mettre en état de dissoudre le soufre ; de-là vient que ces baumes n'ont pas, à beaucoup près, autant de l'odeur de ces huiles qu'on le croiroit. C'est pourquoi il paroîtroit plus convenable d'ajouter ces huiles essentielles au baume simple.

La plupart des huiles essentielles ont une pésanteur spécifique, moindre que celle de l'eau, et nagent à sa surface : il y en a néanmoins qui sont plus pésantes et qui se précipitent au fond : c'est une propriété qu'ont la plupart de celles qu'on retire des végétaux aromatiques des pays chauds, tels que le gérofle, la canélle; cela n'est pourtant point une règle générale. Ce sont particulièrement les huiles pésantes auxquelles une chaleur un peu plus forte est avantageuse : les matières seches, ligneuses et compactes, demandent aussi, pour fournir facilement toute leur huile essentielle, le secours de la division, et de la macération pendant quelques jours avant la distillation.

La consistance des huiles essentielles varie beaucoup : les unes, comme celles de térébenthine, de sassafras, de citrons, sont très-fluides; d'autres, comme celles d'anis et de rosés, ont naturellement beaucoup de consistance, et sont même figées, à moins qu'elles n'éprouvent un certain dégré de chaleur.

Des Huiles par Infusion et par Décoction.

Les huiles par expression peuvent bien extraire les parties résineuses et huileuses des végétaux; mais elles n'agissent pas sur les parties mucilagineuses ni gommeuses, et ne s'unissent point avec elles ; c'est pourquoi l'huile tirée des mucilages, ne contient rien du mucilage qui est en si grande quantité dans les substances employées. Ces huiles peuvent être teintes de presque toutes les couleurs par des substances végétales : les feuilles de la plupart des plantes les colorent en verd ; les fleurs jaunes les rendent d'un jaune clair ; il y a des roses rouges qui leur donnent un rouge léger , et les racines d'orcanette les teignent d'un très-beau rouge.

On divise les huiles en simples et en composées , en inodores et en odorantes.

Des Huiles Simples par infusion.

Huile Rosat.

Prenez roses de Provins récentes *une livre*.
Huile d'olives. . . . . . *quatre livres*

On contuse grossièrement les roses rouges dans un mortier de marbre avec un pilon de bois : on les met dans un vaisseau convenable avec l'huile d'olives : on expose ce mélange au soleil ou à la chaleur du bain-marie , pendant deux ou trois jours : alors on passe avec forte expression. On ajoute à l'huile une pareille quantité de fleurs : on fait infuser de nouveau comme la première fois : on fait chauffer le mélange au bain-marie , pour faire dissiper la plus grande partie de l'humidité : on laisse déposer l'huile : on la tire par inclination , pour la séparer de sa lie.

On prépare de la même manière les huiles des fleurs suivantes : de roses pâles , de mille-pertuis , de lis , de violettes , de genêt.

et généralement toutes les huiles des plantes inodores.

Huile de Camomille.

Prenez fleurs de camomille romaines seches
huit onces.

Huile d'olives . . . . *quatre livres.*

On prend les fleurs de camomille , récemment sechées : on les met dans une cruche de grès : on verse par dessus l'huile d'olives que l'on a fait tiédir : on bouche la cruche avec du liége : on laisse le mélange en digestion au soleil pendant six semaines, ou au bain-marie pendant deux ou trois jours ; et ensuite on passe l'huile à travers d'un linge, et on soumet le marc à la presse: on laisse déposer l'huile, et on la tire par inclination : on la conserve dans des bouteilles qu'on bouche bien.

On prépare de la même manière les huiles des végétaux aromatiques.

Tous les végétaux que l'on traite avec l'huile d'olives , comme les fleurs de camomille , fournissent dans cette même huile leur odeur et leur couleur, parce qu'ils contiennent des huiles essentielles et des résines colorantes. Les fleurs de camomille et de sureau ne fournissent presque point d'huile essentielle: elles changent la couleur de l'huile d'olives en un petit verd assez brillant ; mais les autres fournissent beaucoup d'odeur et de couleur verte , sur-tout la rue , l'absinthe, etc.

Des Huiles Composées.

Baume Tranquille.

Le nom de baume que l'on a donné à ce composé , comme l'observe très - bien Baumé , est fort impropre ; on doit donc le considérer comme une huile composée.

Prenez fleurs de stramonium
morelle.
phytolacca
belladonna
mandragore
nicotiane .
jusquiame .
pavot blanc
noir. } *de chaque quatre onces.*

Persicaire . . . . *une once.*
Crapauds . . . . n°. *cinq.*
Huile d'olives . . . *six livres.*

On nettoye et on coupe toutes ces plantes : on les met dans une bassine, avec les crapauds entiers et vivans, et l'huile d'olives : on fait cuire ce mélange à petit feu , en le remuant de tems en tems avec une spatule de bois , jusqu'à ce que l'huile devienne d'une belle couleur verte, et que les plantes soient bien amorties , et privées des trois quarts de leur humidité: alors on passe le tout

avec expression ; on laisse déposer l'huile
pour la séparer de ses féces ; on la fait chauffer
légèrement , et on la verse dans une cruche,
dans laquelle on a mis les plantes aromatiques récentes suivantes , nettoyées et coupées grossièrement.

Feuiles de romarin.
  Sauge
  Grande absinthe
  Hysoppe
  Thym
  Marjolaine   *de chaque une*
  Coq de jardin   *once.*
  Menthe
Fleurs de lavande
  Sureau
  Mille - pertuis.

On agite ce mélange avec une spatule,
afin de faire baigner les plantes dans l'huile;
on bouche la cruche avec du liége : on l'expose au soleil pendant quinze jours , ou au
bain-marie pendant dix ou douze heures.
Lorsque l'huile est à demi-réfroidie , on la
passe avec expression : on la tire par inclination et on la conserve dans une bouteille qu'on bouche bien.

Ce baume est anodin , calme les douleurs
de rhumatisme , il fortifie les nerfs , il tem-
père les ardeurs de l'inflammation , appliq
sur les parties aflligées. On le fait entre
quelquefois dans des lavemens calmans et
adoucissans.

Chapitre LII.

Des Baumes.

Les baumes et les huiles ont tant d'affinité et de ressemblance entr'eux, qu'on les confond souvent et qu'on appelle une même liqueur, tantôt huile, tantôt baume : il y a pourtant cette différence, que les baumes ont généralement plus de consistance que les huiles.

On divise les baumes en naturels et en artificiels : les naturels sont ceux qui sortent des arbres par des incisions qu'on leur a faites. Les baumes artificiels sont ceux qu'on prépare en pharmacie. On les compose ordinairement d'huiles, d'essences, de gommes, de cire, de résines, de poudres, suivant les différentes vertus qu'on veut leur donner.

Baume Nerval.

Prenez huile de palme. . . . : . ⎫
      épaisse de muscade ⎱ *de chaque*
Moëlle de cerf. . . . . . . ⎰ *deux onces.*
      bœuf. . . . . . ⎭
Graisse de vipères . . . . ⎱ *de chaque de-*
     d'ours. . ⎰ *mi once.*
     blaireau ⎭
Huile essentielle de lavande ⎫
    menthe . ⎪
    romarin. ⎱ *de chaque de-*
    sauge . . ⎰ *mi-gros.*
    thym . . ⎪
    girofles . ⎭
Camphre. . . . . *un gros.*
Baume sec du Pérou. . . . . . *demi-once.*
Esprit-de-vin. . . . . *une once.*

On fait liquéfier ensemble , l'huile de palme , l'huile de muscade, les moëlles et les graisses animales : puis on les coule dans une bouteille de large ouverture : on ajoute les huiles essentielles et le baume du Pérou, que l'on a fait dissoudre auparavant dans l'esprit-de-vin : on fait liquéfier ce mélange au bain-marie, et on le conserve dans une bouteille qui bouche bien.

Ce baume est propre pour fortifier les nerfs, pour la paralysie, l'apoplexie, la léthargie, les foulures et les rhumatismes.

Baume de Lucatel.

Prenez cire jaune . . . . *six onces.*
    Vin d'Espagne . . . . *deux onces.*
    Huile d'olives . . . . . *neuf onces.*
On met ces choses dans une bassine d'argent : on les fait chauffer à petit feu pour
faire dissiper toute l'humidité du vin ; ensuite
on ajoute,
    Térébenthine . . . . *neuf onces.*
    Santal rouge pulvérisé *une once.*
On agite le tout avec un pilon de bois,
jusqu'à ce que le mélange soit presque refroidi : alors on ajoute,
    Baume noir du Pérou *une once et*
        demie.
On le remue de nouveau avec le pilon
de bois , jusqu'à ce que le mélange soit
exact.
Ce baume se donne intérieurement. Il
faut avoir l'attention de faire dissiper toute
l'humidité , sans quoi il se moisiroit à la
surface , et le baume ranciroit au bout de
quelque tems.
Il est estimé propre pour les maladies du
poumon et de la poitrine , pour cicatriser les
ulcères. On l'emploie aussi à l'extérieur ,
pour consolider les plaies récentes.

Chapitre LIII.

Des Pommades, des Cérats et des Onguents.

Des Pommades.

La pommade tire son nom des pommes, que l'on y fait entrer. Mais on en prépare beaucoup d'autres dans lesquelles il n'entre point de pommes. Ce sont plutôt des espèces d'onguent de bonne odeur, et qui ne contiennent rien de désagréable. Leur consistance est plus solide que celle des linimens, et elle est semblable à celle de la graisse de porc. Toutes les pommades qui s'éloignent de ces propriétés sont ou des onguents ou des emplâtres.

Exemple.

Pommade en Créme, pour le Teint.

Prenez cire blanche .... ⎱ *de chaque de*
     Blanc de baleine ⎰   *mi-gros.*
     Huile d'amandes douces *une once.*
     Eau . . . . *six gros.*
On fait fondre ensemble, dans un pot de fayance, au bain-marie ou sur les cendres chaudes, la cire blanche et le blanc de ba-

(207)

leine, dans l'huile d'amandes douces : on coule
ce mélange dans un mortier de marbre, et
on l'agite avec un pilon de bois jusqu'à ce
qu'il soit froid, et qu'il ne paroisse plus de
grumeaux : alors on y mêle l'eau peu-à-peu :
on l'agitte jusqu'à ce que l'eau soit bien incorporée. Cette pommade devient extrêmement blanche par l'agitation ; elle est légère, et semblable à de la créme.

Pommade de Concombres.

Prenez graisse de porc préparée *deux livres.*

Concombres . . . ⎫ *de chaque*
Melons bien mûrs ⎰ *six livres.*
Verjus . . . . *une livre.*
Pommes de rainette *n°. quatre.*
Lait de vache . . . *deux livres.*

On coupe grossièrement la chair des melons, des concombres et les pommes de rainette : on sépare les écorces seulement : on
écrase le verjus : on met toutes ces choses
dans le bain-marie d'un alambic, avec le lait
et la graisse de porc. On fait chauffer ce
mélange au bain-marie pendant huit ou dix
heures : alors on passe avec expression, tandis
que le mélange est chaud : on expose la pommade dans un endroit frais, pour la faire
figer : on la sépare d'avec l'humidité qui se
trouve dessous : on la lave dans plusieurs eaux
jusqu'à ce que la dernière sorte claire ; on fait
fondre cette pommade au bain-marie à plu-

reprises, pour la séparer de toutes ses féces et de toute son humidité, sans quoi elle ranciroit en fort peu de tems.

Toutes ces pommades servent à adoucir la peau, et à la maintenir dans un état de souplesse et de fraicheur.

Des Cérats.

Les cérats prennent leurs noms de la cire qui y entre ; ils ne diffèrent point des onguents. On leur donnoit autrefois une consistance plus solide qu'à l'onguent, et moins dure qu'à l'emplâtre ; actuellement on n'observe point de règle à cet égard.

E x e m p l e.

Cérat de Galien.

Prenez huile d'amandes douces *demi - livre*.
    Cire blanche . . . . *deux onces*.
    Eau . . . . *six onces*.
On forme une pommade de la même manière que la pommade en crême ci-dessus. Plusieurs pharmacopées prescrivent l'huile d'olives, d'autres l'huile rosat ; mais avec l'huile d'amandes douces le cérat est beaucoup plus beau.

Des Onguents.

Le nom d'onguent dérive du verbe latin *ungere* ; et comme l'on oint avec les huiles de même qu'avec les onguents, les anciens appelloient onguents, les huiles aromatiques dont on se frottoit les jointures ; actuellement on entend par onguents des médicamens externes qui ont pour excipiens des corps graisseux. Ils doivent avoir une consistance semblable à celle des pommades ; on les fait quelquefois un peu plus solides, plus fermes , mais ils doivent être plus mous que les emplâtres.

Onguent Populeum.

Cet onguent se fait en deux tems différens, parce que les germes de peuplier, qui en font la base , croissent au commencement du printems et long-tems avant qu'on puisse se procurer les autres plantes.
Prenez germes de peuplier *une livre et demie.*
　　　　　Graisse de porc . . . . *trois livres.*
On fait liquéfier la graisse dans une bassine : on la verse dans un pot de grès, dans lequel on a mis les germes de peuplier : on remue le mélange , afin de bien imbiber le peuplier : on couvre le pot, et l'on conserve le mélange jusqu'à ce que la saison

Tome IV.　　　　　　　　　O

soit plus avancée , et qu'on puisse se procurer les plantes suivantes.

Feuilles récentes de pavot noir
       mandragore
       jusquiame
       joubarbe ma-
       jor et minor.
       laitue . . .
       bardane . .
       violier . . .
       orpin . . .
       ronce . . . } *de cha-
que trois onces.*

Feuilles de morelle récentes *une livre.*

On contuse toutes ces plantes : on les
met dans une bassine avec le mélange de
graisse et de germes de peuplier : on fait chauffer ce mélange , en le remuant sans discontinuer , jusqu'à ce que la moitié ou les
trois quarts de l'humidité des plantes soit
évaporée : alors on passe l'onguent à travers d'un linge avec forte expression : on le
laisse figer : on le sépare de l'humidité qui
se trouve dessous : on le fait liquéfier de
nouveau , afin de le dépurer.

Lorsqu'on fait cuire cet onguent , il faut
remuer presque sans discontinuer , sans
quoi une partie du superflu de la matière
gommo-résineuse du peuplier s'attache , et
brûle au fond de la bassine , et communique
de mauvaises qualités à cet onguent.

Cet onguent est calmant et adoucissant.

Onguent de la Mère.

Prenez graisse de porc .
   Beurre . . . .
   Cire jaune . . . . } *de chaque une*
   Suif de mouton . . . . *livre.*
   Litharge préparée . . .
   Huile d'olives. . . . . *deux livres.*

On met toutes ces substances dans une
bassine , à l'exception de la litharge : on les
fait chauffer jusqu'à ce qu'elles fument : en
cet état . , elles ont un dégré de chaleur
considérable : alors on ajoute la litharge
bien seche : on remue ce mélange avec une
spatule de bois , jusqu'à ce que la litharge
soit entièrement dissoute ; ce qui dure environ un quart-d'heure : on fait néanmoins
chauffer ce mélange jusqu'à ce qu'il ait acquis une couleur brune , tirant sur le noir :
alors on le laisse refroidir dans un pot tandis qu'il est encore liquide.

Baumé remarque très-judicieusement, que
si l'on fait cet onguent en mettant la litharge avec les autres substances , comme le
prescrivent certaines pharmacopées , une
partie de la litharge se ressuscite en plomb ,
avant même que les matières graisseuses
ayent acquis assez de chaleur pour la dissoudre ; elle reste ensuite sous l'onguent
sans pouvoir davantage se combiner avec le

corps gras. L'onguent de la mère n'est donc qu'un composé de graisses qui ont commencé à se décomposer, et qui tiennent en dissolution une chaux de plomb.

Onguent Napolitain, ou de Mercure.

Prenez mercure révivifié du cinabre . . . . } de chaque
Graisse de porc . . . . } une livre.

On triture ensemble, dans un mortier de marbre, avec un pilon de bois, la graisse et le mercure pendant huit ou dix heures, ou jusqu'à ce que le mercure se trouve parfaitement éteint, et qu'il ne paroisse plus de globules mercuriels ; ce que l'on reconnoît lorsqu'après en avoir frotté un peu avec le bout du doigt sur le dos de la main, et qu'en regardant avec une loupe, il ne paroisse aucun globule de mercure : alors on serre cet onguent dans un pot.

Cet onguent sert pour la guérison des maladies vénériennes.

L'onguent de mercure, dit Baumé est une combinaison de mercure avec l'acide de la graisse. Ce qui le prouve, ajoute-t-il, est 1°. la couleur grise de cet onguent, ce qui indique une division extrême du mercure : 2°. c'est qu'aussi-tôt qu'il vient d'être préparé, il n'a aucune odeur rance et qu'il n'y a encore qu'une portion de mercure réellement combinée avec la graisse : 3°. qu'il de-

vient rance dans l'espace de quelques mois ;
tandis que de pareille graisse , avec laquelle
on l'a préparé , ne rancit pas dans l'espace
de dix huit mois ; ce qui ne peut venir que
de l'action de l'acide de la graisse sur les
globules très-divisés du mercure. Lorsqu'on
frotte cet onguent , légèrement rance , entre
deux papiers gris , il s'imbibe de la graisse ,
mais on n'apperçoit pas de globules de mercure ; au lieu que le mercure se rassemble
en gros globules dans l'onguent nouvellement préparé : 4°. Baumé a tenu en liquéfaction , pendant huit jours , à une chaleur
inférieure à celle qui est capable de décomposer la graisse , une once d'onguent
de mercure récemment préparé et une once
de ce même onguent qui est devenu légèrement rance. Celui qui étoit récemment
préparé a laissé séparer trois gros de mercure qui s'est rassemblé au fond du vase ,
et l'autre n'en a laissé déposer qu'un gros
et demi , ce qui fait des différences considérables ; d'où il résulte que l'onguent de
mercure récemment fait , est infiniment
moins bon pour l'usage auquel on l'employe , que celui qui est préparé depuis
quelque tems.

Chapitre LIV.

Des Emplâtres.

Les emplâtres sont composés principalement de substances huileuses, et onctueuses unies avec des poudres ; et ce mélange doit avoir une consistance telle, qu'il soit assez ferme, quand il est froid, pour ne pas s'attacher aux doigts ; il faut qu'il s'amolisse et soit facile à pétrir, quand il éprouve un petit dégré de chaleur ; enfin, le dégré ordinaire de la chaleur du corps humain doit le rendre assez tenace pour qu'il s'attache promptement à la partie du corps à laquelle on l'applique, et à la substance sur laquelle on l'étend.

On fait aussi des emplâtres avec des résines, des gommes-résines, etc, sans cire, sur-tout pour celles qui doivent être faites et servir dans l'instant. Ces compositions sont moins propres pour faire des remèdes officinaux, parce qu'en les gardant, elles deviennent bientôt molles quand il fait chaud, et elles coulent ou perdent leur forme.

On a prétendu que l'on pouvoit communiquer à des emplâtres les vertus spécifiques de différens végétaux, en faisant bouillir ces végétaux encore frais dans l'huile qui sert à la composition des emplâtres. On conti-

nuoit la cuisson des plantes dans l'huile, jusqu'à ce que l'herbe fut entièrement amortie,
en remuant fréquemment le mélange pour
empêcher qu'il ne prit une couleur noire ;
ensuite on passoit la décoction, et on re-
mettoit la colature sur le feu jusqu'à ce
qu'une grande partie de l'eau qui y restoit
fut évaporée.

Les chaux de plomb, bouillis avec les
huiles, forment avec celles-ci un emplâtre
d'une très-bonne consistance, et qui fournit
une base propre à la composition de plusieurs autres emplâtres. Lorsqu'on fait bouillir ces compositions, il faut y ajouter une
certaine quantité d'eau pour empêcher les
emplâtres de brûler et de noircir. On ne
doit pas manquer de faire chauffer l'eau
qu'on se trouve obligé d'ajouter aux emplâtres durant leur cuisson, parce que l'eau
froide non seulement allongeroit le procédé,
mais occasionneroit une raréfaction subite
de la matière chaude qui sortiroit de son
vaisseau avec la plus grande violence, et
avec danger pour les assistans.

Par rapport aux matières qui servent à
donner la consistance aux emplâtres, on
peut les distinguer en deux espèces : savoir,
ceux qui doivent leur consistance emplastique à de la cire, à du suif, à de la poix-résine, enfin à toutes les matières seches solides, et qui ne sont point des préparations
de plomb. Les autres emplâtres sont ceux qui

doivent la plus grande partie de leur consistance à des chaux de plomb, comme la litharge, le minium et la céruse. Ces espèces d'emplâtres diffèrent des précédens, en ce qu'ils sont des composés savonneux, ou des espèces de savons métalliques; mais qu'on ne doit pas confondre avec les savons salins, ou les vrais savons.

Lorsque les emplâtres sont faits, on est dans l'usage de les diviser par petits rouleaux de quatre ou cinq pouces de long, et du poids d'une once, de deux onces, ou de quatre onces : on les nomme magdaléons: on les enveloppe ensuite de papier qu'on ploye par un des bouts : on coupe l'autre bout le plus proprement qu'il est possible, et on lui laisse déborder l'emplâtre d'environ une ligne : on l'humecte un peu avec le bout de la langue, et on enfonce légèrement dans l'emplâtre ce rebord de papier avec la pointe d'un canif, de distance en distance, pour que cela forme alternativement une petite éminence, et un enfoncement : cela se nomme piquer un emplâtre.

Des *Emplâtres qui ne contiennent point de préparation de plomb.*

Emplâtre Vessicatoire.

Prenez cire jaune . . . . *deux onces.*
    Poix blanche . . . . . } *de chaque*
    Térébenthine . . . . . . } *six onces.*
On fait liquéfier ces matières ensemble : on les tire hors du feu, et on les agite jusqu'à ce qu'elles commencent à se figer ; alors on y mêle les poudres suivantes :
    Cantharides . . . . . *quatre onces.*
    Euphorbe . . . . . . *quatre gros.*
On forme du tout un mélange exact, qu'on réduit en magdaléons.

Cet emplâtre est employé dans l'apoplexie, la léthargie, la paralysie, où la chaleur naturelle est prodigieusement affoiblie. On en fait aussi usage pour détourner quelques humeurs qui se portent aux yeux.

Emplâtre de Ciguë.

Prenez-poix résine *une livre quatorze onces.*
    Cire jaune . . . *une livre quatre onces.*
    Poix blanche . . . . . . *quatorze onces.*
    Huile de ciguë . . . . . *quatre onces.*
    Feuilles de ciguë contusé .. *quatre livres.*
On met toutes ces substances dans une bassine : on les fait chauffer à petit feu,

jusqu'à presqne consomption de toute l'humidité : on passe le mélange à travers d'un
linge en exprimant fortement : on laisse réfroidir la masse : on la sépare de ses féces,
ensuite on fait liquéfier l'emplâtre dans une
bassine propre, et l'on ajoute,

Gomme - ammoniaque en poudre *une
livre.*

On mêle le tout exactement, et l'on forme
un emplâtre qu'on réduit en magdaléons

On se sert de cet emplâtre pour fondre
les humeurs squirreuses , pour les loupes,
pour ramollir la dureté des cancers et pour
les résoudre.

Des emplâtres dans lesquels on fait entrer des préparations de plomb.

Emplâtre de Diachylum simple.

Prenez litharge préparée . . . . .*trois livres.*
  Huile de mucilage . . . . . .}*de chaque*
  Décoction de racines de glaïeul.} *six livres.*
On prend six onces de racines de glaïeul
nettoyées et coupées par tranches : on les
fait bouillir dans une suffisante quantité
d'eau pour avoir six livres de décoction : on en
met une partie dans une bassine de cuivre avec
la litharge et l'huile : on fait cuire ce mélange en le remuant sans discontinuer avec
une spatule de bois , ayant soin de remettre
de la décoction de tems en tems , afin que
le mélange ne se trouve point sans humidité.

on continue de le faire cuire jusqu'à ce qu'il ait acquis la consistance nécessaire : alors on retire le vaisseau du feu ; et lorsque l'emplâtre est suffisamment refroidi, on en forme une partie en magdaléons.

Emplâtre de Diachylum composé.

Prenez emplâtre de Diachylum simple
quatre livres.

Cire jaune . . . . } *de chaque*
Poix-résine . . . . } *trois onces.*
Térébenthine . . . . . . }

On fait liquéfier ces matières ensemble sur un feu doux : alors on ajoute les gommes suivantes, qu'on a dissoutes et purifiées par le moyen du vin, et épaissies en consistance de miel très-épais.

Gomme ammoniaque . . } *de chaque*
Bdellium . . . . . . } *une once.*
Galbanum . . . . . }
Sagapenum . . . . . }

On agite le tout jusqu'à ce que le mélange soit exact : lorsqu'il est suffisamment refroidi on en forme des magdaléons.

Cet emplâtre est d'un grand usage, et est employé avec beaucoup de succès pour résoudre les tumeurs, ou pour les attirer à la suppuration.

Emplâtre de Grenouilles, ou de Vigo simple.

Prenez grenouilles . . . . *n°. 24.*
    Vers de terre . . . . . . *une livre.*
    Racines récentes d'yéble } *de chaque*
                   aunée } *une livre.*
    Fleurs seches de camomille }
             lavande . } *de chaque une*
             matricaire. } *once et demie.*
             mélilot . . }
Vinaigre . . . } *de chaque deux livres.*
Vin blanc . . }
Eau . . . . . . *quantité suffisante.*

On lave les vers de terre, à plusieurs reprises, dans du vin blanc, pour les dégor-
ger de la terre et d'une portion de matière
mucilagineuse : on les met dans une bassine avec les grenouilles vivantes : on nettoye les racines et on les coupe par tranches : on les met dans la même bassine
avec les fleurs, le vinaigre, le vin, et une
suffisante quantité d'eau : on fait bouillir
toutes ces choses pendant un quart d'heure:
on passe la décoction avec expression : on
la laisse déposer : on la tire par inclination,
et on la met à part. Alors,

Prenez litharge préparée . . *quatre livres.*
   Graisse de porc . . . .) *de chaque*
        veau . . . .) *une livre.*
Huiles par infusion et décoction
   de grenouilles . . . .
   de vers . . . .
   d'aneth . . . . *de chaque*
   de camomille . . . . *demi-livre.*
   de lavande femelle . . . . . .
   d'énula - campana . . . . . .
   de lis . . . .

On met toutes ces choses dans une bassine de cuivre avec une partie de la décoction précédente : on fait cuire ce mélange en le remuant sans discontinuer avec une spatule de bois, et on a soin d'ajouter de la décoction à mesure que celle de la bassine s'évapore, jusqu'à ce que tout y soit entré. Lorsque la litharge est dissoute, et que l'emplâtre a la consistance qu'il doit avoir, on ajoute,

   Huile de laurier . . . . . *quatre onces.*
   Cire jaune . . . . *deux livres.*
   Styrax liquide purifié . . . *quatre onces.*
   Térébenthine . . . . *deux onces.*

On fait liquéfier toutes ces substances, et l'on ajoute à la masse, lorsqu'elle est suffisamment réfroidie, les drogues suivantes, réduites en poudre fine :

Oliban . . . .
Euphorbe . . . .
Myrrhe . . . . . *de chaque une once.*
Safran . . . . . .
Vipères . . . . *.deux onces.*

On mêle ces matières exactement, et sur la fin on ajoute,

Huile essentielle de lavande *un gros et demi.*

On forme du tout un emplâtre.

Emplâtre de Vigo avec le Mercure.

Prenez moitié de l'emplâtre ci - dessus.

  Mercure crud. . . . . . . *une livre.*
  Styrax liquide. . . . . . *de chaque*
  Térébenthine . . . . *deux onces.*

On éteint le mercure , avec le styrax et la térébenthine , dans un mortier de fer. Lorsqu'il l'est suffisamment, on y ajoute l'emplâtre qu'on a fait liquéfier un peu : on agite ce mélange avec le pilon de fer , et on le pile comme une masse de pilules, jusqu'à ce qu'il soit exact : on le tire hors du mortier , et on en forme des magdaléons,

Cet emplâtre est résolutif , il amollit, et résout les humeurs froides ; il est bon pour les nodosus pour les tumeurs vénériennes.

Chapitre LV.

Des Eaux Médicinales ou Minérales.

Les eaux médicinales, ou minérales, participent plus ou moins des substances terreuses et salines qu'on trouve dans les eaux communes, et elles contiennent encore quelque substance qui domine, et de laquelle elles reçoivent leur nom distinctif. En effet, dans le sens le plus général et le plus étendu, on devroit donner le nom d'eaux minérales à toutes les eaux qui se trouvent chargées naturellement de quelques substances hétéogènes qu'elles ont dissoutes dans l'intérieur de la terre.

Les eaux minérales proprement dites, sont celles dans lesquelles les épreuves de chymie font découvrir des substances gazeuses, sulfureuses, salines, ou métalliques.

Les eaux minérales se chargent de leurs principes en passant dans des terres qui contiennent différens sels, ou des substances pyriteuses, qui sont dans un état de décomposition.

Entre celles qu'on connoît à présent, les unes intéressent par la quantité des différens sels d'usage, mais particulièrement du sel commun qu'on en retire ; les autres par les vertus et propriétés médecinales qu'on leur connues.

Les opérations chymiques auxquelles on

est obligé d'avoir recours pour analyser les eaux minérales, sont quelquefois capables d'occasionner des changemens essentiels dans les substances mêmes, qu'on cherche à reconnoître ; et ce qui est encore plus remarquable, ces eaux sont susceptibles d'éprouver d'elles-mêmes, par le mouvement, par le transport par le repos, par la seule exposition à l'air, des changemens si considérales, qu'elles en deviennent méconnoissables.

L'examen des eaux minérales, est un travail des plus difficiles, et même des plus ingrats : il ne peut être bien fait que par les chymistes les plus profonds et les plus exercés ; il demande à être répété un grand nombre de fois, et dans différens tems sur les mêmes eaux ; enfin, il est presque impossible de donner des régles fixes et générales sur ces sortes d'analyses.

On admet quelques divisions des eaux minérales. Il y en a qu'on nomme froides, parce qu'elles n'ont naturellement qu'un dégré de chaleur égale à celle de l'athmosphère : il doit cependant s'en trouver qui soient réellement plus froides, sur-tout pendant l'été.

On nomme eaux minérales chaudes, ou eaux thermales, celles qui ont pendant toutes les saisons un dégré de chaleur supérieur à celle de l'air. On trouve des eaux thermales à toute sorte de dégrés de chaleur, même
jusques

jusques près de celui de l'eau bouillante. Il y a des eaux minérales dans lesquelles on remarque des principes volatils, spiritueux, élastiques, qui leur donnent une saveur, un montant, un piquant très-sensible : on nomme ce principe, gaz.

Ces sortes d'eaux perdent facilement par la secousse, par le transport, par la simple exposition à l'air, tout ce qu'elles ont de volatil, et en même tems toutes leurs propriétés ; laissent déposer les substances qui n'étoient dissoutes que par leur gaz, et particulièrement le fer ; leur saveur piquante sur-tout devient plate et fade. On fait une classe de ces eaux qu'on nomme eaux minérales spiritueuses ou gazeuses : on les a nommées aussi eaux acidules, à cause de leur saveur piquante.

Lorsqu'on veut faire l'examen d'une eau minérale, il est à propos d'observer les règles suivantes.

Il faut d'abord faire les expériences à la source même de l'eau, autant que cela est possible.

Examiner avec soin la situation de la source, la nature du terrain, et sur-tout les lieux les plus élevés, qui en sont voisins.

S'assurer de toutes les impressions que l'eau peut faire sur les sens, c'est-à-dire, reconnoître son odeur, sa saveur.

Déterminer par le thermomètre, et par

le pèse-liqueur sa chaleur et sa pésanteur spécifique.

Examiner si elle contient des parties volatiles, ce qu'on reconnoîtra par les propriétés des eaux gazeuses. On peut pour plus grande exactiude nouer exactement le col d'une vessie, flasque et mouillée, au col d'une bouteille, dans laquelle on a mis l'eau qu'on examine ; donner ensuite des secousses à l'eau, pour dégager son gaz ; il s'introduira dans la vessie : on la fermera exactement après cela par le moyen d'une ficelle, et on la séparera de la bouteille. Par ce moyen, on aura séparément cette partie volatile, dont on pourra déterminer à-peu-près la nature et la quantité.

Enfin, il faut observer les changemens qui peuvent arriver à l'eau par le repos dans les vaisseaux clos, et dans les vaisseaux ouverts, et par une chaleur graduée jusqu'à l'ébullition ; et si elle fournit quelque crystallisation ou quelque dépôt, il faut les mettre à part, pour les examiner ensuite avec soin.

Il est presque impossible que ces observations et expériences préliminaires ne commencent pas à indiquer, d'une manière plus ou moins sensible, qu'elle est la nature de l'eau à laquelle on a affaire ; elles servent par conséquent à guider la suite du travail, et à suggérer de nouvelles expériences.

De là on passe aux moyens chymiques.

es réactifs et l'analyse sont ceux que l'on employe.

Par les réactifs on décompose les substances contenues dans l'eau. En voici les preuves.

Les eaux acidules rougissent la teinture de tournesol.

Le fer contenu dans une eau minérale est précipité en bleu par la prussiate de chaux et celui de potasse ferrugineux non saturé.

Les sels neutres se trouvent décomposés par l'acide sulfurique très - concentré , et forme , avec les bases, des sels très-connus et très-reconnoissables.

La chaux est dégagée par l'acide oxalique et forme avec lui un sel insoluble : l'oxalate d'ammoniaque produit un effet plus prompt ; car si l'on met des crystaux de ce sel dans une eau chargée de sel calcaire , un précipité insoluble se forme à l'instant.

L'ammoniaque imprime une belle couleur bleue aux dissolutions de cuivre. Si l'alkali est bien pur , il ne précipite point les sels calcaires, les magnésiens seuls s'y trouvent décomposés.

La magnésie est précipitée par l'eau de chaux , ainsi que le fer de la dissolution du sulfate de fer.

S'il existe le moindre atôme de sels sulfuriques, employez le muriate de barite ; le spath pésant se régénère et se précipite.

On peut encore employer l'alkohol, par

rapport à sa grande affinité avec l'eau.

Les nitrates d'argent et de mercure opèrent aussi la décomposition des sels sulfuriques ou muriatiques.

On considère encore dans l'analyse d'une eau, les principes volatils, et les principes fixes.

Les principes volatils sont le gaz acide carbonique et le gaz hépatique.

L'acide carbonique s'obtient, soit par le moyen d'une vessie, comme nous l'avons dit ci-dessus, soit par l'évaporation de l'eau dans l'appareil pneumato-chimique, soit enfin par l'eau de chaux. Le gaz hépatique peut être précipité par l'acide nitrique très-concentré, d'après Bergmann. Scheel a proposé l'acide muriatique oxigéné. Foureroy a indiqué l'acide sulfureux, les acides de plomb et les autres réactifs, pour précipiter le peu de soufre tenu en dissolution dans le gaz hépatique.

L'évaporation et la distillation sont encore des moyens que l'on employe : on y joint une quantité d'eau afin d'obtenir assez de résidu pour qu'on puisse le soumettre à un nouvel examen.

On doit dissoudre par de l'eau distillée tout ce que ce résidu contient de dissoluble à l'eau; faire évaporer cette solution après l'avoir filtrée, pour en obtenir par la crystallisation, tout ce qu'elle contient de sels; péser exactement, tant le résidu total de la pre-

mière évaporation, que ce qui en reste après
qu'on l'a épuisé par l'eau distillée, et enfin
soumettre ce dernier résidu indissoluble à
l'eau, à toutes les épreuves capables de faire
connoître sa nature, et particulièrement en
lui appliquant les différens acides.

Quand on a acquis, par ces expériences,
toutes les connoissances qu'on peut avoir sur
les substances contenues dans l'eau minérale, sur leur quantité absolue et respective, et sur la manière dont elles sont com-
binées; si cette analyse a été bien faite, on
a un moyen sûr de la confirmer par la syn-
thèse, c'est-à-dire, en composant, d'après
les connoissances acquises, une eau minérale artificielle.

Les substances salines, qu'il est le plus
ordinaire de rencontrer dans les eaux minérales, ne sont presque jamais que les combinaisons des acides sulfuriques et muriatiques, avec les différens corps qu'ils sont en
état de dissoudre.

Les combinaisons de l'acide sulfurique
que l'on trouve dans ces eaux, sont :

L'acide sulfureux volatil, qu'on ne rencontre que fort rarement.

Le soufre quelquefois seul, mais plus
souvent en espèce de foie de soufre terreux,
salin, ou sélino-terreux. Ce n'est qu'avec les
terres calcaires, avec l'alkali minéral, ou
avec l'une et l'autre de ces matières, que

le soufre est lié, quand il est en forme d'hé-
par dans les eaux minérales.

Les sels sulfuriques à base terreuse : ces
sels sont souvent séléniteux, ou ils sont de
la nature du sel d'Epsom, qui a pour base
une terre absorbante particulière, qu'on
nomme magnésie ; quelquefois, mais plus
rarement ils sont alumineux : c'est lorsque
leur acide est combiné avec une terre argilleuse.

Les sulfates de fer, de cuivre et de zinch :
il n'y a guerre d'entr'eux que le sulfate de
fer qui se trouve dans les eaux minérales ;
souvent aussi on y rencontre le sulfate de
soude.

Telles sont les principales substances qui
forment les eaux minérales.

Le nombre des eaux minérales qui se
trouvent en Europe, est trop considérable
pour en donner une liste. Il suffit d'indiquer ici celles qui passent en France et dans
les pays voisins pour les plus actives ; sur-
tout celles que l'on fait venir à Paris, et
celles auxquelles il y a pour l'ordinaire un
concours de malades.

Eaux minérales froides.

Eaux de Cransac dans le ci-devant Rouer-
gue, sont amères, et passent pour apéritives, fondantes et désobstructives.

Eaux de Forges, dans la ci-devant Normandie, sont ferrugineuses, vitrioliques, et passent pour apéritives, fortifiantes.

Eaux de Passy, près Paris, sont ferrugineuses, vitrioliques, et passent pour apéritives, fortifiantes, désobstructives.

Eaux de Provins, sont ferrugineuses et passent pour toniques, apéritives, désobstructives.

Eaux de Pougues, dans le cidevant Nivernois, sont ferrugineuses et passent pour apéritives, incisives, fortifiantes.

Eaux de Seltz, dans la ci-devant Alsace, sont alkalines, et passent pour apéritives, incisives, résolutives.

Eaux de Spa, sont vitrioliques, ferrugineuses, spiritueuses; celles de la source nommée Géronstère, sont sulphureuses, et passent pour apéritives, fortifiantes.

Eaux de Vals, dans le ci-devant Vivarais, sont alkalines, et passent pour apéritives, fondantes, fébrifuges.

Eaux Thermales ou chaudes.

Eaux d'Aix-la-Chapelle, sont sulfureuses et passent pour incisives, détersives.

Eaux d'Aix, dans la ci-devant Provence, sont sulfureuses, et passent pour incisives, détersives, désobstructives.

Eaux de Sain-Amand, près Valenciennes, sont sulfureuses, et pasent pour incisives, dépurantes, tempérantes.

P 4

Eaux d'Encauses , sont sulfureuses , et passent pour calmantes , discussives , désobstructives.

Eaux de Bagnères , sont amères , purgatives, et passent pour dépuratives , laxatives.

Eaux de Bagnoles , sont sulfureuses, et passent pour apéritives, calmantes, désobstructives, résolutives.

Eaux de Balarue , sont amères, et passent pour fondantes , désobstructives , toniques , purgatives , détersives.

Eaux de Bareges , sont sulfureuses , spiritueuses et passent pour apéritives , incisives , calmantes , détersives.

Eaux-Bonnes , ou de Bones , dans le ci-devant Béarn, sont sulfureuses , savonneuses, et passent pour incisives , calmantes, détersives.

Eaux de Bourbon-l'Archambault , sont alkalines , et passent pour fondantes, désobstructives , dépuratives , calmantes.

Eaux de Bourbon-Lancy, dans la ci-devant Bourgogne, sont sulsufureuses , et passent pour apéritives , incisives , calmantes , détersives.

Eaux de Bourbonne, dans le Bassigny, sont sulfureuses , et passent pour attenuantes, incisives , résolutives.

Eaux de Cantarets, dans le Bigorre, sont sulfureuses , et passent pour incisives , calmantes, résolutives.

Eaux de Dax, dans la ci-devant Gascogne, sont alkalines , spiritueuses , et passent pour incisives , toniques , désobstructives.

Eaux de Digne, dans la ci-dev. Provence, sont sulfureuses, nitreuses, et passent pour apéritives, incisives, toniques, désobstructives,

Eaux du Mont-d'Or, dans la ci-devant Auvergne, sont alkalines, et passent pour incisives, fondantes, détersives, résolutives.

Eaux de la Motte, dans le ci-devant Dauphiné, sont sulfureuses, et passent pour incisives, désobstructives, résolutives,

Eaux de Plombières, dans la ci-devant Lorraine, sont sulfureuses, et passent pour apéritives, incisives, dépuratives, calmantes.

Eaux de Vichy, sont sulfureuses, spiritueuses, alkalines, et passent pour apéritives, fondantes, désobstructives, résolutives.

Ce n'est-là qu'une très-petite partie des eaux minérales qui se trouvent dans la France. Tous les départemens, et sur-tout ceux dont nous avons indiqué quelque source minérale, en ont une multitude d'autres.

L'Allemagne, l'Angleterre, et les autres contrées de l'Europe, ont comme la France des sources d'eaux minérales, médicinales. On vante en Allemagne, parmi les eaux froides, les eaux de Cleves, d'Egra, de Pyrmont, de Schwalbach, de Sedlitz, de Selters, de Spa, de Tillerborn, de Wildugen; et parmi les eaux chaudes celles d'Aix-la-Chapelle, de Bade-Baden, de Carlsbad, d'Embs, de Hirshberg, de Weisbad.

En Angleterre, parmi les eaux froides, les eaux d'Aberdeen, d'Acton, d'Eaton, d'Epsom, de Dunse, de Kilburn, de Scarborough, de Tilbury, de Tunbrigde ; parmi les eaux chaudes, les eaux de Bath, de Buxton, de Bristol, etc.

Quant à la manière de prendre ces différentes eaux minérales, il en est de ce médicament, comme de la plupart des autres : l'état du malade, les effets généraux des eaux, leur effet sur chaque sujet particulier doivent toujours régler la quantité d'eau que le malade peut prendre, et les précautions nécessaires ou avantageuses dans son usage : plus les eaux sont actives et les malades foibles ou sensibles, plus il faut de prudence dans leur administration.

SECTION II.

CHAPITRE PREMIER.

Des Attractions.

L'attraction est un des plus puissans moyens dont la nature s'est servie pour la formation des corps. Plusieurs philosophes ont pensé, et particulièrement Descartes, qu'il y avoit dans l'espace un fluide qui tendoit à réunir toutes les parties homogènes de la matière, que ce principe étoit hors des corps et les pressoit dans tous les sens ; mais on pourroit croire aussi que cette propriété est

essentielle à la matière , en voici la raison :
que deux plans de glace, de métal, de marbre,
soient assez unis pour qu'en les joignant ensemble leur surface puisse toucher en un
grand nombre de points ; si on tente de les
désunir, on éprouvera une grande résistance.
La même attraction a lieu sous le récipient
de la machine pneumatique, le vuide étant
fait, ce qui n'arriveroit pas si cela étoit dû
à un fluide environnant. On peut donc conclure que l'attraction est inhérente à la matière , et qu'elle est une des principales
causes de la formation des êtres.

Cet exemple donne naissance à tous les
phénomènes qu'on observe en chymie ; il
est donc très-important d'étudier avec soin
toutes les loix et toutes les circonstances qui
l'accompagnent.

Les chymistes ont donné à cette force le
nom d'affinité ou de rapport. Bergmann l'a
appellée attraction chymique. On doit donc
entendre par affinité, la tendance qu'ont les
parties, soit constituantes , soit intégrantes
des corps , les unes vers les autres , et la
force qui les fait adhérer ensemble , lorsqu'elles sont unies.

Cette définition nous fait connoître que ce
n'est point là un de ces mots vuides de sens.

La force avec laquelle les parties des corps
tendent à s'unir les unes aux autres ,et l'adhérence qu'elles ont entr'elles , sont des
effets très-sensibles et très-palpables, puis-

que cette force ne peut être détruite que par une force toute aussi réelle et plus considérable. Elle est d'ailleurs démontrée par une infinité d'expériences. Comme , lorsque deux corps de nature semblable, mis au point de contact , tendent, en vertu de cette force , à s'unir et s'unissent réellement, il résulte de cette union une sphère d'une masse plus considérable , mais qui n'a point changé de nature. Deux gouttes d'eau, d'huile, de mercure, ou bien dequel qu'autre fluide nous fournissent la preuve de ce que nous venons d'avancer. Cette première espèce d'affinité se nomme affinité simple, ou réunion d'agrégation, c'est-à-dire , qu'il n'en résulte toujours qu'un corps de même nature, mais d'une plus grande masse.

La force d'agrégation à différens dégrés, que l'on mesure par l'adhérence respective que les parties intégrantes d'un agrégé ont entr'elles. C'est l'effort nécessaire pour séparer les parties d'un agrégé , qui indique ou désigne le dégré d'adhérence ou d'attraction qu'elles ont entr'elles. On peut donc distinguer quatre genres d'agrégés, sous lesquels peuvent être compris tous les corps de la nature.

Le premier , est l'agrégé dur ou solide, dans lequel la force qui unit les parties intégrantes est très-considérable , et qui demande un effort violent pour perdre son agrégation.

Le deuxième, l'agrégé mou, dont les parties cohérentes peuvent cependant, à l'aide d'un léger effort, glisser les unes sur les autres et changer de situation respective.

Le troisième, l'agrégé fluide. Ses parties intégrantes sont assez peu unies ensemble pour que la moindre force non-seulement les fasse rouler et glisser les unes sur les autres, mais même soit capable de les séparer, de les isoler en globules.

Le quatrième, l'agrégé aériforme, dont les molécules intégrantes sont trop tenues pour pouvoir être apperçues, et dans lequel l'affinité d'agrégation est la plus petite possible; l'air atsmosphérique en fournit un exemple.

Ces quatre genres d'agrégation ne sont, à proprement parler, que différens dégrés de la même force, qu'il est cependant nécessaire de distinguer avec soin, parce que leur état et leur diversité influent singulièrement sur les phénomènes chymiques.

La seconde espèce d'affinités, est celle compliquée, ou l'affinité de composition.

On doit considérer d'abord l'affinité compliquée dans laquelle il ne s'agit que de trois principes. Voici ce que l'expérience indique au sujet de cette sorte d'affinité.

Lorsque deux principes sont unis ensemble, s'il en survient un troisième, on voit paroître des phénomènes de composition ou de décomposition, qui diffèrent suivant les affinités qu'ont ensemble ces trois corps.

Par exemple. Un principe uni avec deux autres forment un composé qui a trois principes. Une masse composée d'or et d'argent, à laquelle on ajoute du cuivre, ce troisième métal, s'unissant aux deux autres, forme ce corps composé de trois principes.

La même chose arrive aussi quelquefois, quoique le troisième principe qui survient n'ait aucune affinité avec un des deux principes qui étoient d'abord unis. Mais alors il paroît qu'il faut que ce principe survenant ait, avec l'autre principe, une affinité égale à celle que ces deux principes ont ensemble; et dans ce cas celui des deux principes qui sert comme de lien, pour unir ensemble les deux qui n'auroient pas pû l'être sans cela, s'appelle intermède. Ainsi on peut nommer cette affinité, affinité d'intermède. Par exemple, si l,on met dans l'eau le composé nommé foie de soufre, qui a pour les deux principes le soufre et l'alkali fixe, il contracte une union avec l'eau ; il s'y dissout sans se décomposer, et il en résulte un nouveau composé qui a trois principes, savoir : le soufre, le sel alkali fixe et l'eau.

Quelquefois un troisième principe qui se joint à un composé de deux principes, ne s'unit qu'avec un de ces deux principes, et oblige l'autre à se séparer entièrement de celui avec lequel il s'étoit d'abord uni. Dans ce cas, il se fait une décomposition totale du premier composé, et une nouvelle combinaison du principe restant avec le principe survenant, d'où il résulte un nouveau composé. Par exemple, lorsqu'on mêle de l'alkali dans une dissolution de matière métallique, faite par un acide, l'alkali, qui a beaucoup plus d'affinité avec l'acide qu'avec le métal, s'empare de cet acide, et l'oblige à quitter le métal qui se précipite.

Il arrive aussi qu'un principe qui, en vertu de l'affinité dont on vient de parler, a été séparé d'avec un autre, fait quitter prise, à son tour, à celui qui l'avoit séparé. Cette affinité, que l'on nomme réciproque, à cause de la réciprocité de ses effets, a lieu lorsque les deux principes qui sont séparés alternativement l'un par l'autre, d'avec un troisième principe, ont, avec ce principe, une affinité presqu'égale, et que leur séparation est procurée par des circonstances particulières de l'opération, et relatives à quelques-unes de leurs propriétés.

Tout ce qu'on vient de dire sur les affinités de trois principes, doit s'appliquer à celles de quatre, en ayant égard aux changemens que peut apporter un quatrième principe. Il est évident, par exemple, qu'au lieu d'une seule décomposition et d'une seule composition nouvelle, qui peuvent résulter des différens dégrés d'affinités de trois principes, les affinités de quatre formant deux nouvaux composés, pourront, par un échange mutuel, occasionner deux décompositions, et deux combinaisons nouvelles. Cette sorte d'affinité, où il se fait un double échange de principes, peut se nommer affinité double.

Nous n'entrerons point ici dans d'autres détails ; le sujet demande trop d'attention, pour le traiter légèrement. On peut consulter les élémens du Citoyen Fourcroy chapitre troisième : *Des attractions chymiques*.

CHAPITRE II.

Des Principes.

Les anciens philosophes distinguoient les élémens des principes. Par élémens ils entendoient les molécules de la première composition ; c'est-à-dire, les molécules indivisibles, simples et qui entrent dans la composition de tous les corps. Les principes, selon eux, étoient des composés des élémens, et qui par conséquent peuvent se décomposer en leurs élémens. Ces principes sont donc les matières des corps ; c'est-à-dire, que les corps sont composés de molécules produites par la combinaison des élémens ; mais quels sont les élémens des corps ? Aristote et ses sectateurs en admettoient quatre : le feu,

feu, l'air, la terre et l'eau. Les deux premiers passoient pour actifs, et ils regardoient les deux autres comme passifs. Ils
prétendoient que, pour composer les corps,
ces élémens se pénétroient mutuellement.
Aristote admettoit aussi que la matière étoit
divisible à l'infini; ce qui est d'autant plus
absurde qu'il admet un certain nombre de
principes.

Les premiers chimistes reconnoissoient
avec Basile, Valentin et Paracelse, trois principes : le mercure, le soufre et le sel, mais ils
ne les regardoient que comme des principes
secondaires ; Vanhelmont ne reconnoissoit
que l'eau pour principe de tous les corps.
D'autres chimistes qui sont venus depuis, ont
ajouté deux principes aux trois de Paracelse ;
ainsi ils en admettoient cinq : le mercure ou
esprit, le soufre ou l'huile, le sel, l'eau ou
phlegme, et la terre ; mais il est facile de
voir que ce qu'ils donnent ici pour principes, sont des substances composées.

Becker est le premier qui ait donné une
définition juste et exacte des principes. Il
admet pour principes de toutes choses l'eau,
qui ne concourt cependant pas à la formation de tous les êtres, et la terre qui est le
principe de sécheresse et de densité ; qu'il
a divisé en trois espèces, savoir, la terre
vitrifiable, qu'il regarde comme le premier
principe qui sert de matrice aux autres, et
qu'il croit être ce que les anciens nommoient

leurs sels ; la terre inflammable , qu'il croi
être ce que les anciens appelloient soufre , et
la terre mercurielle , sur laquelle il n'y a
encore aujourd'hui rien de certain , et qu'il
pense être ce que les anciens appelloient
mercure.

Stahl a adopté et commenté la doctrine
de Becker ; il a regardé la terre inflammable comme le feu fixé dans les corps,
et il lui a donné le nom de phlogistique.
phlogistique , selon lui , étoit le principe d
l'inflammabilité et l'aliment du feu ; mais
il avoit oublié d'examiner l'action de l'air,
auquel Hales a fait jouer le plus grand
rôle dans les phénomènes chimiques.

Les chimistes depuis Becker et Stahl,
jusqu'à nos jours , n'ont fait aucun chan-
ment à la doctrine établie par les plus anci.
philosophes sur les élémens ; ils en ont
connu quatre , à la manière d'Empédocle
et ils les ont considérés chacun dans de
états différens : 1°. comme libre et isolé,
c'est ainsi qu'ils ont examiné l'atmosphère
les grandes masses d'eau , le feu en général
le globe dans son ensemble ; 2°. com.
combiné , et alors ils se fondoient sur l'air
l'eau et la terre qu'ils retiroient de différens
corps en dernière analyse.

Telles étoient , à peu de chose près , l.
opinions adoptées sur les principes des corps
et sur les élémens depuis Becker et Stahl
lorsque les belles découvertes faites par

ﬂestly et Lavoisier sur le feu, l'air et la com-
ﬂstion, en ont nécessairement introduit de
ouvelles. En effet, si la constance dans les
ropriétés, si l'unité et la simplicité sont
es vrais caractères des élémens, et si cette
implicité n'existe pour nous que lorsque
us ne pouvons parvenir à décomposer les
ﬂps, nous ferons remarquer : 1°. que parmi
es quatre élémens, on en connoît aujour-
hui deux, l'air et l'eau, que l'art est parvenu
décomposer et à séparer en plusieurs prinipes; 2°. que la terre élémentaire est un
e de raison, puisqu'on a découvert plu-
ﬂurs matières terreuses aussi simples et
ussi peu décomposables les unes que les
tres, ainsi que cela sera démontré; 3°.
parmi les corps naturels, il en est un
nd nombre, comme le soufre, les mé-
ux, que l'art n'est pas parvenu à décom-
ser, et qui sont des corps simples dans
état actuel de nos connoissances.
Il résulte de ces apperçus généraux,
ndés sur des faits, que les véritables prinipes, ou premiers élémens des êtres na-
els, échappent à nos sens et à nos ins-
ﬂmens; que plusieurs de ceux que l'on a
pelés élémens en raison de leur vo-
me, de leur influence dans les phéno-
ﬂnes de la nature, et de leur existence
ultipliée dans ses différens produits, ne
nt rien moins que des corps simples et inva-
ﬂbles, et que vraisemblablement aucun corps

qui tombe sous nos sens, n'est un être si
ple , mais qu'il ne nous paroît tel que
que nous n'avons pas le moyen de le d
composer,

Il est important de remarquer que, lo
qu'on décompose la plupart des corps,
ne parvien pas à les réduire ainsi à le
élémens ou principes primitifs par une p
mière analyse , sur-tout lorsqu'ils sont lo
composés ; on n'en retire d'abord que d
substances , qui sont à la vérité plus simpl
mais qui sont encore elles - mêmes com
sées, qui ont par conséquent des principes
et qui ont besoin d'une nouvelle analyse
pour être réduites à leurs principes. O
nomme ces substances principes principi

Dans l'analyse des corps fort compos
on retire ainsi successivement par des p
mières, secondes, troisièmes analyses, d
principes principiés de différens dégrés
simplicité : cela a donné lieu de distingu
plusieurs espèces de principes principiés d
différens dégrés de simplicité, et qui sont,
une véritable gradation, principes les u
des autres. Les chimistes modernes les di
tinguent par des noms qui désignent le
ordre de composition. Ainsi, on appele pri
cipes primitifs ceux qui, comme nous avon
déja dit, ne peuvent plus être décomposés
on nomme principes secondaires ceux qu'o
regarde comme résultans de l'union de c
prinipes primitifs ; principes ternaires, ce

i sont composés de la combinaison des
incipes secondaires.

CHAPITRE IV.

Du Feu.

Parmi les quatre corps appellés élémens,
cun n'a paru plus actif et plus simple en
ême tems que le feu. Les plus anciens phi-
ophes, d'accord en cela avec les physiciens
tous les tems, ont donné ce nom à un
e qu'ils supposoient fluide, très-mobile,
s-pénétrant, formé de molécules agitées
un mouvement vif et continuel, et qu'ils
ardoient comme le principe de toute flui-
té et de tout mouvement. Si l'on réflé-
issoit sur cet objet, on verroit bientôt que
n'est que par conjecture qu'on a attribué
propriétés à un corps particulier mis au
mbre des élémens ; puisqu'on n'a jamais
démontrer son existence, comme on a
nstaté celle des trois autres substances
émentaires. En effet, il est tout naturel de
ire que ce mot a d'abord été donné dans
s les idiomes et par tous les hommes,
l'impression que les corps chauds font sur
peau, et qu'il est synonyme du mot cha-
r, ainsi qu'à la lumière qui s'échappe
s corps qui brûlent ; c'est même encore
dée qu'en ont la plupart des hommes:

ils ne reconnoissent la présence du f
qu'à celle de la chaleur ou de la combu
tion. Le chancelier Bacon est un des pre
miers qui ait douté de l'existence du
comme fluide particulier, et qui se soit ap
perçu que les physiciens avoient toujou
pris, en le définissant, une propriété pou
un corps. Quelqu'avancé que soit aujour
d'hui l'art des chimistes, il ne leur a point
été possible de saisir et de coërcer cet et
que les physiciens sont convenus de rega
der comme un fluide, et dont ils expliqu
d'ailleurs assez bien les effets, lorsque
subjugués par l'habitude, ils régardent, so
existence comme réelle. Ces difficultés, on
fait penser à quelques chimistes, et en par
ticulier au célèbre Macquer, que le feu n'é
toit autre chose que la lumière, et la c
leur qu'une modification des corps, due au
mouvement et à la coalision de leurs mol
cules. Cette opinion n'existe plus parmi
savans qui cultivent la chimie. Pour con
cevoir les différentes théories proposées de
puis quelques années sur le feu, il ne faut
point se borner à traiter cet objet d'une ma
nière aussi générale. Le moyen qu'il faut em
ployer, est de diviser le sujet, d'en sépare
les parties et de considérer successivement
comme autant d'effets particuliers du feu
la lumière, la chaleur, la raréfaction, les
changemens produits dans les corps par la

haleur, et ceux qu'on attribuoit au feu combiné, appelé alors phlogistique.

Chapitre V.

Dé la Lumière.

Qu'est-ce que la lumière ? d'où procède-elle ? quelles en sont les propriétés ? est-elle composée, et que résulte-t-il de sa composition ? ce sont autant de questions plus importantes et plus curieuses les unes que les autres, et qui méritent toutes également les soins et l'attention du physicien.

On entend, en général, par lumière, tout ce qui nous procure la faculté de distinguer r le ministère de l'organe de la vue, les objets qui nous environnent. On doit donc nger dans la même classe, et considérer sous un seul et même point de vue la lumière qui nous vient du soleil, celle des corps célestes, soit qu'ils soient lumineux ar eux-mêmes, soit qu'ils ne le soient que par la faculté qu'ils ont de réfléchir vers nous la lumière qui les éclaire ; celle que la flamme d'un corps embrasé produit, celle d'un flambeau, d'une bougie, et, en général, de tous les corps combustibles mis dans un état particulier d'ignition. De là on conçoit cette multitude de modifications différentes , sous lesquelles il faudroit envisager la lumière.

Cette lumière est un fluide si subtil, qui échappe tellement à la grossièreté de nos sens et des agens que nous pourrions employer pour l'examiner, que plusieurs philosophes n'ont pas craint d'en faire un être à part, différent de la matière et de l'esprit, et qui tient le milieu, disent-ils, entre l'un et l'autre, quoiqu'incoërcible et non susceptible d'être traitée et soumise aux mêmes épreuves auxquelles nous assujettissons les fluides les plus subtils ; il n'est pas moins facile pour cela de démontrer que la lumière est un véritable corps. L'expérience seule de Homberg, suffiroit pour nous en convaincre. Ce célèbre académicien dirigea la lumière du soleil, et parvint à la rassembler sur un ressort fixé, par l'une de ses extrémités, à un morceau de bois, et l'activité de la lumière contre ce ressort, le mit en vibration. Quel est l'œil qui peut impunément regarder fixement le soleil ? Les personnes dont la vue est tendre, ne sont-elles pas plus ou moins vivement affectées d'une lumière réfléchie par un mur blanchi. Tout nous prouve donc que la lumière est un corps, et que ce corps agit comme tel, et à sa manière, sur ceux qui sont susceptibles de ressentir ses impressions.

C'est en examinant les réfractions et les réflexions de la lumière, que le grand Newton est parvenu à décomposer, ou plutôt à disséquer ce corps, et à démontrer que les différens rayons qui composent chaque faisceau lumineux, étoient teints d'une couleur particulière ; jusqu'à lui on n'avoit que des idées fort inexactes et fort obscures sur la cause des couleurs. Comme chaque rayon lumineux suit des loix particulières dans sa refrangibilité, ainsi que dans sa réflexibilité, en faisant tomber un faisceau de lumière sur l'angle d'un prisme triangulaire de verre, et en faisant tourner ce prisme sur son axe, les rayons qui constituent ce faisceau, éprouvant une réfraction différente, se séparent, s'isolent en passant à travers le verre ; et lorsqu'on en reçoit l'image sur un plan blanchi qu'on oppose à leur pasage, ils y forment un spectre ou une bande allongée, peinte des sept couleurs suivantes, en comptant de bas en haut : le rouge, l'orangé, le jaune, le verd, le bleu, le pourpre et le violet.

La surface des corps opaques et diversement colorés, paroît faire sur la lumière un effet comparable au prisme. C'est de cet effet que semble dépendre la diversité des couleurs dont ils brillent à nos yeux. En effet, si tous les rayons lumineux qui frappent un corps opaque, sont réflechis ensemble et sans séparation de cette surface, ils portent tous leur éclat sur nos yeux, et il en résulte la couleur blanche ; si, au contraire, tous les rayons sont absorbés sans être réflechis par la surface des corps, ces derniers présentent une ombre très-foncée, dont le contraste avec les objets bien éclairés, constitue la couleur noire ou plutôt l'absence de toute couleur. Enfin, chaque faisceau lumineux étant un composé de sept rayons teints de couleurs diverses, la réfrangibilité différente qui distingue et caractérise chacun d'eux est la cause que tel corps ne réfléchit que tel rayon, et laisse passer et absorbe tels autres, d'où naît la variété des couleurs. La coloration dépend donc de la nature et de la surface des différens objets, comme la transparence dépend de la forme de leur pores, et toutes deux naissent des modifications que la lumière éprouve soit de la surface, soit de l'intérieur des corps sur lesquels elle tombe. Ce que l'on appelle la couleur bleue ou rouge, est produit par la décomposition du faisceau lumineux dont tous les rayons sont absorbés, excepté le bleu ou le rouge.

Telles sont les principales propriétés qui caractérisent la lumière libre ou considérée comme l'émission du soleil et des étoiles fixes. Depuis long-tems les physiciens ont reconnu l'influence de la lumière dans la végétation ; les cultivateurs ont observé les premiers que les plantes qui croissent à l'ombre sont pâles et sans couleur ; on a donné le nom d'étiolement à ce phénomène, et celui de plantes étiolées aux végétaux qui l'ont éprouvé. L'herbe qui croît sous les pierres est blanche, molle, aqueuse et sans saveur; plus les rayons du soleil frappent les végétaux, et plus ces derniers acquiérent de couleur ; telle est l'origine de ces matières colorantes, précieuses par le ton et la solidité, que beaucoup de peuples orientaux retirent des bois, des écorces, des racines, et que l'art le plus industrieux des teinturiers européens ne peut parvenir à imiter.

La couleur n'est pas la seule propriété que les végétaux doivent au contact des rayons lumineux. Ils acquierrent encore de la saveur, de l'odeur, de la combustibilité ; c'est ainsi que la lumière contribue à la maturité des fruits et des semences, et que sous le ciel brûlant de l'Amérique, les végétaux sont, en général, plus odorans, plus sapides, plus résineux. C'est par cette raison que les pays chauds semblent être la patrie des parfums, des fruits très-odorans, des bois de teinture, des résines, etc. Enfin, l'action de la lumière est si énergique sur l'organisme végétal, que ces êtres, frappés par les rayons du soleil, versent par les pores supérieurs de leurs feuilles, des torrens d'air vital dans l'atmosphère; tandis que privés de la lumière de cet astre, ils n'exhalent plus qu'une mofete délétère, ou un véritable acide semblable à celui que nous retirons de la craye. Cette importante découverte due à Priestly, et poussée beaucoup plus loin par Ingenhouze, démontre bien quelle est la puissance des rayons lumineux sur la végétation. Les effets que la lumière produit en grand sur les végétaux, se retrouvent avec la même énergie dans un grand nombre d'opérations chimiques. Il n'est pas une substance qui, renfermée dans des vaisseaux de verre bien bouchés et exposés au contact des rayons du soleil, n'éprouve plus ou moins d'altération par ce contact. Ce sont sur-tout les acides minéraux, les oxides ou chaux métalliques, les poudres végétales et les huiles animales volatiles, dans lesquelles on observe les altérations les plus singulières. Il n'est pas un oxide métallique, sur-tout parmi ceux de mercure, qui ne change de couleur et ne devienne, en général, plus foncé à la surface exposé au soleil; on peut se convaincre de ce fait en visitant les couleurs en poudre pour la peinture, conservées dans des bocaux de verre chez les marchands. Les acides minéraux deviennent plus colorés, plus volatils et fumans, lorsqu'on les tient au soleil; les sels métalliques y noircissent, les huiles animales y prennent une couleur brune et obscure. Tous ces changemens méritent la plus grande attention de la part des chimistes, et ils constituent une suite de recherches immense dont on ne s'est point encore assez occupé.

CHAPITRE VI.

De la Chaleur.

Il y a beaucoup plus de difficultés dans l'examen des propriétés de la chaleur, que dans celui de la lumière. On ne peut pas prouver par la pésanteur, que la chaleur soit un être existant par lui-même, et plusieurs grands hommes ont pensé avec Bacon qu'elle n'étoit qu'une modification dont tous les corps sont susceptibles. Mais ce qu'il y a de certain, c'est que sa présence a toujours indiqué celle du feu pour les physiciens comme pour le commun des hommes, et qu'elle a toujours été prise tantôt pour cet élément lui-même, tantôt pour un de ses caractères.

Ses principales propriétés sont de pénétrer tous les corps, de se repandre uniformément et de tendre à l'équilibre, de dilater les diverses substances qu'elle pénetre, de les faire passer de l'état solide à celui de liquide, et de celui-ci à l'état de fluides élastiques.

Lavoisier et Delaplace semblent avoir soupçonné que la chaleur consiste dans l'existence d'un corps particulier, et dans les oscillations intestines des corps, excitées par sa présence.

Quelle que soit au reste la nature de la chaleur, les phénomènes qu'elle présente dans les combinaisons et les décompositions chimiques, n'en sont pas moins certains, et ne doivent pas moins être observés avec soin. Un grand nombre de faits ont démontré que ce corps, ou cette modification est inaltérable en elle-même, qu'elle ne se perd point, et c'est ce qui a porté et Lavoisier et Delaplace à présenter un axiome ou un principe général sur son apparition ou sa disparition. Comme ce principe est de la plus grande importance pour la théorie chimique, nous croyons devoir le rapporter ici.

» Si dans une combinaison ou dans un changement d'état quelconque, il y a une diminution de chaleur libre, cette chaleur reparoîtra toute entière, lorsque les substances reviendront à leur premier état ; et réciproquement, si dans la combinaison ou le changement d'état, il y a une augmentation de chaleur libre, cette nouvelle chaleur disparoîtra dans le retour des substances à leur état primitif.

Pour mesurer la quantité de chaleur absorbée ou dégagée dans les différens phénomènes chimiques (mesure qui devient aujourd'hui de la plus grande importance d'après ce que nous avons exposé) les physiciens modernes ont cherché des moyens capables de supléer aux thermomètres dont

les échelles n'ont point l'étendue convenable, et dont la marche n'est pas aussi certaine qu'on l'avoit crû d'abord. Wilke avoit
proposé d'employer la fonte de la neige par
les corps dont il vouloit connoître la chaleur ; mais Lavoisier et Delaplace ont
trouvé une méthode plus sûre et plus facile
à pratiquer : elle consiste, en général, à exposer les corps qui produisent de la chaleur
par leur combinaison , après les avoir ré -
duits, ainsi que le vase qui les renferme,
à la temperature de o , dans un vaisseau entouré de glace, dont la couche intérieure ne
peut être fondue que par la chaleur dégagée
de ces corps pendant leur union, et à mesurer la quantité de cette chaleur par celle
de l'eau fondue et recueillie avec soin. Ils
sont aussi parvenus, par ce procédé, à connoître sûrement la chaleur spécifique des
corps, à mésurer celle qui est absorbée dans
certaines combinaisons, et enfin à déterminer jusqu'à celle qui se dégage dans la combustion et la respiration. Les longs détails
qu'exigéroit la description de cet instrument
nous forcent de renvoyer à l'ouvrage que
nous a donné Lavoisier, *Volume II.* 3e.
partie , chap. 3.

On distingue deux espèces de chaleurs,
ou plutôt on distingue la chaleur elle-même
en deux états différens , dans toutes les substances naturelles : l'une qui est intimément
combinée, et qu'on appele chaleur latente

ou calorique, parce qu'elle n'y est pas sible; l'autre qui y est simplement dissemi- née. Celle ci peut en être chassée par la seule pression ou par des moyens mécaniques; c'est ainsi que lorsqu'on frappe une barre de fer, et qu'on rapproche ses molécules par le choc, la chaleur s'en échappe, comme l'eau sort d'une éponge humide que l'on presse. La chaleur vraiment combinée ne sort des corps que par de nouvelles com- binaisons chimiques.

CHAPITRE VII,

De la Raréfaction.

L'effet le plus frappant que les physiciens attribuent au feu, et qui est constamment produit par la chaleur, c'est la raréfaction. Nous avons déja fait remarquer que la prin- cipale action de la chaleur étoit d'augmen- ter le volume de tous les corps sans augmen- ter leur pésanteur absolue, et de diminuer, au contraire, leur pésanteur spécifique. Cette raréfaction indique l'intromission d'une sub- stance quelconque dans les petites cavités des corps raréfiés; cette substance, qui est la chaleur elle-même, agît comme des coins ou des ressorts qui séparent et éloignent les molécules de ces corps.

Quoiqu'il soit vrai, en général, que pres- que tous les corps de la nature sont dilatés et raréfiés par la chaleur, il est cependant nécessaire de faire quelques rémarques sur ce phénomène. Premièrement, toutes les substances minérales sans exception éprouvent une dilatation et une raréfaction d'autant plus grande, que la chaleur à laquelle on les expose est plus forte. Cette raréfaction va même jusqu'à détruire entièrement l'agrégation d'un grand nombre d'entr'elles ; mais si l'on applique cette loi aux matières végétales et animales, elle paroît souffrir quelques exceptions. En effet, une chaleur douce dilate, à la vérité, leurs fibres, les écarte et diminue la densité de leur tissu ; mais par une chaleur brusque et forte, le parchemin, les membranes, les tendons se rétirent, se resserrent sur eux-mêmes ; propriété qui paroît tenir à l'irritabilité ou plutôt à la contractibilité des fibres animales, pour lesquelles la chaleur semble être un stimulus, tant que leur organisation n'est pas détruite.

Une barre de fer chauffée augmente en longueur et en largeur. Les physiciens ont imaginé plusieurs instrumens pour connoître et même mésurer cet effet de la raréfaction. Le pyromètre, dont l'invention appartient à Musschenbroek, annonce par le mouvement d'une aiguille sur un cadran, jusqu'à la mille quatre-vingtième partie d'une ligne de dilatation dans les barres métalliques chauffées. Comme ce pyromètre n'annonce que l'alongement des barres métalliques, les physiciens se servent d'un cylindre traversant un anneau de métal quand l'un et l'autre sont froids ; si l'on chauffe le cylindre, il ne peut plus passer à travers l'anneau : ce qui démontre que les corps sont dilatés dans leur diamètre comme dans leur longueur.

Boerhaave, pour établir cette dernière loi de la raréfaction, a comparé l'effet de la chaleur sur trois corps solides très - différens les uns des autres, tels que du bois, une pierre et un métal. Il avoit observé qu'en effet le bois se dilatoit le plus, ensuite la pierre, puis le métal, et que la raréfaction ou l'écartement des molécules des corps suivoit leur densité ; il en avoit conclu que plus le tissu des corps est rare, et plus ils se dilatent ; qu'au contraire, plus il est il est dense moins ils se raréfient. Mais en répetant l'expérience de la raréfaction par la chaleur sur un grand nombre de corps solides différens les uns des autres, Buffon nous a prouvé que la chaleur les dilate en raison de leur altérabilité par le feu.

Outre les loix de la raréfaction que la chaleur produit, et qui ne sont pas encore, à beaucoup près, connues, il est essentiel de savoir, 1°. que les corps en passant de l'état solide à celui de fluidité produisent toujours du froid, comme les sels en se dissolvant dans l'eau, l'ether qui s'évapore, etc. ; 2° que les fluides susceptibles de passer à l'état concret, s'échauffent en devenant solides ; ainsi l'eau qui se géle lorsqu'on la tient plongée dans un bain de glace , ne donne jamais un aussi grand dégré de froid que l'esprit-de-vin plongé dans le même bain. On conçoit d'après ce qui a été exposé jusqu'ici que cet effet général dépend de ce qu'un corps qui, de solide devient liquide, absorbe plus de chaleur qu'il n'en avoit auparavant; tandis que dans la circonstance contraire il laisse échapper la quantité de chaleur qui le tenoit fondu. Je ne m'étendrai pas davantage sur ce sujet, ces détails nous meneroit trop loin; en outre , ne pouvant rien ajouter à ce qui a été dit par d'excellens auteurs , il vaut beaucoup mieux les consulter avec attention. Lavoisier et Fourcroy ont traité ce sujet d'une manière à ne rien laisser désirer.

Les diverses altérations que la chaleur fait éprouver aux corps , sont employées par les chimistes pour parvenir , soit à décomposer , soit à combiner les différens produits naturels. La première attention qu'ils doivent avoir , c'est de mésurer exactement les degrés de chaleur nécessaire pour opérer les changemens dont les matières qu'ils traitent sont susceptibles. Ils en reconnoissent, en général, deux classes : la première comprend les degrés de chaleur au dessous de l'eau bouillante, et la seconde renferme ceux qui sont au dessus. L'échelle du thermomètre sert à distinguer les uns ; quant aux autres, on ne les détermine que d'après la fusibilité connue de différentes substances.

Le premier dégré inférieur à l'eau bouillante s'étend de cinq à dix degrés au dessus de o du thermomètre de Réaumur : cette chaleur favorise la putréfaction, la végétation, l'évaporation lente, etc. On ne s'en sert point communément dans les opérations de chimie, parce qu'elle n'est pas assez considérable ; elle a lieu cependant dans quelques macérations que l'on fait l'hyver. Elle est aussi utile pour la crystallisation des dissolutions salines que l'on porte après une évaporation convenable dans des lieux dont la température est de dix dégrés, tels que les caves.

Le second dégré, fixé de quinze jusqu'à vingt, continue à entretenir la putréfaction. Il excite la fermentation spiritueuse dans les liquides sucrés. Il facilite l'évaporation, la crystallisation lente. C'est celui qui règne ordinairement dans les pays tempérés. On le met en usage pour les macérations, les dissolutions salines, les fermentations, etc.

Le troisième dégré s'étend de vingt-cinq à trente : la fermentation acide ou aciteuse s'établit dans les végétaux, l'exsiccation des plantes s'y pratique avec succès. On s'en sert pour quelques dissolutions salines et pour des fermentations.

Le quatrième dégré, porté à quarante-cinq, est appellé dégré moyen de l'eau bouillante ; c'est celui que prennent les vaisseaux appellés bain-marie. Il désorganise les ma-

tières animales, volatilise la partie la plus
tenue des huiles essentielles, mais sur tout
l'esprit recteur. On l'emploie pour la distillation des matières végétales, et animales
dont on veut retirer le principe odorant et le
phlegme.

La chaleur de l'eau bouillante ou le quatre-vingtième dégré, sert dans les décoctions,
l'extraction des huiles essentielles.

Le premier dégré de chaleur audessus de
l'eau bouillante, rougit le verre, brûle les
matières organisées, fond le soufre.

Le second dégré fond les métaux mous,
tels que le plomb, l'étain, le bismuth et les
terres fusibles.

Le troisième dégré produit la fusion des
métaux d'une moyenne dureté, comme le
zinch, le regule d'antimoine, l'argent et l'or.

Le quatriéme dégré cuit la porcelaine,
fond les métaux réfractaires, le cobalt, le
cuivre, le fer, etc.

Le dernier dégre et le plus fort de tous,
existe dans le foyer du verre ardent. Cette
chaleur extréme calcine, brûle et vitrifie en
un instant tous les corps qui en sont susceptibles. On peut augmenter considérablement l'action du feu en substituant l'air vital, ou le gaz oxigène à l'air de l'atmosphère. Voici l'appareil dont Lavoisier s'est
servi pour ce genre d'expérience. Il consiste
dans une petite table percée d'un trou, à
travers lequel on fait passer un tube de

cuivre ou d'argent, terminé par une très
petite ouverture qu'on peut ouvrir ou fermer
par le moyen d'un robinet. Ce tube se continue par dessous la table et va s'adapter au
gazomètre (1) avec l'intérieur duquel il
communique. Lorsqu'on veut opérer, on
commence à faire avec un tourne-vis un
creux de quelques lignes de profondeur dans
un gros charbon noir. On place dans ce
creux le corps que l'on veut fondre : on allume ensuite le charbon avec un chalumeau
de verre, à la flamme d'une chandelle;
après quoi on l'expose au courant du gaz oxigène qui sort avec rapidité par le bec ou l'extrémité du tube.

La chaleur dont on a besoin dans les opérations de chimie est produite par la combustion du charbon de bois ou du charbon
de terre. On se sert pour cela de fourneaux
qui ont différentes formes et différens noms.

La construction des fourneaux n'est pas
une chose arbitraire. Ils sont tous construits
sur certains principes, et suivant deux ou
trois loix fondamentales. On y distingue ordinairement trois parties : la première, qui
s'appelle cendrier, est celle par où l'air entre
dans le fourneau, c'est même son principal
usage. La seconde, ou le foyer sert, à soutenir le feu, et la troisième, que l'on appelle

____

(1) Instrument que l'on trouvera décrit dans
l'ouvrage de Lavoisier.

ergasterium, est destinée à porter les vaisseaux. C'est à cette partie que l'on fait trois
trous ou trois échancrures qu'on nomme
registres ; on les ouvre ou on les bouche à vo-
lonté, pour augmenter ou diminuer le feu.

Les fourneaux dont on se sert le plus ordinairement pour les différentes opérations
de la chimie, sont :

Les fourneaux de digestion, de fusion, de
reverbère, le fourneau à souflet, celui de coupelle etc. On peut consulter sur cet objet
le traité élémentaire de chimie de Lavoisier,
dans lequel on trouvera la description de
plusieurs fourneaux de son invention. On
emploie aussi quelquefois la flamme de
l'huile ou de l'esprit-de-vin, dans des fourneaux de lampe appropriés à cet usage.

La manière dont le feu est appliqué aux
corps dans les divers procédés chimiques,
mérite aussi quelques considérations. Si c'est
sur la matière combustible même qu'est
appliquée la substance chauffée, on opère
alors à feu nud. Souvent on met un corps
quelconque entre le feu et la matière qu'on
expose : delà les dénominations de bain-
arie, bain-de-sable, bain-de-fumier, bain
e cendre.

La forme des vaisseaux qu'on emploie
our traiter les corps par le feu, les diffé-
ens phénomènes que ces corps présentent
ar l'action de la chaleur, ont fait distinguer
u assez grand nombre d'opérations, qui

portent des noms particuliers. Nous allons successivement les faire connoître en abrégé.

Toutes les fois qu'un corps fluide, visible ou invisible, agit sur un autre, solide ou non, s'unit avec lui pour ne former qu'un tout homogène, on dit qu'il y a dissolution : c'est ainsi que l'eau dissout les sels et se mêle à l'esprit-de-vin. Pendant la dissolution, il y a communément un mouvement visible que l'on nomme effervescence ; celui des deux corps que l'on croit le plus actif s'appelle dissolvant ou menstrue ; l'autre prend le nom de base.

Toutes les fois que l'on fait passer une matière fluide à l'état de solidité, il y a crystallisation.

La fusion est une opération par laquelle, en appliquant le feu à une matière solide, on la rend assez fluide pour la réunir en une seule masse, ou pour la couler et en changer la forme ; le produit se nomme lingot, culot ou bouton, suivant les qualités et l'objet de l'opération : des creusets d'argile cuite, de porcelaine, de grès grossier, de fer, de platine, des tutes ou creusets renflés dans leur milieu et terminés par une patte, des cônes, des lingotières, constituent l'appareil des vaisseaux nécessaires à cette opération.

La réduction ou revification est une opération par laquelle on donne ou on restitue à une terre métallique la forme, la solidité qu'elle avoit perdue pendant la calcination, soit au feu, soit à l'air, soit dans les acides : le produit est un vrai métal que l'on appelle régule.

La vitrification est une opération qui convertit en verre toutes les matières, quand le feu est porté à un dégré suffisant : le produit est un verre plus ou moins parfait : il prend le nom de scories, quand on n'a pour objet que de séparer, par ce moyen, les matières vitrescibles de celles qui le sont moins ; ainsi, dans la coupéllation, on vitrifie les métaux imparfaits, pour avoir purs les métaux fins (1).

On entend par évaporisation, volatilisation, toutes opération par laquelle ont sépare les substances fixes des substances volatiles (2). Lorsqu'il s'agit d'enlever à un minéral l'air, l'eau ou les sels, on l'appelle calcination, ou grillage (3). Lorsqu'on a pour

----

(1) Le nom de cette opération vient de celui des vaisseaux qu'on y emploie. Ce sont des espèces de creusets plats, semblables à de petites coupes, que l'on appelle coupelles, et dont la matière qui est la terre des os, est assez poreuse pour absorber et retenir le plomb scorifié par la chaleur.

(2) Cette opération se fait dans des capsules, des terrines, des évaporatoires de verre ou de terre, ou encore dans des bassines d'argent.

(3) C'est dans des capsules de terre ou de fer, dans des creusets, dans des têts à rotir, et le plus souvent avec le contact de l'air, que l'on grille les matières minérales.

objet de faire élever le métal ou autres matières pour les recueillir dans un état de pureté ou de combinaison, c'est une sublimation qui produit un sublimé et des fleurs attachées à la partie supérieure des vaisseaux. Les vaisseaux sublimatoires employés pour cela, sont des terrines de terre vernissée, des cucurbites de terre recouvertes de chapiteaux de verre, des pots de terre ou de fayance ajustés les uns sur les autres, et nommés aludels, des matras, etc.

Lorsqu'il s'agit de recueillir les principes fluides, volatils, et de les extraire d'autres matières plus fixes, c'est ce que l'on nomme distillation. Lorsqu'on repette l'opération on la nomme rectification; et le produit prend le nom de rectifié, ou de concentré si on a eu pour but de séparer la partie acide de la partie aqueuse : cette opération est l'inverse de la rectification. Les vaisseaux distillatoires sont des alambics ou des cornues. Les premiers consistent en un vaisseau inférieur appelé cucurbite, destiné à contenir la matière que l'on veut distiller, et auquel est ajusté, à la partie supérieure, un chapiteau, dont l'usage est de recevoir le corps volatilisé, de le condenser en raison de sa température réfroidie par le contact de l'air, ou de l'eau qui l'environne; dans ce dernier cas, le vase qui entourre le chapiteau, et qui contient l'eau destinée à rafraichir les vapeurs, s'appelle réfrigérant. Le chapiteau se termine à sa partie inférieure par un rebord ou une gouttière dont l'obliquité bien ménagée conduit à un canal qui reçoit la vapeur condensée en liquide, et la porte dans d'autres vaisseaux ordinairement sphériques, que l'on appelle récipiens. Ces récipiens ont différens noms suivant leur forme : on les appelle matras, ballons, etc. Les cornues sont des espèces de bouteilles de verre de grès ou de métal, de figure conique, dont l'extrémité est recourbée, et forme un angle plus ou moins aigu avec le corps : telle est la raison de la dénomination de cornues ou retortes.

La précipitation est une des grandes opérations de la chimie, dont le nom même indique l'objet, qui est de faire tomber ou précipiter au fond d'un vaisseau une matière quelconque, qui étoit précédemment suspendue dans un fluide, et tenue en dissolution : en cet état elle porte le nom de précipité ou de fécule.

Il y a des substances qui sont susceptibles de s'enflammer ou de se dilater avec plus ou moins de bruit, soit parce qu'elles contiennent du salpêtre, soit parce que l'air ou un autre fluide élastique qu'elles renferment s'échappe subitement : les opérations où l'on a pour but de produire ces effets, se nomment détonnation, fulmination, décrépitation. Celui d'explosion paroît réservé aux accidents produits par les mêmes causes, et qui occasionnent la rupture des vaisseaux.

Lorsqu'on fait passer un fluide sur une substance, pour la macérer, pour rélâcher son tissu, ou lui enlever quelques-uns de ses principes, l'opération, suivant l'objet et le moyen, prend les noms de macération, digestion, décoction, infusion, lixivation ou lotion.

Si après cela on veut séparer le corps fluide, on procède par expression, filtration et décantation ; c'est-à-dire, soit en exprimant la matière à travers d'un linge ou d'un tamis, soit en la jettant sur un papier ou autre filtre, soit en versant la liqueur avec précaution, après que la partie que l'on en veut séparer s'est rassemblée au fond des vaisseaux.

Telles sont toutes les différentes opérarations que l'on pratique en chimie à l'aide du feu. Comme on ne faisoit rien autrefois sans cet agent, cette science n'étant alors qu'un art, portoit le nom de *pyrotechnie;* aujourd'hui on s'en sert beaucoup moins, depuis qu'on a trouvé des moyens plus sûrs et moins susceptibles d'erreurs, d'analyser les corps naturels. L'action des dissolvans ou des menstrues employés à froid, ou à la simple température de l'air suffit souvent pour opérer les changemens les plus singuliers, et elle a le grand avantage d'éclairer la marche des expériences.

Chapitre VIII.

De l'air Atmosphérique.

L'air commun est un fluide invisible, inodore, insipide, pésant, élastique, jouissant d'une grande mobilité, susceptible de raréfaction et de condensation, qui entoure notre globe jusqu'à une certaine hauteur, et qui constitue l'atmosphère; il pénetre aussi et remplit les iterstices ou les pores qui existent entre les parties intégrantes des corps. L'atmosphère telle qu'elle existe autour de notre globe, n'est pas, à beaucoup près, de l'air pur. Comme elle reçoit dans son sein toutes les vapeurs qui s'élèvent de la surface de la terre, on doit la considérer comme une espèce de chaos ou de mélange confus. Nous verrons cependant qu'on est parvenu à en reconnoître assez bien la nature. L'eau, les exhalaisons minérales, les fluides élastiques dégagés des végétaux et des métaux, sont sans cesse portés dans l'atmosphère, et en constituent, pour ainsi dire, les différens élémens. Comme l'air influe singulièrement sur les phénomènes chimiques, et qu'il est de la plus grande importance de bien connoître cette influence, nous en examinerons ici les propriétés physiques et les propriétés chimiques.

Nous regardons comme propriétés physiques de l'air, sa fluidité, son invisibilité, son insipidité, sa qualité inodore, sa pésanteur et son élasticité. Voyons en particulier chacune de ces propriétés.

L'air est un fluide d'une telle rareté, qu'il cède facilement aux moindres efforts, et qu'il se déplace par le moindre mouvement des corps qui y sont plongés. Cette fluidité tient à son agrégation particulière; et comme on la retrouve dans d'autres corps qui ne sont point de l'air, on appelle ceux-ci fluides aériformes, ou gaz.

L'air renfermé dans des vaisseaux est parfaitement invisible; on ne peut le distinguer du verre qui le contient, et quoiqu'il occupe tous les espaces, il présente à l'œil l'idée du vide. C'est sa ténuité et son extrême perméabilité par les rayons lumineux qui le rend invisible : il refrange la lumière sans la réflechir; il n'a donc point de couleur, quoique quelques physiciens aient pensé que ses grandes masses étoient bleues.

On l'a toujours regardé comme parfaitement insipide, et tous les physiciens s'accordent à lui donner ce caractère; cependant si l'on fait attention à ce qui se passe lorsque ce fluide touche les nerfs découverts des animaux, comme cela a lieu dans les plaies, et dans plusieurs autres circonstances analogues, on reconnoîtra qu'il a une sorte de saveur, laquelle devient peu à peu in-

sensible par l'habitude. L'air est parfaite-
ent inodore. Si l'atmosphère présente
quelquefois une sorte de fétidité, il faut
attribuer aux corps étrangers qui y sont
pandus; comme cela s'observe dans quelques espèces de brouillards ou de vapeurs.

La pésanteur de l'air est une des plus
elles découvertes de la physique; nous de·
ons cette connoissance particulièrement à
assendi, ou plutôt à Toricelli son disciple,
ar le premier n'avoit fait que le soupçon-
er. On peut consulter sur cet objet, et sur
s autres propriétés physiques de l'air, ce
i est dit·au premier volume, de la page
7 jusqu'à la page 153.

Nous venons d'examiner les propriétés
hysiques de l'air, il est donc nécessaire ac-
ellement d'avoir récours à d'autres carac-
res ou à d'autres qualités, pour reconnoî-
l'air d'avec les fluides aériformes qui
i ressemblent par leur invisibilité et leur
asticité. Les propriétés chimiques sont
ules capables de constituer des caractères
pres à le faire distinguer.

En récherchant quelles peuvent être les
opriétés distinctives de l'air, nous en trou-
ns deux bien capables de le caractériser:
ne est de favoriser la combustion, ou l'in-
mmation des corps combustibles, l'autre
d'entretenir la vie des animaux, en ser-
nt à leur respiration.

Il est fort difficile de bien définir la com-

bustion ; c'est un ensemble de phénomènes
que présente les matières combustibles
chauffées avec le concours de l'air , et dont
les principaux sont la chaleur ; le mouvement, la flamme, la rougeur et le changement de nature de la matière brulée. Le résidu de la combustion est toujours plus pésan
quil' n'étoit avant d'étre brûlé, et cela es
très-facile à pronver pour tous les co
combustiles fixes ; tous ceux, au contraire
dont la matière inflammable est volatile, s'enflamment avec plus de rapidité que les pr
miers , et leur résidu fixe a perdu la plu
grande partie de son poids : telles sont l
huiles. On croiroit que ceux-ci perdent bea
coup de leur poids en brûlant, mais cett
différence n'existe véritablement qu'en a
parence, car il n'y a pas de corps comb
tibles dont les résidus ne soient plus pésan
qu'ils ne l'étoient avant leur combustion.

L'explication de cette augmentation
poids appartient enrièrement à un secon
phénomène de la combustion, qu'il fa
éxaminer dans le plus grand détail. La com
bustion ne peut jamais avoir lieu sans l
concours de l'air, et elle ne se fait jam
qu'en raison de la quantité et de la pure
de ce fluide. Cette nécessité absolue de l
dans la combustion a frappé les physicie
depuis Boyle et Hales, et chacun d'eux
proposé son opinion sur ce sujet. Lavoisie
par de belles expériences sur la calcination

de

es métaux dans des quantités déterminées
'air, a prouvé, comme le médecin Jean Rey
l'avoit apperçu long-tems auparavant, qu'un
artie de l'air est absorbée pendant la calci-
ation, que le métal calciné acquiert autant
e poids que l'air en perd, et que la chaux mé-
allique contient veritablement cette portion
'air, puisqu'on peut réduire celle de mer-
ure en dégageant simplement ce fluide à
'aide de la chaleur. D'autres faits l'ont con-
uit encore plus loin : il a observé avec
riestly, que l'air résidu de la calcination
t de la combustion ne peut plus servir à
e nouvelles calcinations, qu'il éteint les
rps enflammés, qu'il suffoque les ani-
aux, en un mot, que ce n'est pas de vé-
table air, et qu'il est exactement diminué
ans la proportion de la quantité qui a été
bsorbée par le corps combustible. D'un
utre côté, l'air retiré de la chaux métalli-
ue, a été trouvé trois ou quatre fois plus
ur que celui de l'atmosphère; puisque non-
eulement il peut servir à la combustion,
ais qu'il la rend beaucoup plus rapide
u'elle ne l'est dans l'air atmosphérique : une
uantité donnée de ce fluide sert à l'inflam-
ation et à la combustion totale de trois
u quatre fois plus de matière combustible.
e singulier fluide retiré des chaux de mer-
ure a été appellé air déphlogistiqué par
riestly. Lavoisier avoit adopté ensuite pro-
isoirement ces expressions, partie respira-

ble ; mais d'après le travail que nous de vons à Lavoisier, Fourcroy, etc. , ils lui on donné le nom d'air vital, ou gaz oxigène. Nous appellerons donc oxigène la réunio de cette base avec le calorique.

D'après cette nécessité absolue de l'a pour la combustion , et la présence d'un partie de cet air dans les chaux métalliques, Lavoisier a pensé d'abord que la combu tion ne consistoit que dans l'absorbtion d l'air pur par le corps combustible. Il a r gardé l'air de l'atmosphère , abstraction fait de l'eau et des différentes vapeurs qui y son contenues , comme un composé de de fluides élastiques très-différens l'un de l'a tre. L'un qui est le véritable et le seul air et qui peut servir à la combustion , par propriété qu'il a de se précipiter dans le corps combustibles et de s'unir avec eux est l'air vital ; il fait au moins le quart, va quelquefois jusqu'au tiers de l'atm phère, lorsque celle-ci n'est point altérée. L'autre est un fluide délétère pour les ani maux , qui éteint les corps enflammés, et qui constitue les trois quarts ou les deu tiers de l'atmosphère : il l'a d'abord appell mofette atmosphérique. Lorsqu'on allum un corps combustible en contact avec l'a la portion d'air vital que l'atmosphère con tient se fixe dans ce corps, sa combustio continue jusqu'à ce qu'il n'y ait plus d'a vital dans ce fluide , et elle s'arrête lorsqu

tout est absorbé. Alors le résidu de l'air, privé
e cette partie pure et vitale, ne peut plus
ervir à de nouvelles combustions : on lui
end cette propriété, en ajoutant à cette mo-
ette atmosphérique une portion d'air pur
tiré d'une chaux métallique ou du nitre, égale
celle qui a été absorbée par la combus-
on. Cette belle théorie proposée par Lavoi-
ier, sembloit expliquer tous les phénomè-
es de la combustion ; elle rendoit raison de
a pesanteur de chaux métalliques et de l'ex-
nction des corps combustibles dans l'air
éja employé à la combustion ; mais Lavoi-
er a cru devoir la modifier et y ajouter de
ouvelles observations, d'après les nombreu-
es expériences qu'il n'a cessé de faire sur
et objet. La flamme éclatante que l'on
observe en plongeant un corps en combustion dans l'air vital, ou en versant ce fluide
la surface d'une matière déja allumée à
aide d'une ingénieuse machine qu'il a ima-
inée pour cela, et que l'on trouvera décrite
dans son traité élémentaire, l'a engagé à
echercher quelle pouvoit en être la cause,
t si elle n'étoit point due au dégagement
u phlogistique en feu libre, suivant la théo-
e de Stahl ? Il a fait d'autant plus d'atten-
on à cet objet, que le célèbre Macquer
avoit pas abandonné la théorie de Stahl,
algré ses nouvelles découvertes, et avoit
é sa doctrine avec celle du créateur de la
himie philosophique. En effet, Macquer

a pensé que , si l'air pur se fixoit dans les corps combustibles , cela ne se faisoit qu'à mesure que le phlogistique s'en dégageoit; il avoit régardé l'air pur et le phlogistique comme se précipitant réciproquement l'un et l'autre dans toute combustiou ; le phlogistique étoit, suivant lui, dégagé en feu libre par l'air pur qui en prenoit la place; et lors qu'on réduisoit les métaux , le phlogistique dégageoit à son tour l'air pur, et le fixoit dans les chaux métalliques. Lavoisier, obser vant que l'éclat de la flamme dont nous avons fait mention , et qui indique trop manifes tement la présence de la lumière ou de la matière du feu en action, pour qu'on puisse la nier, paroissoit plutôt environner l'exté rieur du corps combustible, que s'en déga ger , a pensé qu'en effet la lumière et la chaleur se séparent de l'air vital, à mesure que le corps combustible brûle et absorbe une partie de l'air. Il a pensé depuis que l'air vital est, comme tous les autres fluides aériformes, un composé d'un principe par ticulier, susceptible de devenir solide, et de la matière de la chaleur ou du feu; qu'il doit son état de fluide élastique à la pré sence de cette dernière; quil est décomposé dans la combustion, que son principe fixe et solide s'unit au corps combustible, en au gmente le poids, et en change la nature; tandis que la matière du feu se dégage sous la forme de lumière et de chaleur. Ainsi, ce que Stahl attribuoit au corps combustible, la doctrine moderne le transporte à l'air vital; c'est ce dernier qui brûle, plutôt que le corps combustible, si la combustion consiste dans le dégagement du feu ; à l'égard du principe qui, uni à la matière du feu, constitue l'air pur ou vital, quoique Lavoisier n'en ait pas encore réconnu exactement la nature, il lui a donné le nom de principe oxigène, derivé de deux mots grecs qui signifient *acide* et *j'engendre* ; puisqu'il est démontré qu'il forme très-souvent des acides, en se combinant avec les corps combustibles.

La respiration est un phénomène très-analogue à la combustion. Comme cette dernière, elle décompose l'air commun : elle ne peut se faire qu'en raison de l'air vital contenu dans l'atmosphère ; lorsque tout cet air est détruit, les animaux périssent dans la mofette qui en est le résidu. C'est une combustion lente, dans laquelle une partie de la chaleur de l'air vital passe dans le sang qui parcourt les poumons, et se répand avec lui dans tous les organes ; c'est ainsi que se répare la chaleur animale qui est continuellement enlevée par l'atmosphère et les corps environnans. L'entretien de la chaleur du sang est donc un des principaux usages de la respiration, et cette belle théorie explique pourquoi les animaux qui ne respirent point d'air, ou qui ne le respirent que très-peu, ont le sang froid.

S 3

Lavoisier et Delaplace ont découvert un second usage de l'air dans la respiration, c'est d'absorber un principe qui s'exhale du sang, qui paroît être de la même nature que le charbon. Ce corps, réduit en vapeurs, se combine avec l'oxigène de l'air vital et forme l'acide carbonique, qui sort des poumons par l'expiration. Cette formation de l'acide carbonique, qui a lieu dans l'air atmosphérique respiré par les animaux, en même tems que la séparation de la mofette, éclaire sur les dangereux effets qui résultent d'un trop grand nombre de personnes enfermées dans des endroits resserrés, comme cela a lieu dans les spectacles, dans les hôpitaux.

Deux phénomènes très-multipliés, tendent donc à altérer continuellement l'air qui environne notre globe, la combustion et la respiration. Ce fluide seroit bientôt insuffisant pour l'entretien de ces deux actions naturelles, s'il n'existoit pas d'autres phénomènes susceptibles de renouveller l'atmosphère, et de la recomposer en lui restituant l'air vital qui est sans cesse absorbé et combiné. Nous verrons dans la suite que les végétaux ont des organes très-étendus, destinés par la nature à retirer cet air vital de l'eau et à le verser dans l'atmosphère, lorsqu'ils sont frappés par les rayons du soleil.

Il résulte de tous les détails précédens que l'air atmosphérique est un composé de deux gaz ou fluides élastiques; nous les reconnoîtrons facilement par l'analyse de l'air de l'atmosphère.

Cette analyse se fait par le mercure et par le fer. Le produit est de l'air vital et du gaz azotique.

On peut aussi retirer de l'air vital de beau-coup de matières. L'oxide de mercure pré-paré par l'acide nitrique, les précipités des différens sels mercuriels par les alkalis caus-tiques, l'oxide rouge de plomb arrosé d'un peu d'acide nitrique, les nitrates alkalins et terreux, le nitrate d'argent, l'oxide de man-ganèze natif, seul ou arrosé d'acide sulphu-rique, l'acide muriatique oxigené, l'acetite mercuriel, l'arseniate de zinch, en four-nissent une plus ou moins grande quantité par la lumière ou la chaleur. Examinons maintenant ses propriétés.

L'air vital est un peu plus pesant que l'air atmosphérique; il est le seul fluide élasti-que qui puisse servir à la combustion; il l'entretient trois fois plus que l'air atmos-phérique; c'est-à-dire, qu'un corps qui exige quatre pieds cubes d'air atmosphérique pour brûler, n'a besoin que d'un pied cube d'air vital : la combustion s'y fait avec beaucoup de chaleur et de lumière, et ces deux phé-nomènes sont dûs à la séparation rapide du feu qui quitte la base de cet air, à mesure que cette base se fixe dans le corps qui brûle : il y a des combustions opérées par cet air, dans lesquelles il ne se dégage que de la chaleur et point de lumière. Cela a lieu lorsque le dégagement se fait lentement et successivement.

L'air vital décolore les substances végétales et animales ; absorbé par les huiles fixes, il les épaissit et les rapproche de l'état de cire. Uni à l'acide muriatique et à l'acide acéteux, il forme l'acide muriatique oxigené et l'acide acétique ou le vinaigre radical.

Si l'on renferme du gaz oxigène dans une vessie adaptée à un chalumeau, et que l'on mette un clou sur un gros charbon un peu allumé ; si l'on presse cette vessie et que l'on soufle avec le chalumeau sur le charbon, il se fera une flamme très-vive et très brillante et le clou se fondra en jettant des étincelles lumineuses.

Garnissant une spirale de fer d'un peu d'amadou que l'on allume, si on la plonge dans un vase plein de gaz oxigène, la spirale se fond d'un bout à l'autre, en répandant des aigrettes très-brillantes. Les petits globules qui s'en détachent restent rouges encore assez long-tems au fond de l'eau et quelquefois lorsqu'ils touchent le verre ils s'y incorporent.

Si dans cette même bouteille on introduit, au lieu d'amadou, du phosphore, il se fait sur-le-champ une lumière aussi brillante que celle du soleil, et que l'on ne peut pas plus regarder que celle de cet astre.

Si l'on met ensuite du camphre on a une lumière d'un autre genre, mais moins vive.

Ce gaz mêlé avec l'air inflammable produit une très-forte détonnation. Des bulles de savon souflées avec cet air, font autant de bruit que des coups de pistolet.

Ce fluide élastique se décompose parfaitement par le soufre, le phosphore et le charbon : nous devons ces expériences au célèbre Lavoisier. Comme ces détails nous meneroient trop loin, on peut consulter à ce sujet l'ouvrage même de l'auteur.

Nous venons de voir qu'on pouvoit déterminer la nature des parties constituantes de l'air de l'atmosphère, 1°. par voie de décomposition ; 2°. par voie de composition. Nous avons aussi reconnus les propriétés particulières du gaz oxigène. Il nous reste à examiner le second fluide, qui, par sa réunion, constitue l'air atmosphérique, nommé *gaz azotique*.

Ce gaz existe en grande quantité dans l'atmosphère. Ses propriétés chimiques ne sont pas encore très-bien connues. Ce fluide élastique ayant la propriété de priver de la vie les animaux qui le respirent, a été nommé *azote* de l'*a* primitif des Grecs, et de *zoun*, vie, ainsi la partie non respirable de l'air sera le gaz azotique. Il est plus léger que l'air atmosphérique ; il éteint subitement les lumières, et il tue avec beaucoup dé promptitude et d'énergie les animaux qu'on y plonge. Mêlé avec l'air vital dans la proportion de soixante-douze sur vingt-huit, il forme l'air atmosphérique ordinaire ou artificiel. L'eau et les terres n'ont pas d'action connue sur ce gaz non plus que les acides; il paroît cependant qu'il est susceptible d'être absorbé par l'acide nitrique et de le rendre rutilant. Cavendisch a découvert que trois parties de gaz azotique mélées avec sept parties d'air vital dans des cloches et exposées au choc des étincelles électriques, sont peu à peu condensées, et donnent naissance à l'acide nitrique; de-là, la théorie de la formation de cet acide dans l'atmosphère.

Il y a plusieurs moyens de se procurer du gaz azotique pur : le plus employé est le sulphur de potasse liquide qu'on expose à une quantité donnée d'air atmosphérique dans des cloches; il en absorbe peu à peu l'air vital : et lorsque l'absorbtion est complette, le gaz azotique reste pur. Ce procédé est dû à Scheele. On l'obtient encore, d'après la découverte de Bertholet, en traitant la chair musculaire ou la partie fibreuse du sang bien lavé avec l'acide nitrique foible, dans les appareils, propre à recueillir les gaz; mais il faut que les matières animales soient bien fraiches; car si elles sont altérées, elles donnent de l'acide carbonique, mêlé au gaz azotique.

Chapitre LX.

De l'Eau.

Jusqu'à ces derniers tems on avoit regardé l'eau comme une substance simple, et les anciens n'avoient fait aucune difficulté de la qualifier du nom *d'élément;* c'étoit sans doute une substance élémentaire pour eux, puisqu'ils n'étoient point parvenus à la décomposer, ou au moins puisque les décompositions de l'eau qui s'opéroient journellement sous leurs yeux, avoient échappé à leurs observations; mais on verra que l'eau n'est plus un élément pour nous. Cette importante découverte constitue une des plus brillantes époques de la chimie : nous verrons comment on est parvenu à analyser l'eau; il faut considérer auparavant les propriétés physiques de ce corps.

Les physiciens définissent l'eau un fluide insipide, pesant, transparent, sans couleur, sans élasticité, jouissant d'une grande mobilité, et susceptible de prendre différens états d'agrégation, depuis la glace la plus solide, jusqu'à celui de vapeur ou de fluide élastique.

On la trouve presque dans tous les corps naturels, quoique l'art n'ait pas encore pu parvenir à la combiner avec plusieurs substances auxquelles la nature l'unit tous les jours. On la retire des bois, des os les plus solides ; elle existe dans des pierres calcaires très-dures et très-compactes : elle forme la plus grande partie des fluides végétaux et animaux ; elle est combinée dans leurs organes solides : tels étoient les faits d'après lesquels on la comptoit au nombre des élémens.

La glace paroit être l'état naturel de l'eau, puisque l'état naturel d'un corps, au moins considéré chimiquement, est celui dans lequel il a la plus forte agrégation possible. Mais comme elle est plus abondante dans son état liquide, on a continué de regarder ce dernier état comme l'état naturel de l'eau.

La formation de la glace offre des phénomènes importans à connoître.

Il se produit une chaleur de quelques degrés, au thermomètre de Réaumur, dans l'eau qui se gèle, parce que c'est un corps liquide qui devient solide.

L'accès de l'air favorise la production de la glace : de l'eau bien enfermée ne se gèle que très-lentement. Un léger mouvement accélère aussi cette formation. On observe encore la même chose dans les crystallisations salines.

La glace paroît avoir plus de volume que l'eau avant d'être gelée, et elle fait casser les vaisseaux de verre dans lesquels elle se forme : ce n'est point l'eau elle-même qui a acquis plus de volume dans ce cas ; mais c'est à l'air séparé de ce liquide par sa congélation , quil faut attribuer cette dilatation.

La force de la glace se déduit de la résistance qu'elle oppose à sa rupture , et cette force n'est jamais plus grande , que lorsque la glace est plus compacte. Les glaces d'Islande, ordinairement très-compactes, résistent aussi davantage à leur rupture. La glace devient quelquefois si solide, qu'en Russie pendant l'hyver de 1740 , on construisit à Pétersbourg un palais de glace de cinquante deux pieds et demi de longueur sur seize et demi de largeur, et vingt de hauteur.

Son élasticité est très-forte et beaucoup plus remarquable que celle de l'eau fluide. Elle a une saveur très-vive et voisine de la causticité; elle a moins de pésanteur que l'eau fluide qu'elle surnage. Ce phénomène paroit dépendre de la grande quantité d'air interposé quelle contient. Sa transparence est troublée par des bulles d'air , au moins dans les masses de glace qui sont informes et non crystallisées.

Considérée dans son état de liquidité , l'eau jouit de toutes les propriétés qui appartiennent, en général, aux liquides homogènes, et à travers de laquelle on peut distinguer, lorsquelle est pure, les corps étrangers placés à une assez grande distance.

Quelque diaphane qu'on la suppose, elle réfléchit , malgré cela, une partie des rayons incidens de lumière qui parviennent à sa surface.

Quoique homogène de sa nature et constamment la même, lorsqu'on la dépouille de toutes les substances étrangères avec lesquelles elle est, pour ainsi dire, alliée, on distingue, malgré cela, l'eau en plusieurs espèces différentes relativement aux sources qui nous la fournissent. De la cette division générale des eaux en six espèces particulières, 1°. l'eau de pluie, avec laquelle on confond celle qui provient de la neige et de la grêle : 2°. l'eau de fontaine : 3°. l'eau de lacs : 4°. l'eau de rivière : 5°. l'eau de puits : 6°. l'eau de mer.

L'eau de pluie, qu'on regarde généralement comme la plus pure, est nécessairement impregnée de toutes les substanses étrangères qu'elle rencontre, et qu'elle balaie en traversant les couches de l'atmosphère. C'est ce qui a fait dire à Boerhaave, que quand cette eau reste quelque tems en repos, on voit qu'elle se convertit en petits filamens mucilagineux, qu'elle dépose des féces, qu'elle change de couleur, d'odeur et de goût: car lorsqu'elle a subi ces changemens, elle prend une odeur de moisi, et elle acquiert un goût rance, souvent insupportable.

Ce que nous disons de l'eau de pluie, doit s'entendre également de l'eau de neige. Cette dernière est cependant plus pure, sur-tout si la neige qui l'a produite a été recueillie dans un endroit fort élevé. Elle sera beaucoup moins chargée des parties hétérogènes qui se rencontrent plus particulièrement vers les couches inférieures de l'atmosphère : elle contiendra cependant toujours quelques corps étrangers, quelques principes salins qui la rendent propre, comme on l'observe, à fertiliser les terres sur lesquelles elle tombe, en les couvrant d'une espèce de croûte qu'y déposent les parties hétérogènes qu'elle contient.

On regarde assez communément l'eau de fontaine comme une eau très-pure et très-salubre. Elle doit son origine à la pluie ; elle ne peut donc être plus pure que celle de rivière, à moins que la pluie qui l'a formée, ne soit tombée dans des endroits remplis de petits cailloux bien nets, à travers lesquels elle se soit filtrée.

Les eaux des rivières et des fleuves ne diffèrent des eaux de fontaine, qu'en ce qu'elles coulent sur la surface de la terre, tandis que celles des fontaines coulent et serpentent dans l'intérieur du globle. Elles doivent donc, ainsi que ces dernières, dissoudre quantité de substances qu'elles rencontrent, s'en charger plus ou moins abondamment, et se combiner avec elles : delà pareillement les qualités particulières qu'elles contractent.

On conçoit facilement, par ce que nous venons d'observer, que l'eau de puits, qui se filtre à travers une étendue plus ou moins grande de terrain, ne doit point être aussi pure que les précédentes ; qu'elle doit être plus ou moins chargée des parties hétérogènes qu'elle rencontre et qu'elle dissout. Ces sortes d'eaux, très-variées dans leurs espèces, sont, à proprement parler, des eaux minérales. Les eaux des puits de Paris, sont plus particulièrement dans ce cas, à cause de la quantité prodigieuse de sélénite dont le terrain est rempli. On donne, en général, à ces sortes d'eaux, le nom d'eaux pures, ou crues.

De toutes les espèces d'eaux que nous venons d'indiquer, la dernière est la moins pure, ou, pour parler plus correctement, la moins potable, plus ou moins salée, toujours âcre, amère et nauséabonde ; il est donc impossible d'en faire usage dans l'état où elle se trouve naturellement.

Poissonnier a tenté différens moyens pour rendre cette eau potable. Il a présenté le résultat de son travail à l'académie des sciences. Son moyen est d'ajouter six onces d'alkali marin, par baril d'eau de mer qu'on veut distiller. Ce sel décompose tout le sel à base terreuse, et forme, en sa place, autant de sel marin, qui ne se décompose point par l'action du feu.

Considérée dans l'état de vapeur ou de fluide élastique, l'eau est parfaitement invisible, lorsqu'elle est reçue dans un air dont

la

la temperature est au dessus de quinze degrés du thermomètre de Réaumur, et qui
n'est pas très-chargé d'humidité.

Si, au contraire, l'atmosphère est au dessous de dix dégrés et déja humide, la vapeur
de l'eau forme un nuage blanc ou gris très-
sensible ; ce qui est dû à ce qu'elle ne se dissout pas dans l'air humide.

Sa dilatation est si considérable que, d'a-
près les calculs aussi exacts qu'il est possible,
un pied cube de ce liquide peut fournir quatorze mille pieds cubes de vapeurs élastiques. C'est cette belle théorie que l'on emploie pour la pompe à feu.

Le digesteur de Papin est encore une expérience du même genre ; mais elle produit
un effet dont l'intensité est plus marquée ,
parce que la vapeur acquiert dans cette machine un plus grand dégré d'expansion. L'eau
vient d'autant plus aisément à l'état d'ébu-
lition qu'elle a à supporter un moindre poids;
de manière que l'on pourroit assurer que
l'eau bouilliroit plus vite sur une grande
montagne que dans une profonde vallée.
On peut prouver cela bien aisément sans se
donner la peine de se transporter au sommet d'une, montagne, car il n'y a qu'à ra-
réfier l'air du vasse que l'on veut faire bouillir, on verra qu'il ne faut qu'un très-petit degré de chaleur pour mettre l'eau à l'état d'é-
bullition. Le marteau d'eau nous en donne
la preuve : si on renverse cet instrument

Tome IV.   T

et qu'ensuite on le tienne avec la main par l'endroit qui vient d'être mouillé, incliné jusqu'à ce qu'il ne reste qu'un petit vuide dans le globe qui fait sa partie supérieure; la chaleur de la main suffit pour faire bouillir cette eau.

La chaleur et le froid pourroient être regardés comme des êtres négatifs ; car on ne juge de l'un et de l'autre que par comparaison. Si on trempe la main dans de l'eau qui est à la même température, on n'éprouve aucun sentiment de froid, mais en la retirant cet effet se fait sentir. Il est causé par l'évaporation de l'eau qui emporte de la chaleur, et cela se fait au dépends du corps qu'elle touche. On sent le même effet en sortant du bain et même avec plus d'énergie.

Elle se dissout parfaitement dans l'air; sa précipitation dans l'atmosphère constitue la rosée. Un des plus singuliers phénomènes de l'eau en vapeurs, c'est la propriété qu'elle a d'accélérer la combustion de l'huile enflammée, comme on l'observe dans l'expérience de l'éolipile appliqué à la lampe de l'émailleur. La vapeur de l'éolipile échauffée à un plus haut degré, acquiert proportionnellement plus de force, et peut pousser la liqueur qui la produit à une distance plus ou moins éloignée : c'est même le principal effet auquel elle est destinée.

Il y a plusieurs sortes d'éolipiles : les uns sont de métal, les autres en verre, etc.

Enfin, l'eau en vapeurs et dissoute dans
'air, se condense et se précipite en par-
'e, lorsqu'elle est exposée à quelques de-
rés au-dessus de *o*; alors elle réprend sa
'quidité : c'est ce qui arrive dans la rosée.
uelquefois même elle se durcit en petits
laçons, et paroit susceptible de se crystal-
iser, lorsqu'elle est frappée dans son état
e vapeurs par le froid subit de plusieurs
egrés au-dessous de *o* : telle est l'origine
e ces feuillages glacés, de ces herborisa-
ions blanches que l'on apperçoit l'hyver sur
es vitres.

Il n'y a pas de corps susceptible d'un
lus grand nombre de combinaisons que
'eau; aussi l'a-t-on appellée depuis long-
ms le grand dissolvant de la nature. Elle
unit à l'air de deux manières : 1°. elle ab-
rbe ce fluide élastique, et s'en charge dans
n état de liquidité. Il est même démontré
ue c'est à cette combinaison avec l'air
u'elle doit sa saveur vive et agréable. On
reconnoit l'existence de ce fluide par la
achine pneumatique; à mesure que le
ide s'opère, l'air mêlé et dissout dans
'eau s'en dégage sous la forme de bulles.
n distillant de l'eau dans un appareil pneu-
ato-chimique, on obtient l'air qui y étoit
ntenu. Lorsqu'on la fait bouillir, les pre-
ières bulles qui s'en élèvent sont dues à
'air et l'eau qui l'a perdu n'a plus sa même
gereté et rapidité. On lui rend ces deux

propriétés, en la laissant exposée pendant quelque tems au contact de l'atmosphère, ou en l'agitant fortement. 2°. L'air la dissout et la rend élastique et invisible comme lui, lorsqu'il jouit d'un certain dégré de chaleur. Plus il est chaud et plus il tient d'eau en dissolution.

Nous avons vu que l'eau favorise la combustion dans différens cas : quelques physiciens avoient cru pouvoir conclure de ces faits, que l'eau se changeoit en air. C'est à plusieurs académiciens françois que l'on doit une connoissance plus exacte de ces phénomènes et de la nature de l'eau. Lavoisier ayant remarqué avec Delaplace, que lorsqu'on brûloit le gaz inflammable à l'aide l'air vital dans des vaisseaux fermés, il produisoit de l'eau pure, crut pouvoir conclure que l'eau étoit formée dans cette expérience par la combinaison de l'air vital et du gaz inflammable, qu'il regardoit comme ses deux principes constituans. Il chercha en conséquence, le moyen de décomposer ce fluide, en lui présentant des corps qui eussent assez d'affinité avec l'un de ces principes pour en séparer l'autre ; afin d'obtenir ces deux matières isolées : Lavoisier a d'abord employé le procédé suivant :

On prend un tube de verre de huit à dix lignes de diamètre, qu'on fait passer à travers un fourneau, en lui donnant une légère inclination : à l'extrémité supérieure de

tube on ajuste une cornue de verre, qui
contient une quantité d'eau distillée bien
connue, et à son extrémité inférieure un
serpentin qui s'adapte au goulot d'un flacon
deux tubulures; enfin, à l'une des deux tubulures du flacon s'adapte un tube de verre
recourbé, destiné à conduire les fluides aéri-
ormes ou gaz dans un appareil propre à en
déterminer la qualité et la quantité.

Lorsque tout a été ainsi disposé, on al-
ume du feu dans le fourneau, et on l'en-
etient de manière à faire rougir le tube de
erre sans le fondre : en même-tems on
allume assez de feu dans le fourneau pour
entretenir toujours bouillante l'eau de la
cornue.

A mesure que l'eau de la cornue s'évapore par l'ébullition, elle remplit l'inté-
eur du tube et elle en chasse l'air commun qui s'évacue par le tube; le gaz aqueux
st ensuite condensé par le refroidissement
dans le serpentin, et il tombe de l'eau goutte
goutte dans le flacon tubulé.

En continuant cette opération jusqu'à ce
que toute l'eau de la cornue soit évaporée,
t en laissant bien égoutter les vaisseaux,
n retrouve dans le flacon une quantité d'eau
égale à celle qui étoit dans la cornue, sans
qu'il y ait eu dégagement d'aucun gaz ; en-
orte que cette opération se réduit à une
simple distillation ordinaire, dont le résultat est absolument le même que si l'eau n'eût

point été portée à l'état incandescent, e
traversant le tube intermédiaire.

Seconde expérience.

On dispose tout comme dans l'expérienc
précédente, avec cette différence seulemen
qu'on introduit dans le tube vingt-huit grain
de charbon concassé en morceaux de m'
diocre grosseur, et qui préalablement a ét'
long tems exposé à une chaleur incandes
cente dans des vaisseaux fermés. On fait
comme dans l'expérience précédente, bouil
lir l'eau de la cornue jusqu'à évaporatio
totale.

L'eau de la cornue se distille dans cet
expérience comme dans la précédente ; ell
se condense dans le serpentin, et coule goutt
à goutte dans le flacon ; mais en même-tem
il se dégage une quantité considérable de ga
qui s'échappe par le tuyau, et qu'on recueill
dans un appareil convenable.

L'opération finie, on ne retrouve plus dan
le tube que quelques atômes de cendre : le
vingt-huit grains de charbon ont totalemen
disparu.

Les gaz qui se sont dégagés, examiné
avec soin, se trouvent péser ensemble cen
treize grains, sept dixièmes : ils sont de deu
espèces, savoir, cent quarante-quatre pou
ces cubiques de gaz acide carbonique, pe
sant cent grains, et trois cents quatre-ving

pouces cubiques d'un gaz extrêmement léger, pesant treize grains, sept dixièmes, et
qui s'allume par l'approche d'un corps en-
flammé lorsqu'il a le contact de l'air. Si on
vérifie ensuite le poids de l'eau passée dans
le flacon, on la trouve diminuée de quatre-
vingt-sept grains, sept dixièmes.

Ainsi, dans cette expérience quatre-vingt-
cinq grains, sept dixièmes d'eau, plus vingt-
huit grains de charbon ont formé cent grains
d'acide carbonique; plus treize grains, sept
dixièmes d'un gaz particulier susceptible de
s'enflammer.

Mais pour former cent grains de gaz acide carbonique; il faut unir soixante-douze
grains d'oxigène à vingt-huit grains de charbon; ce qui a été démontré : d'après cela,
les vingt-huit grains de charbon placés dans
le tube de verre ont enlevé à l'eau soixante-
douze grains d'oxigène et treize grains,
sept dixièmes d'un gaz susceptible de s'enflammer. On verra bientôt qu'on ne peut
pas supposer que ce gaz ait été dégagé du
charbon, et qu'il est conséquemment un
produit de l'eau.

Troisième expérience.

On dispose tout comme dans l'expérience
précédente, avec cette différence seulement,
qu'au lieu de vingt-huit grains de charbon,
on met dans le tube deux cents soixante-

quatorze grains de petites lames de fer très-
doux roulées en spirales. On fait rougir le
tube comme dans les expériences précédentes; on allume du feu sous la cornue, et
on entretient l'eau qu'elle contient toujours
bouillante, jusqu'à ce qu'elle soit entièrement évaporée, qu'elle ait passé en totalité
dans le tube, et qu'elle se soit condensée
dans le flacon.

Il ne se dégage point de gaz acide carbonique dans cette expérience, mais seulement
un gaz inflammable, treize fois plus léger que
l'air de l'atmosphère : le poids total qu'on
en obtient est de quinze grains, et son volume est d'environ quatre cents seize pouces
cubiques. Si on compare la quantité d'eau
primitivement employée avec celle restante
dans le flacon, on trouve un déficit de cent
grains : d'un autre côté, les deux cents
soixante-quatorze grains de fer renfermés
dans le tube, se trouvent peser quatre-vingt-
cinq grains de plus que lorsqu'on les y a
introduits ; et leur volume se trouve considérablement augmenté : ce fer n'est presque
plus attirable à l'aimant ; il se dissout sans
effervescence dans les acides ; en un mot, il
est dans l'état d'oxide noir, précisément
comme celui qui a été brûlé dans le gaz
oxygène.

Le résultat de cette expérience présente
une véritable oxidation du fer par l'eau : oxidation toute semblable à celle qui s'opère

dans l'air à l'aide de la chaleur. Cent grains d'eau ont été décomposés ; quatre-vingt-cinq d'oxigène se sont unis au fer pour le constituer dans l'état d'oxide noir, et il s'est dégagé quinze grains d'un gaz inflammable particulier : donc l'eau est composée d'oxigène et de la base d'un gaz inflammable dans la proportion de quatre-vingt-cinq parties contre quinze.

Ainsi l'eau, indépendamment de l'oxygène, qui est un de ses principes, et qui lui est commun avec beaucoup d'autres substances, en contient un autre qui lui est propre, qui est son radical constitutif et auquel on a donné le nom d'hydrogène, c'est-à-dire, principe générateur de l'eau. On appellera donc gaz hydrogène la combinaison de ce principe avec le calorique, et le mot d'hydrogène seul exprimera la base de ce même gaz, le radical de l'eau.

Si tout ce que l'on vient d'exposer sur la décomposition de l'eau est exact et vrai ; si réellement cette substance est composée d'un principe qui lui est propre, d'hydrogène combiné avec l'oxigène, il en résulte qu'en réunissant ces deux principes, on doit refaire de l'eau, et c'est ce qui arrive, en effet, comme on va le juger.

La description des appareils pour cette expérience se trouve dans l'ouvrage de Lavoisier.

On doit donc se prémunir d'avance d'une

provision suffisante de gaz oxygène bien pur, et pour s'assurer qu'il ne contient point d'acide carbonique, on doit le laisser long-tems en contact avec de la potasse dissoute dans de l'eau, et qu'on a dépouillée de son acide carbonique par de la chaux : on donnera plus bas quelques détails sur les moyens d'obtenir cet alkali.

On prépare avec le même soin le double de gaz hydrogène. Le procédé le plus sûr pour l'obtenir exempt de mélange consiste à le tirer de la décomposition de l'eau par du fer bien ductile et bien pur.

Lorsque ces deux gaz sont ainsi préparés, on adapte la pompe pneumatique au tuyau du balon et on fait le vuide. On introduit ensuite l'un ou l'autre des deux gaz, mais de préférence le gaz oxygène; puis on oblige, par un certain degré de pression, le gaz hydrogène à entrer dans le même balon par le tuyau qui y est adapté : enfin, on allume ce gaz à l'aide d'une étincelle électrique. En fournissant ainsi de chacun des deux airs, on parvient à continuer très-long-tems la combustion.

A mesure qu'elle s'opère, il se dépose de l'eau sur les parois intérieurs du ballon ou matras : la quantité de cet eau augmente peu à peu; elle se réunit en grosses gouttes qui coulent et se rassemblent dans le fond du vase.

CHAPITRE X.

De la Terre en général.

Les anciens philosophes ont pensé qu'il existoit un être simple, unique, le principe de la dureté, de la pésanteur, de la secheresse, de la fixité, qui faisoit la base de tous les corps solides, auquel ils ont donné le nom de *terre*. Cette opinion, fondée sur une idée abstraite et purement philosophique, a été enseignée de tout tems dans les écoles, et plusieurs savans l'admettent encore. Paracelse a appellé terre tous les résidus que lui fournissoient les analyses; mais les chimistes, d'après le conseil de Glauber, s'étant imposés la tâche d'examiner les résidus avec autant de soin que les produits, ont bientôt été convaincus qu'il s'en falloit de beaucoup qu'ils fussent purement terreux, et ont rejetté le sentiment de Paracelse. Boerhaave, qui avoit adopté, avec quelque restriction, l'opinion de Paracelse, observa qu'après toutes les analyses, il restoit une matière seche, insipide, pesante, sans couleur, jouissant enfin de toutes les propriétés de la terre.

Becker avoit admis trois espèces de terre, comme nous l'avons vu en parlant des principes : la terre vitrifiable, la terre inflammable et la terre mercurielle. Stahl n'a regardé, comme vrai principe terreux, que la première de ces trois terres ; et Macquer pense, avec Stahl, que la terre vitrifiable est celle que l'on doit considérer comme la plus pure et la plus élémentaire.

Voici le sentiment de nos chimistes modernes sur cette matière.

La nature nous offre plusieurs substances qui ont les propriétés des terres : on ne sauroit assigner quelle est la plus simple d'entre elles, puisque les expériences de la chimie découvrent dans toutes une simplicité à peu de chose près égale ; et puisque d'ailleurs quand l'une d'elles seroit démontrée plus simple, on ne pourroit point en conclure qu'elle constitue l'élément terreux, parce qu'il resteroit encore à faire voir qu'elle sert à former les autres terres, et que reçue dans les différens composés, elle y donne naissance à la cohérence et à la solidité. On doit donc, sans décider quel est l'élément terreux proprement dit, admettre différentes espèces de terres, et en étudier les propriétés, afin de pouvoir les reconnoître et les distinguer par-tout où l'analyse chimique les offrira ensemble ou séparément.

Il y a long-tems que les chimistes ont admis plusieurs espèces de matières terreuses ; mais leurs premières divisions sont vicieuses à beaucoup d'égards, parce que les caractères d'après lesquels on les avoit établies, n'étoient ni assez certains, ni assez nombreux.

Les minéralogistes qui ont traité l'histoire des terres, ont mis plus de précision et d'exactitude dans la division de ces substances, que les chimistes qui ne s'en sont occupés qu'en général et autant qu'elle pouvoit servir à la théorie de la chimie. La plupart des naturalistes modernes qui ont classé ces matières, ont adopté des caractères tirés des propriétés chimiques, et ont jetté par-là beaucoup de jour sur l'histoire naturelle du règne minéral. Tels sont Walerius, Cronstedt et Monnet, qui ont donné des systèmes complets de minéralogie, d'après cette idée.

Pott a divisé les terres et les pierres en quatre classes : les vitrifiables, les argilleuses, les calcaires et les gipseuses. Des découvertes faites depuis ce chimiste, ont démontré que les matières connues jusqu'aujourd'hui sous le nom de terres calcaires, sont de vrais sels neutres ; les pierres gipseuses sont aussi reconnues pour une substance saline. Il n'y a donc plus dans les quatre classes des pierres admises par Pott, que les deux premières qui appartiennent réellement à ces matières. Le docteur Black, dont le nom fera une grande époque dans les révolutions de la chimie moderne, ayant examiné avec beaucoup de soin la base du sel d'Epsom, a prouvé qu'elle étoit formée par une substance particulière qu'il a nommé

magnésie, et qu'il a mise au rang des terres; tous les chimistes ont adopté l'opinion
de Black. Bergmann a trouvé dans le spath
pesant, une terre particulière qu'il a dési-
gnée sous le nom de terre pesante.

On ne reconnoît comme vraies matières
terreuses que celles qui sont parfaitement
insipides, insolubles et fusibles, et nous dis-
tinguons celles qui jouissent de ces propriétés, par les phénomènes chimiques qu'elles
présentent. Nous n'admettons donc que deux
espèces de terres pures, tout aussi simples
et tout aussi élémentaires l'une que l'autre.

La première est celle qui constitue la base
du crystal de roche, du quartz, du grès, des
cailloux et de presque toutes les pierres dures et étincellantes; son caractère chimique
est de n'être aucunement altérable par l'action du feu le plus violent, et de ne rien
perdre de sa dureté, de sa transparence et
de toutes ses propriétés, quelque chaleur
qu'on lui fasse subir. On l'a appellé terre
vitrifiable, parce que c'est la seule qui,
combinée avec les alkalis, soit susceptible
de donner du verre transparent; mais le
nom de silice, tiré de celui de terre siliceuse
ou silicée, qu'on lui a donné aussi, parce
qu'elle existe dans tous les silex, est celui
que l'on préfère.

La seconde espèce de terre que l'on regarde comme simple et pure, est la terre
argilleuse pure ou l'alumine. Elle présente

dans son état de pureté les caractères sui-
vans, qui la font différer beaucoup de la
première : quelque pure qu'elle soit, elle
est presque toujours opaque, ou si quelques
pierres qui en contiennent sont transparen-
tes, il s'en faut de beaucoup que cette transparence soit aussi nette que celle des pierres siliceuses : elle est toujours disposée par
couches minces ou feuillets appliqués les
uns sur les autres. Cette disposition cons-
tante, répond à la forme crystalline qu'affecte constamment la première matière terreuse ; quoiqu'elle n'ait pas plus de saveur
que la terre silicée, elle semble cependant
avoir une sorte d'action sur nos organes,
puisqu'elle adhère à la langue. Sa force d'a-
grégation n'est jamais si considérable que
celle de la première terre : ce qui fait que
les pierres argilleuses ne sont jamais d'une
dureté très-grande, et qu'elles se brisent par
le choc de l'acier, au lieu de l'entamer et de
l'embraser par la force de la percussion,
comme le font les pierres scintillantes. L'a-
lumine exposée à l'action de la chaleur, y
éprouve une altération que n'éprouve point
la terre silicée. Au lieu de rester intacte,
comme celle-ci, elle durcit et acquiert une
agrégation bien plus forte que celle qui lui
est naturelle. L'eau a quelqu'action sur l'a-
lumine ; elle la pénètre, y adhère et la rend
molle et ductile. C'est une sorte de combinaison démontrée sur-tout par l'adhérence

que l'eau et cette terre contractent ensem
ble ; et qui est telle qu'on ne peut les désu
nir entièrement que par l'action d'une cha
leur forte et long-tems soutenue. Enfin, un
dernière propriété de l'alumine, par laquell
elle s'éloigne sur-tout de la première terre
c'est celle de pouvoir s'unir à un très-gran
nombre de substances, et de pouvoir entre
dans beaucoup de combinaisons.

Telles sont les deux matières terreuse
simples que nous croyons devoir distinguer
et qui ont toutes deux les caractères de subs
tances élémentaires, puisqu'on n'a pu jus
qu'à ce moment les décomposer.

Substances salines.

Les matières salines, dont le nombre es
très-considérable, ont des caractères parti
culiers qui les distinguent de celles que nou
avons examinées jusqu'à présent. Les chi
mistes n'ont encore établi les caractères sa
lins, que d'après quelques propriétés qu
laissent de l'incertitude sur la vraie natur
de ces matières. Les propriétés qu'ils on
indiquées, ont beaucoup trop étendu la class
des sels, parce qu'elles conviennent à u
grand nombre de corps. La saveur et disso
lubilité dans l'eau, qu'on a toujours donné
comme les caractères des substances salines
se rencontrent dans beaucoup de corps no
salins, comme dans tous les mucilages dou

(305)

et dans les matières animales ; d'un autre
ôté, ces deux propriétés sont très-foibles
dans plusieurs substances salines. Les naturalistes n'ont pas donné une définition plus
xacte des sels : la forme crystalline et la transparence, que plusieurs d'entr'eux leur ont
ssignées, appartiennent à beaucoup d'au-
es matières, et sur-tout aux terres, et d'ail-
eurs manquent absolument dans quelques
els.

Cependant, comme il est nécessaire de
rendre un parti sur cet objet, et de fixer
es idées sur les propriétés de ces matières,
ous croyons devoir les examiner en géné-
al, avant de passer à l'histoire particulière
e chaque objet.

Nous reconnoissons pour substances sa-
nes, toutes celles qui ont plusieurs des
atre propriétés suivantes : 1°. une grande
endance à la combinaison, ou une affinité de
omposition très-forte ; 2°. une saveur plus
moins vive ; 3°. une dissolution plus ou
oins marquée ; 4°. une incombustibilité
arfaite.

Il ne faudroit cependant pas conclure de
e que ces propriétés paroissent presque
ulles dans certaines matières, que ces ma-
ères ne sont point salines. On risqueroit
ouvent de se tromper en admettant ce prin-
pe ; car il peut se faire que deux sels qui
ont les propriétés salines que très-foible-
ent, les aient encore plus foibles après

leur combinaison : dans ce cas, il faut avoir recours à l'analyse chimique, qui, en séparant ces deux corps, mettra leurs qualités salines plus à découvert.

Les sels qui appartiennent au règne minéral, sont en très-grand nombre. Plusieurs sont des produits de la nature, qui les forme par l'action du feu, de l'eau, de l'air et par la destruction des matières organiques. La plus grande partie de ceux dont on se sert en chimie, doivent leur formation à l'art, ou au moins n'ont point encore été trouvés parmi les produits de la nature. Pour traiter méthodiquement l'histoire de ces substances, nous croyons devoir les diviser en ordres, en genres et en sortes; nous comprenons toutes les matières salines minérales dans deux ordres.

Premier ordre : sels simples ou primitifs, parce qu'ils servent à la formation des autres sels.

Le second ordre renferme les sels secondaires, composés ou neutres : ils sont formés par la combinaison des premiers les uns avec les autres, et ils sont en conséquence beaucoup moins simples que ceux-ci.

Genre premier. Substances salino-terreuses.

Ce premier genre contient trois sortes de corps salino-terreux : 1°. la baryte; 2°. la magnésie; 3°. la chaux.

Le second genre contient trois sortes : la potasse, ou l'alkali fixe végétal : la soude, ou l'alkali fixe minéral : l'ammoniaque, ou l'alkali volatil.

Le troisième genre renferme les acides connus dans le règne minéral : ils sont au nombre de dix.

Je vais dire un mot de l'origine et de la nature de chacune de ces bases en particulier.

De la Potasse.

Quand on échauffe une substance végétale dans un appareil distillatoire, les principes qui la composent, l'oxygène, l'hydrogène et le carbone, qui forment ordinairement une combinaison triple dans un état d'équilique, se réunissent deux à deux en obéissant aux affinités qui doivent avoir lieu suivant le dégré de température. Ainsi, à la première impression du feu, et dès que la chaleur excède celle de l'eau bouillante, l'oxygène et l'hydrogène se réunissent pour former de l'eau. Bientôt après une portion de carbone et une d'hydrogène se combinent pour former de l'huile. Lorsqu'ensuite, par le progrès de la distillation on est parvenu à une chaleur rouge, l'huile et l'eau même qui s'étoient formées se décomposent : l'oxygène et le carbone forment l'acide carbonique ; une grande quantité de gaz hydrogène, devenu libre, se dégage et s'échappe enfin, il ne reste plus que du charbon dans la cornue.

La plus grande partie de ces phénomènes se retrouvent dans la combustion des végétaux à l'air libre : mais alors la présence de l'air introduit dans l'opération trois ingrédiens nouveaux, dont deux au moins apportent des changemens considérables dans les résultats de l'opération. Ces ingrédiens sont l'oxygène de l'air, l'azote et le calorique. A mesure que l'hydrogène du végétal ou celui qui résulte de la décomposition de l'eau, est chassé, par le progrès du feu, sous la forme de gaz hydrogène, il s'allume au moment où il a le contact de l'air, il se forme de l'eau, et le calorique des deux gaz qui devient libre, au moins pour la plus grande partie, produit sa flamme.

Lorsqu'ensuite tout le gaz hydrogène a été chassé, brûlé et réduit en eau, le charbon qui reste brûle à son tour, mais sans flamme ; il forme de l'acide carbonique qui s'échappe, emportant avec lui une portion de calorique qui le constitue dans l'état de gaz : le surplus du calorique devient libre, s'échappe et produit la chaleur et la lumière qu'on observe dans la combustion du charbon. Tout le végétal se trouve ainsi réduit en eau et en acide carbonique ; il ne reste qu'une petite portion d'une matière terreuse grise, connue sous le nom de cendre, et qui contient les seuls principes vraiment

(309)

fixes qui entrent dans la constitution des végétaux.

Cette terre ou cendre, dont le poids n'excède pas communément le vingtième de celui du végétal, contient une substance d'un
genre particulier, connue sous le nom d'alkali fixe végétal, ou de potasse.

Pour l'obtenir on passe de l'eau sur les cendres ; l'eau se charge de la potasse qui est
dissoluble, et elle laisse les cendres qui sont
indissolubles : en évaporant ensuite l'eau, on
obtient la potasse qui est fixe, même à un
très-grand dégré de chaleur, et qui reste
sous une forme blanche et concrète.

La potasse qu'on obtient par ce procédé
est toujours plus ou moins saturée d'acide
carbonique, et la raison en est facile à saisir : comme la potasse ne se forme, ou au
moins n'est rendue libre qu'à mesure que le
charbon du végétal est converti en acide carbonique par l'addition de l'oxygène, soit de
l'air, soit de l'eau, il en résulte que chaque
molécule de potasse se trouve au moment
de sa formation en contact avec une molécule d'acide carbonique ; et comme il y a
beaucoup d'affinité entre ces deux substances, il doit y avoir combinaison. Quoique
l'acide carbonique soit celui de tous les
acides qui tient le moins à la potasse, il est
cependant difficile d'en séparer les dernières
portions. Le moyen le plus habituellement
employé consiste à dissoudre la potasse dans

de l'eau, à y ajouter deux ou trois fois son
poids de chaux vive, à filtrer et à évaporer
dans des vaisseaux fermés : la substance saline qu'on obtient est de la potasse presqu'entièrement dépouillée d'acide carbonique.

Dans cet état, elle est non-seulement dissoluble dans l'eau , au moins à partie égale;
mais elle attire encore celle de l'air avec
une étonnante avidité : elle est également
soluble dans l'esprit-de-vin ou alkohol, à la
différence de celle qui est saturée d'acide
carbonique, qui n'est pas soluble dans ce dissolvant.

De la Soude.

La soude est, comme la potasse, un alkali qui se tire de la lixiviation des cendres
des plantes, mais de celles seulement qui
croissent au bord de la mer, et principalement du *kali*, d'où est venu le nom d'alkali
qui lui a été donné par les Arabes : elle a
quelques propriétés communes avec la potasse, mais elle en a d'autres qui l'en distinguent. En général, ces deux substances portent chacune dans toutes les combinaisons
salines des caractères qui leur sont propres.
La soude , telle qu'on l'obtient de la lixiviation des plantes marines, est le plus souvent entièrement saturée d'acide carbonique;
mais elle n'attire pas , comme la potasse,
l'humidité de l'air : au contraire elle s'y des-

seche ; les crystaux s'effleurissent et se convertissent en une poussière blanche qui a toutes les propriétés de la soude, et qui n'en diffère que parce qu'elle a perdu son eau de crystallisation.

On ne connoît pas mieux jusqu'ici les principes constituans de la soude que ceux de la potasse, et on n'est pas même certain si cette substance est toute formée dans les végétaux, antérieurement à la combustion. L'analogie pourroit porter à croire que l'azote est un des principes constituans des alkalis en général, et on en a la preuve à l'égard de l'ammoniaque. Mais on n'a relativement à la potasse et à la soude que de légères présomptions qu'aucune expérience décisive n'a encore confirmées.

Lorsqu'on veut dégager l'acide carbonique qui se trouve dans les alkalis, on dissout l'alkali dans l'eau et on fait éteindre de la chaux vive dans la dissolution ; celle-ci s'empare de l'acide carbonique de l'alkali, et lui donne son calorique en échange.

L'alkali, ainsi privé d'acide carbonique, ne fait plus effervescence avec les acides ; il est plus caustique, plus violent, s'unit plus aisément aux huiles , et on l'appelle alkali caustique, potasse pure , soude pure.

Cet alkali, évaporé et rapproché jusqu'à siccité, forme ce qu'on connoit sous le nom de pierre à cautère , potasse fondue , soude fondue. Cette pierre a une vertu corrosive ;

elle attire puissamment l'humidité de l'air et s'y résout en liqueur.

Les alkalis dont on vient de parler se combinent aisément avec le soufre.

Cette combinaison a lieu 1°. par la fusion de parties égales d'alkali et de soufre ; 2°. en faisant digérer l'alkali pur et liquide sur le soufre.

Ces dissolutions de soufre par l'alkali sont connues sous les noms de foies de soufre, sulfures d'alkali : elles exhalent une odeur puante approchant de celle des œufs pourris; c'est ce gaz que l'on appelle gaz hépatique.

Les acides précipitent aussi le soufre, et il en résulte des composés connus sous les noms de lait de soufre et de magistère de soufre.

Maintenant on fait peu d'usage en médecine de ces opérations.

De l'Ammoniaque.

C'est principalement par la distillation des matières animales qu'on obtient cette substance. L'azote, qui est un de leurs principes constituans, s'unit à la portion d'hydrogène propre à cette combinaison, et il se forme de l'ammoniaque; mais on ne l'obtient point pure dans cette opération; elle est mêlée avec de l'eau, de l'huile, et en grande partie saturée d'acide carbonique. Pour la séparer de toutes ces substances, on la combine d'abord avec un acide, tel par exemple, que l'acide muriatique ; on l'en dégage ensuite, soit par une addition de chaux, soit par une addition de potasse.

Lorsque l'ammoniaque a été ainsi amenée à son plus grand dégré de pureté, elle ne peut plus exister que sous forme gazeuze, à la température ordinaire dans laquelle nous vivons ; elle a une odeur excessivement pénétrante ; l'eau en absorbe une très-grande quantité, sur-tout si elle est froide et si on ajoute la pression au refroidissement ; ainsi saturée d'ammoniaque, elle a été appellée alkali volatil fluor ; on la nomme maintenant ammoniaque ou ammoniaque en liqueur.

Le procédé pour l'obtenir est de mêler parties égales de chaux vive tamisée et de muriate d'ammoniaque bien pilé : on introduit de suite le mélange dans une cornue à laquelle on adapte un récipient et l'appareil de Woulf ; on distribue dans les flacons une quantité d'eau pure correspondante au poids du sel employé ; on lutte les jointures des vases avec les luts ordinaires : l'ammoniaque se dégage à l'état de gaz, à la première impression du feu ; elle se combine à l'eau avec chaleur ; et, lorsque l'eau du premier flacon est saturée, ce gaz passe dans celle du second et la sature à son tour.

L'alkali volatil s'annonce par une odeur très-violente sans être désagréable ; il se réduit aisément à l'état de gaz et conserve cette forme à la température de l'atmos-

phère. On peut obtenir ce gaz en décomposant le muriate d'ammoniaque par la chaux
vive, et recevant le produit dans l'appareil
au mercure.

Ce gaz tue les animaux et leur corrode la
peau.

De la Chaux, de la Magnésie, de la Baryte et de l'Alumine.

La composition de ces quatre terres est
absolument inconnue ; et comme on n'est
point encore parvenu à déterminer quelles
sont leurs parties constituantes et élémentaires, on est autorisé, en attendant de nouvelles découvertes, à les regarder com
des êtres simples : l'art n'a donc aucune
part à la formation de ces terres. La nature
nous les présente toutes formées. Mais comme elles ont la plupart, sur-tout les tr
premières, une grande tendance à la co
binaison, on ne les trouve jamais seules.
chaux est presque toujours saturée d'a
carbonique, et dans cet état elle forme
craie, les spaths calcaires, une partie
marbres, etc. Quelquefois elle est sat
d'acide sulfurique, comme dans le gyps
les pierres à plâtre ; d'autres fois avec l'a
cide fluorique, et elle forme le spath fl
ou vitreux. Enfin, les eaux de la mer et
fontaines salées en contiennent de com

née avec l'acide muriatique. C'est de toutes les bases salifiables celle qui est la plus abon-damment répandue dans la nature.

On rencontre la magnésie dans un grand nombre d'eaux minérales ; elle y est le plus communément combinée avec l'acide sul-furique ; on la trouve aussi très-abondam-ment dans l'eau de la mer , où elle est com-binée avec l'acide muriatique ; enfin , elle en-tre dans la composition d'un grand nombre de pierres.

La baryte est beaucoup moins abondante que les deux terres précédentes ; on la trouve dans le règne minéral combiné avec l'acide sulfurique , et elle forme alors le spath pe-sant ; quelquefois , mais plus rarement , elle est combinée avec l'acide carbonique.

L'alumine, ou la base de l'alun, a moins de tendance à la combinaison que les précé-dentes substances ; aussi la trouve-t-on sou-vent dans l'état d'alumine sans être combi-née avec aucun acide. C'est principalement dans les argiles qu'on la rencontre ; elle en fait, à proprement parler, la base.

Le premier genre du second ordre com-prend les sels qui sont formés par l'union des deux alkalis fixes avec les acides. On les ap-pelle sels neutres parfaits, parce que leur union est intime.

Le deuxième genre renferme ceux qui sont composés par l'alkali volatil, ou l'ammoniaque combiné avec les acides. On les désigne sous le nom de sels ammoniacaux, d'après le nom de leur base.

Dans le troisième genre on range les sels neutres, dont la chaux est la base. Ils sont, en général, moins parfaits que ceux du second genre, quoique la chaux ait plus d'affinité avec les acides que n'en a l'ammoniaque. Ces sels sont appellés sels neutres calcaires.

La magnésie, combinée avec les divers acides, constitue le quatrième genre des sels neutres. Ces sels sont plus décomposables que les précédens, parce que la chaux et les alkalis ont plus d'affinité avec les acides que n'en a la magnésie. Ces sels sont nommés sels neutres magnésiens ou à base de magnésie.

Le cinquième genre est destiné à ceux qui ont la terre argilleuse pure, ou l'alumine pour base. Comme l'alun est la principale de ces combinaisons, on leur a donné le nom générique de sels alumineux.

Dans le sixième genre, on place les sels neutres à base de baryte, ou terre pesante. On les appelle sels barytiques.

Il est essentiel, avant de passer à la combinaison des substances qui composent les sels, d'examiner avec soin quelques propriétés qui leurs sont générales ; particulièrement de leur solution, de leur crystallisation, de leur fusibilité, de l'évaporation, de l'éfflorescence et de la lixivation.

On a long-tems confondu en chimie la solution et la dissolution ; et l'on désignoit par le même nom la division des parties d'un sel dans un fluide, tel que l'eau, et la division d'un métal dans un acide. Quelques réflexions sur les effets de ces deux opérations, feront sentir qu'il n'est pas possible de les confondre.

Dans la solution des sels, les molécules salines sont simplement écartées les unes des autres ; mais ni le sel, ni l'eau n'éprouvent aucune décomposition, et on peut les retrouver l'un et l'autre en même quantité qu'avant l'opération. On peut dire la même chose de la dissolution des résines dans l'alkohol et dans les dissolvans spiritueux. Dans la dissolution des métaux, au contraire, il y a toujours ou décomposition de l'acide, ou décomposition de l'eau : le métal s'oxygène, il passe à l'état d'oxide ; une substance gazeuse se dégage : ensorte, qu'à proprement parler, aucune des substances, après la dissolution, n'est dans le même état où elle étoit auparavant.

Pour bien saisir ce qui se passe dans la solution des sels, il faut savoir qu'il se complique deux effets dans la plupart de ces opérations : solution par l'eau et solution par le calorique ; et cette distinction nous donne l'explication de la plupart des phénomènes relatifs à la solution. Ces phénomènes se compliquent toujours plus ou moins avec ceux de la solution par l'eau. On en sera convaincu, si l'on considère qu'on ne peut verser l'eau sur un sel pour le dissoudre, sans employer réellement un dissolvant mixte, l'eau et le calorique : or, on peut distinguer plusieurs cas différens, suivant la nature et la manière d'être de chaque sel. Si, par exemple, un sel est très-peu soluble par l'eau, et qu'il le soit beaucoup par le calorique, il est clair que ce sel sera très-peu soluble à l'eau froide, et qu'il le sera beaucoup, au contraire, à l'eau chaude : tel est le nitrate de potasse et sur-tout le muriate oxygené de potasse. Si un autre sel, au contraire, est à la fois peu soluble dans l'eau et peu soluble dans le calorique, il sera peu soluble dans l'eau froide comme dans l'eau chaude, et la différence ne sera pas très-considérable : c'est ce qui arrive au sulfate de chaux.

On voit donc qu'il y a une relation nécessaire entre ces trois choses : solubilité d'un sel dans l'eau froide, solubilité du même sel dans l'eau bouillante, degré auquel ce même sel se liquifie par le calorique seul et sans le secours de l'eau ; que la solubilité d'un sel à chaud et à froid est d'autant plus grande qu'il est plus soluble par le calorique, ou, ce qui revient au même, qu'il est plus susceptible de se liquifier à un dégré plus inférieur de l'échelle du thermomètre.

Telle est, en général, la théorie de la solution des sels : mais je n'ai pu me former

encore que des apperçus généraux, parce
que les faits particuliers manquent, et qu'il
n'existe point assez d'expériences exactes.
La marche à suivre, pour completter cette
partie de la chimie, est simple : elle consiste
à rechercher, pour chaque sel, ce qui s'en
dissout dans une quantité donnée d'eau à différens degrés du thermomètre : or, comme
on sait aujourd'hui avec beaucoup de précision, d'après les expériences de Lavoisier
et Delaplace, ce qu'une livre d'eau contient
de calorique à chaque dégré du thermomètre, il sera toujours facile de déterminer par
des expériences simples la proportion de calorique et d'eau qu'exige chaque sel pour être
tenu en dissolution, ce qui s'en absorbe au
moment où le sel se liquifie, ce qui s'en dégage au moment où il se crystallise.

La crystallisation est une opération dans
laquelle les parties intégrantes d'un corps,
séparées les unes des autres par l'interposition d'un fluide, sont déterminées, par la
force d'attraction qu'elles exercent les unes
sur les autres, à se rejoindre pour former des
masses solides.

Lorsque les molécules d'un corps sont
simplement écartées par le calorique; et,
qu'en vertu de cet écartement, ce corps est
porté à l'état de liquide, il ne faut, pour le
ramener à l'état de solide, c'est à-dire, pour
opérer sa crystallisation, que supprimer une
partie du calorique logé entre ses molécules;

autrement dit, le refroidir. Si le refroidissement est lent, et si en même-tems il y a
repos, les molécules prennent un arrangement régulier, et alors il y a crystallisation
proprement dite : si, au contraire, le refroidissement est rapide, ou si, en supposant
un refroidissement lent, on agite le liquide
au moment où il va passer à l'état concret,
il y a crystallisation confuse.

Les mêmes phénomènes ont lieu dans les
solutions par l'eau, ou, pour mieux dire,
les solutions par l'eau sont toujours mixtes,
comme je l'ai déjà fait voir à l'article de la
solution des sels ; elles s'opèrent en partie
par l'action de l'eau, en partie par celle du
calorique. Tant qu'il y a suffisamment d'eau
et de calorique pour écarter les molécules
du sel, au point qu'elles soient hors de leur
sphère d'attraction, le sel demeure dans l'é-
tat fluide. L'eau et le calorique viennent-ils
à manquer, et l'attraction des molécules
salines, les unes par rapport aux autres,
devient-elle victorieuse, le sel reprend la
forme concrète, et la figure des crystaux est
d'autant plus régulière, que l'évaporation a
été plus lente et faite dans un lieu plus tranquille.

Tous les phénomènes qui ont lieu dans la
solution des sels se retrouvent également
dans leur crystallisation, mais dans un sens
inverse. Il y a dégagement de calorique au
moment où le sel se réunit et reparoît sous

sa forme concrète et solide, et il en résulte une nouvelle preuve que les sels sont tenus à la fois en dissolution par l'eau et par le calorique. C'est par cette raison qu'il ne suffit pas pour faire crystalliser les sels qui se liquifient aisément par le calorique, de leur enlever simplement l'eau qui les tenoit en dissolution; il faut encore leur enlever le calorique, et le sel ne crystallise qu'autant que ces deux conditions sont remplies. Le salpêtre, le muriate oxygène de potasse, l'alun, le sulfate de soude, etc. en fournissent des exemples. Il n'en est pas de même des sels qui exigent peu de calorique pour être tenus en dissolution, et qui, par cela même, sont à-peu-près également solubles dans l'eau chaude et dans l'eau froide; il suffit de leur enlever l'eau qui les tenoit en dissolution pour les faire crystalliser, et ils reparoissent sous forme concrète dans l'eau bouillante même, comme on l'observe relativement au sulfate de chaux, aux muriates de soude et de potasse, et à beaucoup d'autres.

On distingue deux espèces de fusibilité dans les sels : l'une qui est due à l'eau et qu'on appelle fusion aqueuse; l'autre qui n'a point la même cause, qui appartient spécialement à la matière saline, et qu'on désigne sous le nom de fusion ignée. La fusion aqueuse dépend entièrement de l'eau de crystallisation, qui étant très-abondante dans

plusieurs sels, et faisant quelquefois la moitié du poids des crystaux salins, devient capable de dissoudre ces sels lorsqu'elle a acquis soixante degrés de chaleur. Alors la
forme crystalline disparoît, le sel se dissout,
et la fusion qu'il présente, n'est en effet
qu'une véritable dissolution : cette observation est si vraie, que lorsqu'on tient quelque tems fondu un sel de cette nature, comme
le sulfate de soude, le borate de soude, le
sulfate allumineux, l'eau qui les dissout par
la chaleur venant à s'évaporer peu à peu,
le sel se desseche et cesse de paroître fondu.
Cette fusion apparente ou aqueuse est d'ailleurs indépendante de la véritable fusion
ignée, puisque celle-ci peut avoir lieu dans
tous les sels qui ont été dessechés après avoir
été d'abord liquifiés par leur eau de crystallisation. C'est ainsi qu'on fait fondre le muriate de soude et le borate de soude, en les
chauffant fortement, après leur avoir fait
éprouver par une chaleur modérée la fusion
aqueuse et le dessechement. La véritable
fusibilité ignée n'est pas la même pour tous
les sels ; il en est qui, comme le nitrate de
soude, se fondent dès qu'ils commencent à
rougir ; d'autres exigent un feu beaucoup
plus violent pour se fondre, ainsi que le
sulfate de potasse, le sulfate de soude. Enfin, il y en a quelques-uns dont la fusibilité
est si forte, qu'ils peuvent la communiquer
à des corps d'ailleurs très-réfractaires ou très-

infusibles par eux-mêmes ; c'est ainsi que les alkalis fixes entraînent dans leur fusion le quartz, le sable et toutes les terres sili-cées, qui sont absolument infusibles ; on appelle ces sels des fondans en raison de cette propriété, et parce qu'on s'en sert pour hâter la vitrification et la fusion des subs-tances terreuses et métalliques.

Tous les sels crystallisés exposés à l'air, ne s'altèrent point de la même manière : il en est qui n'y éprouvent aucun changement sensible, mais plusieurs perdent plus ou moins promptement leur transparence, leur forme ; et parmi ceux-là les uns se fondent peu à peu en augmentant de poids, les autres deviennent pulvérulens en perdant une portion de leur masse. La première de ces altérations porte le nom de déliquescence, et la seconde celui d'efflorescence.

On appelle l'un de ces phénomènes déli-quescence, parce que la matière saline qui l'éprouve, devient liquide ; on dit aussi qu'un sel tombe en déliquescence lorsqu'il se fond ainsi par le contact de l'air. Autrefois le mot défaillance étoit synonyme de déliquescence, mais cette expression a vieilli, et on ne la trouve presque plus aujourd'hui dans les li-vres de chimie. Cette altération dépend de ce que les sels attirent l'humidité contenue dans l'air ; et j'ai cru devoir la regarder comme une vraie attraction élective, qui est plus forte entre le sel et l'eau, qu'entre

cette dernière et l'air atmosphérique. La déliquescence n'est pas la même dans tous les
sels, soit pour la rapidité avec laquelle elle
a lieu, soit pour l'espèce de saturation qui
la borne : il en est, comme les alkalis fixes,
l'ammoniaque gazeuse, le gaz acide muriatique et l'acide sulfurique concentré, qui
enlèvent l'eau de l'atmosphère, dessèchent,
pour ainsi dire, l'air avec une énergie très-
extraordinaire et absorbent une quantité de
ce fluide plus considérable que leur poids :
cela est sur-tout remarquable pour la potasse seche, ainsi que pour l'acide sulfurique rendu concret par le froid : ces deux
sels deviennent d'abord mous, et prennent
bientôt une liquidité épaisse semblable à la
consistance de quelques huiles : ce qui a fait
appeller le premier huile de tartre, et le
second huile de vitriol, quoique ces noms
soient très-mal appliqués et plus susceptibles d'induire en erreur que d'éclairer les
personnes qui commencent l'étude de la
chimie. Quelques autres sont encore très-
déliquescens, mais n'attirent pas l'humidité
avec autant de promptitude, et en aussi
grande quantité que les précédens; tels sont
le nitrate et le muriate calcaires, le muriate
de magnésie; enfin il y en a qui ne font que
s'humecter sensiblement, et qui ne se fondent point complétement, comme le nitrate
de soude, le muriate de potasse, le sulfate
ammoniacal, etc.

L'évaporation a pour objet de séparer l'une et l'autre des deux matières, dont l'une au moins est liquide, et qui ont un dégré de volatilité très-différent.

C'est ce qui arrive lorsqu'on veut obtenir dans l'état concret un sel qui a été dissout dans l'eau : on échauffe l'eau et on la combine avec le calorique qui la volatilise ; les molécules de sel se rapprochent en même-tems, et, obéissant aux loix de l'attraction, elles se réunissent pour reparoître sous leur forme solide.

On a pensé que l'action de l'air influoit beaucoup sur la quantité de fluide qui s'évapore, et on est tombé à cet égard dans des erreurs qu'il est bon de faire connoître. Il est sans doute une évaporation lente qui se fait continuellement d'elle-même à l'air libre et à la surface des fluides exposés à la simple action de l'atmosphère. Quoique cette première espèce d'évaporation puisse être, jusqu'à un certain point, considérée comme une dissolution par l'air, il n'en est pas moins vrai que le calorique y concourt, puisqu'elle est toujours accompagnée de refroidissement : on doit donc la regarder comme une dissolution mixte, faite en partie par l'air et en partie par le carbonique. Mais il est un autre genre d'évaporation, c'est celle qui a lieu à l'égard d'un fluide entretenu toujours bouillant : l'évaporation qui se fait alors par l'action de l'air, n'est

X 3

plus que d'un objet très-médiocre en comparaison de celle qui est occasionnée par l'action du calorique : ce n'est plus, à proprement parler, l'évaporation qui a lieu, mais la vaporisation; or, cette dernière opération ne s'accélère pas en raison des surfaces évaporantes, mais en raison des quantités de calorique qui se combinent avec le liquide. Un trop grand courant d'air froid, nuit quelquefois dans ces occasions à la rapidité de l'évaporation, par la raison qu'il enlève du calorique à l'eau, et qu'il ralentit par conséquent sa conversion en vapeurs. Il n'y a donc nul inconvénient à couvrir, jusqu'à un certain point, le vase où l'on fait évaporer un liquide entretenu toujours bouillant, pourvu que le corps qui couvre, soit de nature à dérober peu de calorique, qu'il soit, pour me servir d'une expression du docteur Francklin, mauvais conducteur de chaleur; les vapeurs s'échappent alors par l'ouverture qui leur est laissée, et il s'en évapore au moins autant et souvent plus que quand on laisse un accès libre à l'air extérieur.

L'efflorescence a été ainsi nommée parce que les sels qui en sont susceptibles, semblent se couvrir de petits filets blancs semblables aux matières sublimées qu'on connoît en chimie sous le nom de fleurs. Cette propriété est l'inverse de la déliquescence; dans celle-ci, les crystaux salins décompo-

sent l'atmosphère humide, parce qu'ils ont
une détraction élective plus forte pour l'eau
que l'air atmosphérique; dans l'efflorescence, au contraire, c'est l'atmosphère qui décompose les crystaux salins, parce que l'air
a plus d'affinités avec l'eau que n'en ont
les sels qui forment ces crystaux. C'est donc
l'eau de la crystallisation qui est enlevée par
l'efflorescence; et telle est la cause pour laquelle les sels qui s'effleurissent perdent leur
transparence, leur forme et une partie de
leur masse.

Il est essentiel d'observer que tous les
crystaux salins efflorescens éprouvent de la
part de l'air une altération semblable à celle
que la chaleur leur fait subir; c'est une sorte
de calcination lente et froide qui décompose
les sels crystallisés, et qui en sépare l'eau à
laquelle ils doivent donc leur forme crysta-
line, et toutes les propriétés qui les carac-
térisoient crystaux salins; aussi un sel complètement effleuri éprouve-t-il exactement la
même perte de poids dans cette opération
que lorsqu'on le dessèche par l'action du feu.
Remarquons encore que les sels dont les
crystaux sont efflorescens appartiennent à
la classe des plus dissolubles, et de ceux
qui crystallisent par le refroidissement de
leur dissolution.

La lixivation est une opération des arts
et de la chimie, dont l'objet est de séparer
des substances solubles dans l'eau d'avec

d'autres substances qui sont insolubles. On a coutume de se servir pour cette opération dans les arts et dans les usages de la vie d'un grand cuvier, percé près de son fond d'un trou rond dans lequel on introduit une champlure de bois ou un robinet de métal. On met d'abord au fond du cuvier une petite couche de paille, et ensuite par-dessus la matière qu'on se propose de lessiver.

Dans les expériences très en petit, on se contente communément de mettre dans des bocaux ou des matras de verre la matière qu'on se propose de lessiver; on verse dessus de l'eau bouillante, et on filtre au papier dans un entonnoir de verre.

CHAPITRE XI.

Des Acides.

Les acides se reconnoissent à leur saveur aigre lorsqu'ils sont étendus d'eau; ils rougissent les couleurs bleues végétales; plusieurs sont sous forme gazeuse; ils s'unissent avec rapidité aux alkalis; ils agissent beaucoup plus que ces derniers sur les substances combustibles, et les réduisent le plus souvent à l'état de corps brûlés.

Nous connoissons dans le règne minéral dix sortes d'acides bien distincts les uns des autres.

Acide carbonique.

On donne le nom d'acide carbonique à
un acide très-abondant , qui étant souvent
dans l'état d'un fluide aériforme , a été appellé d'abord par les Anglois , air fixé ou
air fixe; ensuite acide méphitique par Bewly
et Morveau ; gaz méphitique par Macquer;
acide aérien par Bergmann , et acide craieux
par Bucquet. On connoîtra tout-à-l'heure
la raison et l'utilité de la dénomination que
l'on a adoptée.

Cet acide n'a pas toujours été regardé
comme tel. Ses principales propriétés avoient
été entrevues par Paracelse , Vanhelmont ,
Hales, etc. C'est à Black , Priestly, Bewly,
Bergmann , et au ci-devant duc de Chaulnes ,
que l'on doit la connoissance certaine de son
acidité.

L'acide carbonique gazeux a tous les caractères apparens de l'air. Il est invisible ,
élastique comme lui : on ne peut absolument le distinguer de ce fluide, lorsqu'il est
renfermé dans un vase de verre, ou lorsqu'il nage dans l'air. Il existe dans l'atmosphère, dont il fait la plus petite partie. On
le trouve tout pur et remplissant des cavités souterraines, comme la grotte du chien.
Il est combiné dans un grand nombre de
corps naturels, tels que les eaux minérales
et plusieurs sels neutres : la fermentation

spiritueuse en produit une grande quantité: la respiration et la combustion des charbons en forment également ; enfin toutes les parties des plantes et sur-tout les feuilles plongées dans l'ombre, en exhalent sans cesse.

Cet acide se trouve tout formé dans les craies, dans les marbres, dans toutes les pierres calcaires. Pour le dégager de ces substances, il ne faut que verser dessus de l'acide sulfurique, ou tout autre acide qui ait plus d'affinité avec la chaux que n'en a l'acide carbonique : il se fait une vive effervescence, laquelle n'est produite que par le dégagement de cet acide, qui prend la forme de gaz dès qu'il est libre.

Le carbone est le radical de l'acide carbonique. On peut en conséquence former artificiellement cet acide, en brûlant du charbon dans du gaz oxygène, ou bien en combinant de la poudre de charbon avec un oxide métallique dans de justes proportions. L'oxygène de l'oxide se combine avec le charbon, forme du gaz acide carbonique, et le métal devenu libre, reparoît sous sa forme métallique.

Cet acide a une pesanteur double de celle de l'air. On peut le transvaser d'un vaisseau dans un autre, comme tous les fluides. Sa saveur est piquante et aigrelette ; il tue sur-le-champ les animaux, parce qu'il ne peut servir à leur respiration ; il éteint les bougies et tous les corps en combustion. Il colore la teinture de tournesol en rouge clair. Cette couleur se perd à l'air à mesure que l'acide s'évapore.

La chaleur le dilate sans lui causer aucun changement.

Il se mêle à l'air vital, mais sans altération, et il forme un mélange que l'on peut respirer pendant quelque tems, pourvu qu'il n'en fasse que le tiers.

L'acide carbonique n'a point d'action sur la terre silicée. Mais il s'unit à l'alumine, à la baryte et à la magnésie, ce qui produit différens sels neutres, à qui on a donné le nom de carbonate d'alumine, de baryte et de magnésie.

La combinaison de cet acide avec la chaux dissoute dans l'eau, donne naissance à un phénomène constant, qui fait toujours reconnoitre cet acide. Lorsqu'il touche à ce liquide, il y produit des nuages blancs qui s'épaississent bientôt et forment un précipité abondant. Ces nuages sont dus à la craie ou au carbonate de chaux, résultante de la combinaison de la chaux avec l'acide carbonique. Ce nouveau sel n'étant presque pas soluble dans l'eau pure, s'en sépare et tombe au fond de ce fluide. L'eau de chaux est donc une pierre de touche pour faire reconnoître la nature et la quantité de l'acide que nous examinons. Si, après qu'il a formé ce précipité dans cette eau, on y ajoute une nouvelle quantité de cet acide, alors le précipité disparoît et se redissout à l'aide de l'excédent de l'acide carbonique ; c'est un second caractère qui fait reconnoître cet acide. La craie dissoute dans l'eau par l'acide carbonique surabondant, s'en sépare et s'en dépose lorsqu'on chauffe la liqueur, ou lorsqu'on la laisse exposée à l'air, ou enfin par tous les procédés qui enlèvent cet excès d'acide carbonique. C'est ainsi, comme l'a remarqué Fourcroy, que les alkalis fixes caustiques et l'ammoniaque pure versés dans la dissolution de craie par l'acide carbonique, y forment un précipité en absorbant cet excès d'acide.

L'eau acidulée versée dans l'eau de chaux, y produit absolument les mêmes effets.

Priestly a le premier donné, en 1772, un procédé pour aciduler l'eau ; le docteur Nooth a inventé une machine destinée à cet effet : elle a été depuis perfectionnée par Parker, et Magellan a ajouté encore à son utilité.

L'acide carbonique se combine rapidement aux trois alkalis. Si on met dans un bocal plein de cet acide retiré de la craie, un peu d'alkali fixe pur et caustique en liqueur divisé sur les parois du vase, et si l'on bouche promptement l'orifice de ce vaisseau avec de la vessie mouillée, il se fait alors dans le vaisseau un vide qui est dû à l'absorbtion de l'acide carbonique par l'alkali ; il s'excite de la chaleur pendant la

combinaison de ces deux sels, et l'on apperçoit bientôt sur les parois du bocal des
crystaux en dendrites qui deviennent de
plus en plus gros. On nomme ce sel carbonate de potasse et carbonate de soude,
suivant la nature de l'alkali fixe employé.

Le contact du gaz ammoniaque et de l'acide
carbonique aériforme, dans un vaisseau fermé, produit aussi sur-le-champ du vide, de
la chaleur, et un nuage blanc et épais, qui
s'attache en crystaux réguliers, ou simplement en croûte aux parois du verre. C'est
un véritable sel neutre imparfait, que l'on
nomme carbonate ammoniacal, et qu'on
appelloit autrefois alkali volatil concret, sel
d'Angleterre.

Chapitre XII.

Acide muriatique.

L'acide muriatique est répandu très-abon-
damment dans le régne minéral : il y est
uni avec différentes bases, principalement
avec la soude, la chaux et la magnésie. C'est
avec ces trois bases qu'on le rencontre dans
l'eau de la mer et dans celle de plusieurs
lacs : il est plus communément uni avec
la soude dans les mines du sel gemme. Cet
acide ne paroît pas avoir été décomposé jus-

qu'à ce jour dans aucune expérience chimique; ensorte que l'on a nulle idée de la
nature de son radical : ce n'est même que
par analogie que l'on conclut qu'il contient
le principe acidifiant ou oxygène.

L'acide muriatique présente au surplus
une circonstance très-remarquable : il est,
comme l'acide du soufre et comme plusieurs
autres, susceptible de différens dégrés d'oxygénation; mais l'excès d'oxygène produit en
lui un effet tout contraire à celui qu'il produit dans l'acide du soufre. L'addition d'oxygène le rend plus volatil, d'une odeur plus
pénétrante, moins miscible à l'eau, et diminue ses qualités acides.

L'acide muriatique ne tient que médiocrement aux bases avec lesquelles il est uni:
l'acide sulfurique l'en chasse, et c'est principalement par l'intermède de cet acide que
les chimistes ont coutume de se le procurer. On pourroit employer d'autres acides
pour remplir ce même objet, par exemple,
l'acide nitrique : mais cet acide étant volatil, il auroit l'inconvénient de se mêler avec
l'acide muriatique dans la distillation. Il faut
dans cette opération employer environ une
partie d'acide sulfurique concentré, et deux
de sel marin. On se sert d'une cornue tubulée, dans laquelle on introduit d'abord le
sel; on y adapte un récipient également tubulé, à la suite duquel on ajoute deux ou
trois bouteilles remplies d'eau, et qui sont

jointes par des tubes, à la manière de Woulf.
On lutte bien toutes les jointures, après quoi
on introduit l'acide sulfurique dans la cornue par la tubulure, et on la renferme aussitôt avec son bouchon de cristal. C'est une
propriété de l'acide muriatique, de ne pouvoir exister que dans l'état de gaz, à la température et au dégré de pression dans lequel
nous vivons : il seroit donc impossible de
le coërcer, si on ne lui présentoit de l'eau
avec laquelle il a une grande affinité. Il s'u-
nit dans une très-grande proportion à celle
contenue dans les bouteilles adaptées au
ballon; et lorsqu'elles en sont saturées, il
en résulte ce que les anciens appelloient
esprit de sel fumant, et ce que l'on appelle
aujourd'hui acide muriatique.

Celui qu'on obtient par ce procédé, n'est
pas saturé d'oxygène autant qu'il le peut être;
il est susceptible d'en prendre une nouvelle
dose, si on le distille sur des oxides métalliques, tels que l'oxide de manganèse, l'oxide
de plomb ou celui de mercure : l'acide qui
se forme alors, et que l'on nomme acide
muriatique oxygéné, ne peut exister comme
le précédent, lorsqu'il est libre, que dans
l'état gazeux; il n'est plus susceptible d'être
absorbé par l'eau en aussi grande quantité.
Si on en imprègne ce fluide au-delà d'une
certaine proportion, l'acide se précipite au
fond du vase sous forme concrète. L'acide
muriatique oxygéné est susceptible, comme

l'a démontré Bertholet, de se combiner avec un grand nombre de salifiables; les sels qu'il forme sont susceptibles de détoner avec le carbone et avec plusieurs substances métal-liques : ces détonations sont d'autant plus dangereuses, que l'oxygène entre dans la composition du muriate oxygéné avec une très-grande quantité de calorique, qui donne lieu, par son expansion, à des explosions très-dangereuses.

L'acide muriatique rougit fortement le syrop de violettes, et toutes les couleurs bleues végétales; mais il ne les détruit pas. Cette liqueur, quelque concentrée et quelque fumante qu'elle soit, n'est point l'acide muriatique pur et isolé; mais cet acide uni à beaucoup d'eau. Priestly a mis cette vérité hors de doute, en nous apprenant qu'on peut reduire cet acide en gaz, et l'obtenir permanent dans cet état au-dessus du mercure, à la pression et à la température de l'atmosphère. C'est donc de ce gaz que nous devons examiner les propriétés, si nous voulons connoître celles de l'acide muriatique sans mélange, et dans son état de pureté parfaite.

Le gaz acide muriatique s'obtient en chauffant l'acide liquide et fumant dans une cornue dont le bec est reçu sous une cloche pleine de mercure. Ce gaz, beaucoup plus volatil que l'eau, passe dans la cloche : il présente tous les caractères apparens de
l'air,

l'air, mais il est plus pesant que lui : il a
une odeur pénétrante : il est si caustique,
qu'il enflamme la peau et y cause souvent
des démangeaisons vives : il suffoque les animaux : il éteint la flamme des bougies, en
l'agrandissant d'abord et en donnant à son
disque une couleur verte ou bleuâtre : il est
absorbé par les corps spongieux.

La lumière ne paroît pas l'altérer d'une
manière sensible. La chaleur le rarefie et
augmente prodigieusement son élasticité.

L'air atmosphérique, mêlé sous des cloches avec le gaz acide muriatique, lui fait
prendre la forme de fumée ou de vapeur,
et s'échauffe légèrement, ce qui prouve qu'il
y a combinaison.

Le gaz acide muriatique se combine avec
rapidité avec l'eau. La glace s'y fond sur-le-
champ et l'absorbe avec promptitude.

Le gaz acide muriatique n'a point d'action sur la terre silicée ; il se combine avec
l'alumine et forme avec elle le muriate alumineux.

Il s'unit aux substances salino-terreuses,
avec lesquelles il constitue les muriates ba-
rytique, magnésien, appellé autrefois sel
d'Epsom marin, ou sel marin à base de sel
d'Epsom ou de magnésie et calcaire, ou sel
marin à base terreuse.

Sa combinaison avec l'alkali fixe végétal
produit le muriate de potasse, connu sous
le nom de sel fébrifuge de Silvius. Ce sel a

une saveur amère, désagréable et forte. Il crystallise en cubes ou en prismes tétraédes. Il décrépite sur les charbons ; et lorsqu'on le pousse à un feu violent il se fond et se volatilise sans se décomposer. Il exige trois fois son poids d'eau ; il est peu altérable à l'air. Cent grains de ce sel contiennent vingt-neuf, soixante-huit acide, soixante-trois, quarante-sept alkali, et six, quatre-vingt-cinq eau.

Sa combinaison avec la soude forme le muriate de soude ou sel marin, sel commun.

Les procédés connus jusqu'à ce jour pour décomposer ce sel, sont :

1°. L'acide nitrique dégage l'acide muriatique et forme du nitrate de soude qu'on peut aisément décomposer par la détonnation.

2°. La potasse déplace la soude, même à froid, d'après les expériences de Chaptal.

3°. L'acide sulfurique forme du sulfate de soude, en décomposant le sel marin ; le nouveau sel traité avec les charbons se détruit ; mais il se forme un sulfure de soude qu'il est difficile de séparer en entier, et ce procédé n'a pas paru économique à Chaptal ; on peut aussi décomposer le sulfate par l'acétite de baryte, et obtenir ensuite la soude par la calcination de l'acétite de soude.

4°. Margraef dit que si on jette du sel commun sur du plomb chauffé ou rouge,

(339)

e sel est décomposé, et il se forme du muriate de plomb.

5°. Scheele a indiqué les oxides de plomb :

6°. La baryte le décompose aussi, d'après
les expériences de Bergmann.

7°. Les acides végétaux, combinés avec le
lomb, décomposent aussi le sel marin.

L'acide muriatique, combiné avec l'ammoniaque, produit le muriate d'ammoniaque,
ou sel ammoniaque.

On peut faire ce sel de toutes pièces, en
décomposant le muriate de chaux par le
moyen de l'ammoniaque, comme l'a prati-
qué Baumé à Paris. Mais presque tout le sel
ammoniaque qui circule dans le commerce,
nous vient d'Égypte, où on l'extrait par la
distillation de la suie qui provient de la combustion des excrémens des animaux qui se
nourrissent de plantes salées.

Le sel ammoniaque crystallise, par évaporation, en prismes quadrangulaires, termi-
nées par des pyramides quadrangulaires cour-
tes ; on l'obtient souvent crystallisé en rhom-
bes, par la sublimation ; la face concave
des pains de sel ammoniac du commerce,
est quelquefois couverte de ces crystaux. Ce
sel a une saveur piquante, âcre, urineuse.
Model en a fait l'analyse.

Cet acide uni au mercure, nous donne le
muriate de mercure corrosif, et le muriate
de mercure doux.

Le muriate de mercure corrosif se nomme

ainsi , parce qu'il est composé de l'acide muriatique et du mercure.

On le nomme corrosif, parce qu'il est en effet un des plus corrosifs de tous les sels à base métallique.

On prépare ce sel de deux manières : par la voie seche et par la voie humide.

Le procédé le plus usité consiste à mêler ensemble partie égale de nitrate de mercure de pèche , de muriate , de soude décrépité et de sulfate de fer calciné à blanc. On fait sublimer le tout dans un matras, et le sel qui s'y sublime est celui que l'on nomme sublimé corrosif.

Boulduc a renouvellé le procédé de Kunckel. Il consiste à prendre parties égales de sulfure de mercure et de muriate de soude; on fait sublimer ce mélange dans un matras au feu de sable , en augmentant le feu sur la fin , jusqu'à ce qu'il ne se sublime plus rien.

Dans cette opération l'acide sulfurique quitte le mercure pour se porter sur l'alkali du muriate de soude , avec lequel il a une plus grande affinité et avec lequel il forme un sulfate de soude qui reste au fond du matras après la sublimation ; tandis que l'acide muriatique d'une part , et le mercure d'une autre part , devenus libres l'un et l'autre , se réduisent en vapeurs par l'effet de la chaleur, s'unissent étroitement ensemble , et forment le muriate de mercure cor-

osif qui s'attache à la partie supérieure du
atras , partie en masse saline blanche et
emi transparente , partie en crystaux bril-
ans figurés en lames minces et pointues.

Le muriate de mercure corrosif a une sa-
eur styptique , suivie d'un goût métallique ;
iis sur les charbons , il se dissipe en fumée ;
hauffé lentement dans des vaisseaux subli-
atoires , il se sublime en crystaux prisma-
ques si comprimés , qu'on ne peut pas en
stinguer les faces ; on peut les comparer
à des lames de couteaux placées les unes
ur les autres.

Ce sel se dissout dans dix-neuf parties
d'eau. La baryte , la magnésie , la chaux le
décomposent.

On fait avec ce sel et l'eau de chaux une
eau que l'on nomme eau phagédénique.

Pour faire cette eau on prend une livre
d'eau de chaux ; on y ajoute vingt grains de
muriate de mercure corrosif ; on agite le tout
dans un mortier de verre. Il se forme aussitôt un précipité jaune ; c'est l'alkali de la
chaux qui en précipite le mercure en un
oxide orangé.

On se sert de cette eau pour nettoyer les
vieux ulcères , elle mange les chairs superflues.

Le même acide uni, au muriate de mercure corrosif , forme le muriate de mercure
doux.

Pour faire le muriate de mercure doux , on

triture exactement dans un mortier de verr
du muriate de mercure corrosif avec du mercure.

Baumé recommande d'ajouter un pe
d'eau dans le mélange. Il est aussi très
propos, comme le pratique Baumé, d'ach
ver de mêler exactement les matières en le
broyant sur un porphyre, parce que le m'
lange ne peut être trop parfait et trop exact

À mesure que le nouveau mercure s'uni
au muriate de mercure corrosif par la tri
turation, il lui communique une coule
grise noirâtre, couleur que prend toujou
le mercure, lorsqu'il est très-divisé, sa
que les molécules aient perdu leur form
métallique : on met ensuite cette matié
grise dans un ou plusieurs matras à
court, ou fioles à médecine ; et la quantit
de matière doit être telle dans chaque mati
ou fiole, que les deux tiers en restent vide
pour donner de l'espace à la sublimation

On place alors ces matras dans un bai
de sable sur un fourneau, en les entouran
de sable jusqu'à la hauteur de la matièr
qu'ils contiennent : on augmente le feu
dégrés jusqu'à ce qu'on voie que la subli
mation commence à se faire ; on le soutie
dans cet état jusqu'à ce que tout soit subli
mé et attaché au haut de la fiole, à l'excep
tion d'un peu de matière fixe et incapabl
de sublimation, qui reste au fond. Ces matras étant refroidis, on les casse avec pré-

(343)

caution ; on y trouve le muriate de mercure sublimé en une masse blanche ; on sépare cette partie blanche et compacte d'avec une matière moins blanche et moins dense qui occupe le col du matras ; on pulvérise de nouveau, dans un mortier de verre, cette masse blanche de la première sublimation ; on la fait sublimer une seconde fois et ensuite une troisième fois, toujours par la même méthode et en faisant à chaque fois les mêmes séparations. Alors le muriate de mercure doux est dans son état parfait ; il doit être en masse blanche extrêmement pesante, demi transparente, moulée sur la bouteille par sa partie convexe, qui a même le poli du verre.

Il est très-essentiel de n'employer dans toutes ces opérations que des mortiers sur lesquels ni l'acide, ni le muriate de mercure corrosif n'aient aucune action ; ceux de marbre par conséquent, et de métal, n'y peuvent servir. On doit préférer les mortiers de verre.

On recommande, comme on l'a vu ci-dessus, trois sublimations. L'expérience a fait voir qu'elles étoient nécessaires pour l'entier changement du muriate de mercure corrosif, en muriate de mercure doux. Après ces trois sublimations, cette substance peut être prise intérieurement sans danger ; ce muriate n'est plus corrosif, il ne lui reste plus de propriétés salines que ce qu'il en faut pour qu'il produise un effet purgatif à la doze depuis quatre à cinq grains jusqu'à vingt-quatre et même trente : et si l'on continue à sublimer un plus grand nombre de fois le muriate de mercure doux, comme huit ou neuf fois, et peut-être moins, on le nomme alors panacée mercurielle. Ce nom lui a été donné parce que l'on pensoit que le muriate de mercure doux s'amortissoit tellement qu'il ne produisoit plus aucun effet purgatif. Mais Baumé a prouvé qu'à chaque sublimation il se perdoit toujours une portion de mercure, et qu'il se formoit un peu de sublimé corrosif, ce qui provient de l'altération du mercure. Ainsi, comme le dit Chaptal, la panacée mercurielle qu'on fait, en sublimant le mercure doux huit à neuf fois, est un remède plus suspect que le mercure doux lui-même.

On peut faire aussi du mercure doux en décomposant l'eau mercurielle par une dissolution de muriate de soude. Le précipité blanc qu'on obtient étant sublimé, donne un excellent mercure. Ce procédé est de Chaptal.

L'acide muriatique combiné avec les oxides de zinch, de fer, de manganèze, de cobalt, de nickel, de plomb, d'étain, de cuivre, de bismuth, d'antimoine, d'argent, d'or, de platine, forme autant de muriates; mais comme ils ne sont pas encore d'usage en médecine, je n'entrerai dans aucun détail sur leur préparation.

L'acide muriatique oxygène s'unit aussi à toutes ces bases et forme avec eux des muriates oxygènes : cet ordre de sel a été découvert par Bertholet.

L'acide muriatique uni à l'alkohol est connu sous le nom d'esprit de sel dulcéfié.

Cette préparation se fait en mélant cet acide avec trois, quatre, cinq, six fois et plus son poids d'alkohol, et faisant digérer ce mélange pendant un mois, ou en le soumettant à la distillation.

La dulcification de l'esprit de sel ne réussit pas aussi parfaitemeut que celle de l'acide sulfurique; il ne s'unit qu'une petite portion d'acide avec l'alkohol; et si le procédé n'est pas bien conduit, à peine se fait-il quelqu'union.

On a fort recommandé cet esprit dulcifié contre la foiblesse d'estomac, l'indigestion et dans d'autres cas, qui proviennent d'excès dans la boisson; mais en général on l'emploie peu en médecine.

L'union de l'acide muriatique avec l'alkohol, produit aussi une liqueur connue sous le nom d'éther muriatique. Nous devons à Pelletier d'avoir simplifié les procédés; voici le sien :

Il introduit dans une grande cornue tubulée un mélange de huit onces de manganèze et d'une livre et demie de muriate de soude; il ajoute ensuite douze onces d'acide sulfurique et huit onces d'alkohol; on procède à

la distillation et on obtient une liqueur très-
éthérée pesant dix onces, dont on retire
quatre onces de bon éther, par la distillation et la rectification.

Cet éther exhale, en brûlant, une odeur
aussi piquante que l'acide sulfureux; il a une
saveur styptique, semblable à celle de l'alun.

CHAPITRE XIII.

De l'Acide nitro-muriatique.

L'acide nitro-muriatique, anciennement
appellé eau-régale, est formé par un mélange d'acide nitrique et d'acide muriatique.
Les radicaux de ces deux acides s'unissent
ensemble dans cette combinaison; et il en
résulte un acide à deux bases, qui a des
propriétés particulières qui n'appartiennent
à aucun des deux séparément : notamment
celle de dissoudre l'or et le platine.

On connoît plusieurs procédés pour faire
cet acide mixte.

Si on distille deux onces de sel commun
avec quatre d'acide nitrique, ce qui passe
dans le récipient est du bon acide nitro-
muriatique. Ce procédé est de Baumé.

On forme encore l'eau régale, en dissolvant à froid quatre onces de sel ammoniaque
en poudre dans une livre d'acide nitrique;
il se dégage pendant long-tems un gaz acide

muriatique oxygéné qu'il est imprudent de coërcer, et il faut pratiquer des issues à cette vapeur.

Dans les dissolutions nitro-muriatiques, comme dans toutes les autres, les métaux commencent par s'oxyder avant de se dissoudre; ils s'emparent d'une portion de l'oxygène de l'acide; il se dégage en même tems un gaz nitro-muriatique d'une espèce particulière, qui n'a encore été bien décrit par personne. Son odeur est très-désagréable, et il est aussi funeste qu'aucun autre aux animaux qui le respirent; il attaque les instrumens de fer et les rouille; l'eau en absorbe une assez grande quantité et prend quelques caractères d'acidité. Lavoisier dit qu'il a eu occasion de faire ces observations, en traitant le platine et en le faisant dissoudre très en grand dans l'acide nitro-muriatique.

Chapitre XIV.

Acide fluorique ou spathique.

Cet acide a été découvert par Scheele; d'autres disent par Margraef. Cet acide se retire d'une espèce de sel neutre, que l'on connoît sous le nom de spath-fluor ou spath-vitreux.

Pour obtenir l'acide fluorique seul et dégagé de toute combinaison, on met du spath fluor ou fluate de chaux dans une cornue de plomb ; on verse dessus de l'acide sulfurique, et on adapte à la cornue un récipient également de plomb, à moitié rempli d'eau. On donne une chaleur douce, et l'acide fluorique est absorbé par l'eau du récipient, à mesure qu'il se dégage. Comme cet acide est naturellement sous forme de gaz au dégré de chaleur et de pression dans lequel nous vivons, on peut le recueillir dans cet état dans l'appareil pneumato-chimique au mercure.

Le gaz spathique est plus pesant que l'air. Il éteint les bougies et tue les animaux. Il a une odeur pénétrante : il est d'une telle causticité qu'il ronge la peau. L'air atmosphérique trouble sa transparence et le change en une vapeur blanche, en raison de l'eau qu'il contient.

Le gaz fluorique s'unit à l'eau avec chaleur et rapidité ; mais il présente un phénomène particulier dans cette union, c'est la précipitation d'une terre blanche très-fine qui est quartzeuse ou siliceuse. Ce gaz dissout dans ce fluide forme l'esprit acide spathique ou fluorique dont l'odeur et la causticité sont très-fortes, lorsque l'eau en est saturée. Cet acide rougit fortement le syrop de violette. Il a la singulière propriété de ronger et de dissoudre la terre siliceuse, suivant Scheele et Bergmann.

L'acide fluorique se combine avec tous

les oxides des métaux et minéraux, et forme les fluates de zinch, de manganèse, de fer, de plomb, etc. avec la chaux, fluate de chaux, la baryte, fluate de baryte, magnésie, fluate de magnésie, potasse, fluate de potasse; enfin, avec la soude et l'ammoniaque, le fluate de soude et d'ammoniaque.

Il ne reste qu'à déterminer quelle est la nature du radical fluorique; mais comme il ne paroît pas qu'on soit encore parvenu à décomposer l'acide, on ne peut avoir aucun apperçu de la nature du radical. S'il y avoit quelque expérience à tenter à cet égard, ce ne pourroit être, dit Lavoisier, que par la voie des doubles affinités qu'on pourroit espérer quelque succès.

CHAPITRE XV.

Acide nitreux et nitrique.

L'acide nitreux et nitrique se tire d'un sel connu dans les arts sous le nom de salpêtre. On extrait ce sel par lixivation des décombres des vieux bâtimens et de la terre des caves, des écuries, des granges, et, en général, des lieux habités.

Pour obtenir l'acide nitreux de ce sel, on met dans une cornue tubulée trois parties de salpêtre très-pur, et une d'acide sulfurique concentrée : on y adapte un ballon à deux pointes , auquel on joint l'appareil de Woulf, c'est-à-dire, des flacons à plusieurs gouleaux à moitié remplis d'eau et réunis par des tubes de verre. On lutte exacte- ment toutes les jointures, et on donne un feu gradué : il passe de l'acide-nitreux en vapeurs rouges , c'est-à-dire , surchargé de gaz nitreux, ou autrement dit, qui n'est point oxygéné autant qu'il le peut être. Une partie de cet acide se condense dans le bal- lon , dans l'état d'une liqueur jaune rouge très-foncé; le surplus se combine avec l'eau des bouteilles. Il se dégage en même tems une grande quantité de gaz oxygène , par la rai- son qu'à une température un peu élevée, l'oxygène a plus d'affinité avec le calorique qu'avec l'oxyde nitreux, tandis que le con- traire arrive à la température habituelle dans laquelle nous vivons. C'est parce qu'une partie d'oxygène a quitté ainsi l'acide nitri- que, qu'il se trouve converti en acide nitreux. On peut ramener cet acide de l'état nitreux à l'état nitrique , en le faisant chauffer à une chaleur douce; le gaz nitreux qui étoit en excès s'échappe , et il reste de l'acide ni- trique.

On se procure de l'acide nitrique beaucoup plus concentré et avec infiniment moins de perte, en mélant ensemble du salpêtre et de l'argile bien seche, et en les poussant au feu dans une cornue de grès. L'argile se com- bine avec la potasse pour laquelle elle a

(351)

beaucoup d'affinités ; en même tems il
passe de l'acide nitrique très-légèrement fumant et qui ne contient qu'une très-petite
ortion de gaz nitreux. On l'en débarrasse
aisément, en faisant chauffer foiblement
'acide dans une cornue : on obtient une petite portion d'acide nitreux dans le récipient,
et il reste de l'acide nitrique dans la cornue.

Lavoisier, en distillant cet acide sur le
mercure et recevant les divers produits dans
'appareil pneumato-chimique, a prouvé que
l'acide nitrique, dont le poids est à celui de
'eau distillée comme 131,607 à 100,000, contient :

Gaz nitreux   1 once 7 gros 51 grains $\frac{1}{4}$.
Gaz oxygène 1   7   7 $\frac{1}{2}$.
Eau   13.

En combinant ensemble ces trois principes
on régénère l'acide décomposé.

Pour obtenir l'acide nitrique très-pur, il
aut employer du nître dépouillé de tout mé-
ange de corps étranger. Si, après la distilla-
on, on soupçonne qu'il y reste quelques
estiges d'acide sulfurique, on y verse quel-
ues gouttes de dissolution de nitrate bary-
que, l'acide sulfurique s'unit avec la ba-
te et forme un sel neutre insoluble qui
e précipite. On en sépare avec autant de facilité les dernières portions d'acide muria-
que qui pouvoient y être contenues, en y
ersant quelques gouttes de nitrate d'argent ;
acide muriatique contenu dans l'acide ni-

trique s'unit à l'argent avec lequel il a plus d'affinité , et se précipite sous forme de muriate d'argent qui est presqu'insoluble. Ces deux précipitations faites ; on distille jusqu'à ce qu'il ait passé environ les sept huitièmes de l'acide, et on est sûr alors de l'avoir parfaitement pur.

L'acide nitrique est un de ceux dont la décomposition est la plus facile ; on le décompose en l'exposant sur le sulfure d potasse dissout dans l'eau ; le gaz oxy gène s'unit au soufre et forme de l'acide sulfurique , tandis que le gaz nitrogène reste pur.

On le décompose encore par le moyen du pyrophore qui brûle dans cet air et ab sorbe le gaz oxygène.

L'étincelle électrique a aussi la propriété de décomposer le gaz nitreux. Van Marum a observé que trois pouces de gaz nitreux se réduisoient à un pouce trois quarts , et qu'alors il n'avoit plus aucune propriété du gaz nitreux ; enfin , d'après les expériences de Lavoisier , cent grains de gaz nitreux contiennent trente-deux nitrogène , soixante-huit oxigène.

D'après le même chimiste , cent grains d'a cide nitrique contiennent soixante-dix-neuf et demi oxygène et vingt et demi nitrogène ; et c'est là la raison pour laquelle il faut em ployer le gaz nitreux dans une moindre pro portion que le gaz nitrogène pour le com
biner

biner avec le gaz oxygène et former l'acide nitrique.

Les divers états de l'acide nitrique, sont 1°. l'acide nitreux fumant dans lequel l'oxygène n'est point dans la proportion requise; et l'on peut rendre vaporeux et rutilant l'acide nitrique le plus blanc, le plus saturé, en s'emparant d'une partie de son oxygène par le moyen des métaux, des huiles, des corps inflammables, etc. ; ou bien en le dégageant par la simple exposition de cet acide à la lumière du soleil, d'après les belles expériences de Bertholet.

Ainsi l'acide nitrique est l'acide de nître surchargé d'oxygène ; l'acide nitreux est l'acide de nître surchargé d'azote, ou ce qui est la même chose, de gaz nitreux; enfin, le gaz nitreux est l'azote qui n'est point assez saturée d'oxygène pour avoir les propriétés des acides. C'est ce que l'on nomme oxide.

L'acide nitreux uni à la baryte, à la potasse, etc. , forme les nitrates de baryte, de potasse ; avec les oxides métalliques, les nitrites de zinch, de fer , etc. Les anciens ne connoissoient aucun de ces sels.

L'acide nitrique, uni à la baryte, donne le nitrate de baryte.

Avec la potasse, le nitrate de potasse ou salpêtre.

Le nitrate de potasse ou salpêtre est un sel neutre, composé de l'acide nitrique combiné jusqu'au point de saturation avec la potasse.

Voici de quelle manière on prépare ce sel dans les atteliers du gouvernement.

On prend des terres ou plâtras, dont on s'est assuré des qualités ; on les concasse et on les mêle avec à peu près autant de cendres de bois. On met ce mélange dans des tonneaux rangés les uns auprès des autres, posés verticalement sur un de leurs fonds, et soutenus à environ deux pieds au-dessus de la terre. Au bas de chaque tonneau il y a un trou dans lequel sont engagés des pailles, précisément comme pour couler la lessive. On verse de l'eau dans le premier tonneau : cette eau se charge de tout ce qu'il y a de salin dans le mélange, et coule dans un baquet placé sous le tonneau, et destiné à la recevoir : on reverse cette même eau successivement dans les autres tonneaux, et de cette manière elle se charge de plus en plus des matières salines. Les salpêtriers observent toujours de faire passer les plus fortes lessives, en finissant, dans un tonneau qui contient des matières neuves ; et de même avant de quitter un tonneau dont la matière est déja presqu'épuisée, ils y passent la première toute pure. Par ces manœuvres, qui sont très-bien entendues, ils obtiennent une lessive aussi chargée qu'elle puisse l'être, et ils parviennent à épuiser ntièrement leurs plâtras de tout le nître qu'ils contenoient.

La lessive de nître, ainsi préparée, est portée dans de grandes chaudières de cuivre, dans lesquelles on la fait bouillir et évapoer, pour donner lieu à la crystallisation des sels. Comme les deux sels crystallisables que contient cette lessive, sont de sel commun ou muriate de soude et de nître, t que le premier de ces sels ne se crystal'se que par évaporation, et le second seuement par refroidissement, le sel commun qui se crystallise pendant l'évaporation est retiré à mesure avec de grandes cuillers, et on le met égoutter dans un panier suspendu pour cela au-dessus de la chaudière. Lorsque la liqueur est arrivé au point que le nître puisse se crystalliser, on la verse dans de grandes bassines de cuivre que l'on porte dans un endroit destiné à cela.

Cette liqueur, par le refroidissement, se coagule en masse informe au fond des bassines ; il reste alors dans ces bassines une assez grande quantité de liqueur, qui ne peut plus laisser crystalliser le nître qu'après avoir été évaporée de nouveau. On rassemble toutes les liqueurs pour continuer à les faire évaporer et pour en tirer de nouveau nitrate de potasse. On continue ainsi jusqu'à ce que la liqueur refuse de fournir des crystaux, par refroidissement ; elle est alors

très-rousse et très-âcre ; elle s'appelle eau-
mère du nître.

L'eau-mère est principalement formée de
deux sels calcaires, savoir, de nitrate de chaux
et de muriate de chaux, qu'on nomme aussi
sels terreux, sels déliquescens ; le premier
est beaucoup plus abondant que le second.
Ces deux sels sont crystallisables, ils attirent beaucoup l'humidité de l'air, ils sont
très-dissolubles ; le quart de leur poids d'eau
suffit pour les tenir liquides. On ne les desseche qu'avec peine par la chaleur ; leur dissolution est épaisse, visqueuse et comme
grasse sous les doigts ; c'est leur présence,
plus abondante que celle du vrai nître ou
nitrate de potasse dans un grand nombre de
terres et de pierres, qui rend les cuites si
difficiles à crystalliser, et qui les fait tourner à la graisse.

L'eau-mère contient, outre les sels précédens, un peu de vrai nître, trop empâté
pour pouvoir l'obtenir facilement ; aussi,
lorsque les salpêtriers la jettent sur leur
plâtras, nuit-elle plus souvent à leur lessive, qu'elle ne l'enrichit. Il y a aussi un
peu de sel marin et quelquefois une matière
colorante extractive dans l'eau-mère.

Les chimistes prouvent encore par leurs
expériences que l'eau-mère du nître contient d'autres sels terreux, et particulièrement du nitrate de magnésie. Ils en démon-

trent la présence en versant de l'eau de chaux
et de l'ammoniaque dans l'eau-mère étendue
d'eau ; ils obtiennent ainsi un précipité léger
et floconeux qui, recueilli, lavé et seché,
forme une terre blanche, légère, fade, qu'on
nomme magnésie.

Le nître qu'on obtient par les crystallisations dont on vient de parler, est roux et
sali par l'eau de sa dissolution qui a cette
couleur, à cause d'un reste des matières végétales et animales qui n'ont point été entièrement décomposées. Ce reste de matières grasses, hétérogènes, s'oppose aussi à
la dépuration et crystallisation; ce qui oblige,
quand elle est abondante, à clarifier la liqueur par des colles et autres expédiens.

Ce nître, que l'on nomme nître de la première cuite, est donc impur, altéré par le
mélange des sels à base terreuse, et du sel
commun, ce qui le rend peu propre aux
usages auxquels on l'emploie.

Pour le purifier, on le fait dissoudre dans
l'eau pure, et on procède à une seconde
crystallisation par refroidissement; c'est ce
que l'on nomme nître de la seconde cuite.
C'est celui qu'emploient les distillateurs d'eau
forte.

Ce nître n'est pas encore assez pur pour
qu'on en puisse faire de bonne poudre à
canon ; c'est pourquoi on le purifie de même
par une troisième cuite ou crystallisation.

Le nitrate de potasse crystallisé en octaèdres prismatiques , qui représentent presque toujours des prismes à six pans aplatis terminés par des sommets dihèdres.

Le nître a une saveur piquante suivie de fraîcheur. Il fuse sur les charbons , son acide se décompose, l'oxygène s'unit au carbone et forme de l'acide carbonique ; le gaz nitrogène et l'eau se dissipent ; et c'est ce mélange de principes qui a été connu sous le nom de *clissus*.

En jettant dans un creuset chauffé au rouge un mélange de nître et de soufre à parties égales, on obtient une matière saline qu'on a d'abord appellée sel polychreste de Glaser, et qu'on a ensuite assimilé au sulfate de potasse.

On prépare encore avec le nître un sel connu sous le nom de crystal minéral ou sel de prunelle ; ce n'est autre chose que du nître fondu , avec lequel on détonne un peu de soufre.

Pour faire ce sel on prend du nître exactement purifié, on le met dans un creuset, et on le fait fondre promptement ; lorsqu'il est fondu, on y fait détonner un gros de soufre par livre de nître ou nitrate de potasse. On le coule ensuite dans une bassine de cuivre , en le promenant par le mouvement qu'on donne à la bassine, jusqu'à ce qu'il soit figé en lames ou espèces de tablettes.

La petite quantité de soufre qu'on fait

détonner avec le nitre dans cette occasion, ne produit d'autre effet que d'introduire dans le crystal minéral une quantité proportionnée d'un tartre vitriolé, qu'on nomme sel de Glaser. A cela près, ce sel a exactement toutes les propriétés et les vertus médicinales du nitre ; c'est-à-dire, qu'à la dose de quatre jusqu'à dix ou douze grains dans une chopine de boisson appropriée, il est rafraichissant, calmant, apéritif et diurétique. Cette préparation paroît donc assez utile.

Le nitre, uni au sel de tartre et au soufre, produit la poudre appelléé fulminante. On prend à cet effet trois parties de nitre, deux de sel de tartre et une de soufre.

On l'appelle fulminante, parcé que lorsqu'on la met sur un feu doux, dans une cuiller de fer, et qu'on la laisse chauffer lentement, elle détonne avec une violence et un fracas épouvantables, aussitôt qu'elle est parvenue à un certain degré de chaleur.

L'acide nitrique s'unit aussi à la soude, à la chaux, à la magnésie, à l'ammoniaque et à l'alumine, et forme avec ces substances les nitrates de soude, de chaux, etc.

L'acide nitrique, uni aux oxides métalliques, forme les nitrates de zinch, de fer, de manganèse, de cobalt, de nikel, de plomb, d'étain, de cuivre, de bismuth, d'antimoine, d'arsenic, de mercure, d'argent, d'or et de platine.

L'acide nitrique, uni au mercure, forme les nitrates mercuriels.

On a une grande quantité de ces préparations de mercure, toutes à peu près équivalentes les unes aux autres.

La dissolution de mercure dans l'acide nitrique, fait à froid et abandonné à une évaporation spontanée, fournit des crystaux qui ont paru être à Delisle des pyramides tétraèdres tronquées près de leur base, et dont les quatre angles résultant de la jonction des bases des pyramides sont tronqués. Si on évapore la même dissolution, on obtient des lames longues et aiguës, posées les unes sur les autres ; elles sont striées obliquement sur leur largeur. Enfin, la dissolution du mercure opérée par la chaleur, présente des aiguilles plates et aiguës, striées sur la longueur.

La dissolution de mercure dans l'acide nitrique, et le nitre mercuriel, est mis avec raison, au nombre des corrosifs ; il détonne sur les charbons quand il est bien sec, et il s'en échappe une flamme blanchâtre assez vive.

La dissolution de mercure forme ce que l'on nomme l'eau mercurielle. Pour faire cette eau, on prend une once de la dissolution du nitrate mercuriel, que l'on mêle avec vingt-quatre onces d'eau. Cette liqueur produit d'assez bons effets, comme escaroti-

que, et même comme caustique dans quelques maladies de la peau.

Mais une très grande utilité qu'on ne peut
refuser à cette dissolution de mercure dans
l'acide nitrique , c'est qu'on fait par son
moyen une sorte de pommade ou d'onguent
qui guérit très-bien la galle. Cette pommade
se fait ainsi :

On prend trois onces de mercure crud
que l'on fait dissoudre dans quatre onces
d'acide nitrique. Lorsque le mercure est entièrement dissout, on fait liquéfier dans une
terrine vernissée deux livres de graisse de
porc. On mêle parmi , avec un pilon de
bois , la dissolution de mercure : on agite
le mélange jusqu'à ce qu'il commence à se
figer : on le coule promptement dans un grand
carré de papier , et lorsque l'onguent est
refroidi , on le coupe par tablettes.

Ce composé est d'une consistance bien
plus ferme que celle de la graisse : il devient
d'une rancidité considérable à l'instant qu'on
le fait, quoiqu'on emploie de la graisse récente et non rance : la graisse change aussi
de couleur : elle devient cétrine sur-le-champ;
mais quelque tems après, elle perd cette
couleur à sa surface seulement : elle devient
blanchâtre par le conact de l'air. Tous ces
changemens de la graisse , occasionnés par
la dissolution du mercure dans l'acide nitrique, font assez voir qu'il y a une combinaison intime entre les substances : l'a-

cide nitrique forme avec la graisse un savon acide; il agit puissamment sur la graisse, et en développe l'acide : c'est ce qui lui donne l'odeur rance. Le mercure se précipite en même tems sous une couleur jaune. On pourroit croire que c'est lui qui donne la couleur cétrine à cet onguent, puisque l'acide nitrique avec la graisse forme un savon qui n'est point jaune.

Si l'on réduit jusqu'à sicité, par l'évaporation, une dissolution de mercure dans l'acide nitrique ; qu'on mette ce nitrate mercuriel dans un matras au bain de sable, et que l'on continue le feu en l'augmentant par degrés, on verra une quantité considérable d'acide nitrique se détacher peu à peu du mercure, et s'échapper en gaz, qui est le gaz nitreux. A mesure que l'acide s'évapore, l'oxide qui reste dans le matras, de blanc qu'il étoit d'abord, devient jaune, ensuite orangé, et enfin rouge.

Cette matière rouge qu'on ôte du matras après l'avoir cassée, et qu'on pulvérise dans un mortier de verre, est ce qu'on appelle précipité rouge.

Chaptal dit que pour obtenir un superbe précipité rouge, il faut mettre la dissolution mercurielle dans une cornue, et distiller jusqu'à ce qu'il ne passe plus de vapeurs; on verse sur ce qui reste une nouvelle quantité d'acide nitrique, et on distile de même. Après trois ou quatre distillations répétées on obtient, dit-il, un précipité magnifique en petits crystaux d'un très-beau rouge.

La plupart des auteurs proposent d'adoucir le précipité rouge, en brûlant dessus de l'alkohol ou esprit-de-vin, à trois ou quatre reprises ; et quelques médecins l'ont fait prendre intérieurement sous le nom d'arcane corallin, après l'avoir adouci de cette manière.

Lemery et plusieurs autres, donnent des procédés pour faire encore d'autres préparations de mercure, qui ont été employées comme médicamens, et qui portent improprement le nom de précipités. Tel est le précipité verd, lequel est un mélange de quatre parties de mercure et d'une partie de cuivre, dissout séparément dans l'acide nitrique, traités ensuite comme le précipité rouge ; enfin, dissout une seconde fois en partie par l'acide du vinaigre, appellé acide acitique, à l'aide de la digestion, et reduit par l'évaporation en consistance seche. Telle est aussi la préparation que Lemery nomme mercure violet, ou panacée mercurielle noire, ou précipité noir, qui est un cinabre artificiel surchargé de soufre mêlé de sel ammoniaque, et préparé par un procédé fort long et fort laborieux.

Il existe encore un autre précipité, connu sous le nom de précipité blanc. Cette préparation est du mercure, séparé d'avec l'acide nitrique par l'intermède de l'acide muriatique, et uni à ce dernier acide. Pour faire ce précipité, on verse de la dissolution de muriate de soude, faite par l'eau distillée dans une dissolution de mercure par l'acide nitrique, jusqu'à ce qu'on s'apperçoive qu'il ne se fasse plus aucun précipité : alors on laisse bien former le dépôt, on décante la liqueur surnageante, on le lave légèrement avec de l'eau distillée et on le fait secher.

Ce précipité de mercure est du nombre de ceux que l'on peut nommer composés. C'est une combinaison de mercure avec l'acide du muriate de soude : car il est certain que dans cette opération, la matière métallique ne se sépare de l'acide nitrique, qu'à proportion qu'elle se combine avec l'acide muriatique. Il arrive donc dans cette précipitation des phénomènes fort analogues à ceux qui ont lieu dans celle de la lune cornée, ou muriate d'argent.

L'acide nitrique dissout l'argent avec rapidité. Cette préparation est un caustique qu'on fait en dépouillant les crystaux de lune, appellé nitrate d'argent, de toute leur eau de crystallisation par le moyen de la fusion.

Pour faire le nitrate d'argent fondu, on prend des crystaux de lune, on les met dans un creuset, qui doit être grand à proportion de la quantité de matière qu'on y veut fondre, à cause d'un gonflement assez considérable, qui arrive dans le commencement de cette fonte : on place ce creuset dans un fourneau qui doit tirer fort peu, et au milieu d'une petite quantité de charbons allumés; attendu que ces crystaux sont très-fusibles, et qu'une trop grande chaleur fait du tort à la pierre infernale. La matière se liquéfie d'abord très-promptement, en bouillonnant et se gonflant beaucoup : c'est surtout dans ce moment qu'il faut que la chaleur soit très-modérée, sans quoi il en sortiroit une partie qui fuseroit, comme le nitrate de potasse sur les charbons, et dont l'argent se trouveroit réduit. Peu à peu ce gonflement diminue, et on peut alors augmenter un peu le feu, s'il n'est point assez fort pour mettre la matière dans une fonte tranquille. Aussitôt qu'elle est dans cet état, on la coule dans un moule de fer destiné à cet usage (1), et qu'on a d'abord un peu chauffé et graissé de suif dans son intérieur;

---

(1) Le moule à pierre infernale est fait de manière qu'il puisse donner une forme cylindrique. Il est composé de deux, cinq ou six cylindres en creux, placés verticalement et parallèlement les uns aux autres, et auxquels répond une rigole ou gouttière, dans laquelle on verse la matière pour les remplir. Ce moule, composé de deux pièces qui s'appliquent exactement l'une à l'autre dans leur largeur, facilite à obtenir entière la pierre infernale moulée et refroidie, en séparant l'une de l'autre les deux parties du moule. D'autres appellent cette machine *lingotière*.

on y laisse figer et refroidir la pierre infernale, ensuite on la retire et on l'enferme
dans un flacon bouché de crystal.

On donne à la pierre infernale la forme
de petits cylindres ou de crayons, d'environ
une ligne de grosseur, parce que le chirurgien qui s'en sert pour toucher les chairs
fongueuses dans les plaies et ulcères, la met
dans un porte-crayon pour ne la point toucher avec ses doigts.

Il faut avoir attention de couler la pierre
infernale lorsqu'elle est liquide ; sans cela,
l'acide se dégage, l'argent se revivifie et la
pierre infernale perd de sa vertu.

Cette opération présente deux phénomènes assez remarquables : l'un est la couleur
noire que prennent les crystaux de lune ainsi
fondus ; l'autre est un arrangement symmé-
trique ou une sorte de crystallisation qu'elle
prend en se refroidissant et en se figeant. Si
l'on rompt en morceaux un crayon de cette
matière, on observe que son intérieur est
figuré en aiguilles ou rayons, qui vont de la
circonférence au centre, à-peu-près comme
on l'observe dans l'intérieur des pyrites rondes ferrugineuses et sulfureuses.

La pierre infernale, pour être bonne, doit
être faite avec de l'argent de coupelle.

L'argent dissout dans l'acide nitrique et
précipité par l'eau de chaux, produit un
phénomène des plus étonnans. Nous devons
cette découverte à Bertholet.

Pour faire cette opération, on prend de l'argent de coupelle que l'on fait dissoudre dans l'acide nitrique ; on précipite l'argent de cette dissolution par l'eau de chaux ; alors on décante et expose l'oxide pendant trois jours à l'air (Bertholet imagine que la présence de la lumière peut influer sur le succès de l'expérience). On étend ensuite cet oxide desseché dans l'ammoniaque, il prend la forme d'une poudre noire ; on décante de nouveau et on laisse secher à l'air cette poudre. C'est celle qui forme l'argent fulminant.

Dans cette opération, l'oxygène qui tient très-peu à l'argent, se combine avec l'hyrogène de l'ammonique : de la combinaion de l'oxygène et de l'hydrogène, il résulte de l'eau en état de vapeur ; cette eau évaporisée instantanément, jouissant de toute élasticité, de toute la force expansive dont lle est douée dans cet état de vapeur, est la cause principale du phénomène, dans leuel le nitrogène, qui se dégage de l'amoniaque avec toute son expansibilité, joue ussi un grand rôle.

Après la fulmination, l'argent se trouve éduit revivifié ; c'est-à-dire, qu'il reprend on état métallique : il redevient blanc et illant.

D'après Chaptal, la poudre à canon, l'or lminant même, ne peuvent pas être comarés à ce produit nouveau. Il faut le con-

tact du feu pour faire détonner la poudre;
il faut faire prendre à l'or fulminant un degré déterminé de chaleur pour qu'il fulmi-
ne; tandis que le contact d'un corps froid
suffit pour faire détonner l'argent fulminant; enfin, ce produit une fois obtenu,
on ne peut plus le toucher; on ne doit pas
prétendre l'enfermer dans un flacon, il faut
qu'il reste dans la capsule, où s'est faite l'é-
vaporation.

L'acide nitrique, combiné avec l'alkohol,
donne une liqueur connue sous le nom d'é-
ther nitreux.

Le premier qui a fait connoître cette liqueur d'une manière satisfaisante, et indiqué le vrai moyen de l'obtenir, est Navier,
médecin à Châlons-sur-Marne. Son procédé
est de mêler ensemble de l'alkohol et de l'a-
cide nitrique dans une bouteille qu'on bouche très-exactement, et qu'on laisse en repos jusqu'à ce que l'éther se soit formé, et
rassemblé comme une huile à la surface
la liqueur. Cet éther peut se faire, com,
on le voit, sans le secours de la distillation.

Depuis que Navier a publié sa découverte, Rouelle, Baumé, et autres chimistes
se sont exercés à perfectionner le procé

Le procédé de Baumé consiste à mett
de l'alkohol dans plusieurs bouteilles et d
verser de l'acide nitreux fumant; de plac
les bouteilles, après les avoir bien bouchées
dans de l'eau fraiche, ou mieux, de la glac

(369)

et de laisser le tout en repos, ayant soin de renouveller pendant sept à huit jours l'eau ou la glace. L'éther se rassemble et vient nager à la surface.

Chaptal, dans sa chimie, nous présente un autre procédé : comme il me paroit plus simple, et aussi certain, je vais le décrire.

Prenez parties égales d'alkohol et d'acide nitrique du commerce, marquant trente à trente-cinq degrés ; mettez le tout dans une cornue tubulée que l'on adapte à un fourneau ; ajoutez-y deux récipiens à la suite l'un de l'autre : le premier récipient doit plonger dans un baquet plein d'eau : le second doit être entouré d'un linge mouillé, et de sa tubulure partir un syphon que l'on doit faire plonger dans l'eau. Lorsque la chaleur a pénétré le mélange, il se dégage beaucoup de vapeurs qui se condensent en stries sur les parois des vases, dont on rafraichit l'extérieur sans relâche ; l'éther que l'on obtient par ce procédé est, dit ce chimiste, pur et très-abondant.

De l'union de l'alkohol avec l'acide nitreux, il en résulte encore un composé, appellé esprit de nitre dulcifié. Cette préparation en médecine est regardée comme apéritive, et comme un grand diurétique.

Les recettes pour faire l'esprit de nitre dulcifié, varient beaucoup dans les différens auteurs de pharmacie, tant pour la manipulation que pour les proportions. Les uns

prescrivent cette dulcification par le simp
mélange et la digestion : les autres dema
dent trois, quatre, cinq et jusqu'à dix pa
ties d'alkohol contre une d'acide nitrique,
font distiller le mélange, ou en partie se
lement, ou jusqu'à siccité.

Quant à moi, je prends deux livres d'a
kohol sur huit onces d'acide, je mêle les
queurs ensemble, et je distille à une ch
leur douce.

On recommande l'esprit de nitre dulci
pour calmer la soif : il excite les secrétio
naturelles ; il chasse les vents et fortifie m
dérement l'estomac. On le donne dans u
véhicule approprié, depuis vingt gouttes ju
qu'à un gros.

C H A P I T R E XVI.

Acide Sulfurique.

On a long-tems retiré l'acide sulfuriq
par distillation du sulfate de fer ou vitr
de Mars, dans lequel cet acide est uni
fer. Cette distillation a été décrite par Bas
Valentin, qui existoit dans le quinzie
siècle. On préfère aujourd'hui de le retirer
soufre par la combustion, parce qu'il
beaucoup meilleur marché que celui qu
peut extraire des différens sels sulfuriq
Pour faciliter la combustion du soufre et s

xygénation, on y mêle un peu de salpêtre
ou nitrate de potasse en poudre. Ce dernier
est décomposé, et fournit au soufre une portion de son oxygène, qui facilite sa conversion en acide. Malgré l'addition de salpêtre,
on ne peut continuer la combustion du sou-
re dans des vaisseaux fermés , quelque
rands qu'ils soient , que pendant un tems
déterminé. La combustion cesse par deux
raisons : 1°. parce que le gaz oxygène se
trouve épuisé, et que l'air, dans lequel se
it la combustion , se trouve presque réduit
à l'état de gaz azotique : 2°. parce que l'a-
cide lui-même qui reste long-tems en vapeurs, met obstacle à la combustion. Dans
les travaux en grand des arts, on brûle le
mélange de soufre et de salpêtre dans de
grandes chambres dont les parois sont recou-
verts de feuilles de plomb : on laisse un
peu d'eau au fond pour faciliter la condensation des vapeurs. On se débarrasse ensuite
de cette eau, en introduisant l'acide sulfurique qu'on a obtenu dans de grandes cornues : on distille à un degré de chaleur modéré ; il passe une eau légèrement acide, et
l reste dans la cornue de l'acide sulfurique
concentré. Dans cet état, il est diaphane,
sans odeur, et il pèse à-peu-près le double
de l'eau. On prolongeroit la combustion du
soufre et on accéléreroit la fabrication de
l'acide sulfurique, si on introduisoit dans
les grandes chambres doublées de plomb,

où se fait cette opération , le vent de plusieurs souflets qu'on dirigeroit sur la flamme.
On feroit évacuer le gaz azotique par de
longs canaux ou espèces de serpentins dans
lesquels il seroit en contact avec de l'eau,
afin de le dépouiller de tout le gaz acide sulfureux , ou acide sulfurique qu'il pourroit
contenir.

Cet acide ne dissout, comme tous les autres , les métaux qu'autant qu'ils ont été
préalablement oxidés ; mais la plupart sont
susceptibles de décomposer une portion de
l'acide , et de lui enlever assez d'oxygène
pour devenir dissolubles dans le surplus:
c'est ce qui arrive à l'argent, au mercure,
même au fer et au zinch , quand on les fait
dissoudre dans de l'acide sulfurique, concentré et bouillant. Ces métaux s'oxident et se
dissolvent , mais ils n'enlèvent pas assez
d'oxygène à l'acide pour le réduire en soufre ; ils le réduisent seulement à l'état d'a-
cide sulfureux , et il se dégage alors sous la
forme de gaz acide sulfureux. Si l'on met de
l'argent, du mercure ou quelque métal, autre que le fer et le zinch dans de l'acide sulfurique étendu d'eau , comme ils n'ont pas
assez d'affinité avec l'oxygène pour l'enlever, ni au soufre, ni à l'acide sulfureux, ni
à l'hydrogène, ils sont absolument insolubles dans cet acide. Il n'en est pas de mêm
du zinch et du fer; ces deux métaux acidés
par la présence de l'acide, décomposent l'eau

(373)

ils s'oxident à ses dépens, et deviennent alors dissolubles dans l'acide, quoiqu'il ne soit ni concentré, ni bouillant.

Bertholet a prouvé, par une première expérience, que soixante-neuf parties de soufre en brûlant, absorbent trente-une parties d'oxygène, pour former cent parties d'acide sulfurique. Suivant la seconde expérience faite par une autre méthode, soixante-douze parties de soufre, en absorbent vingt-huit d'oxygène, pour former la même quantité de cent parties d'acide sulfurique sec.

On a donné à cet acide différens noms, suivant ses degrés de concentration. Dans le commerce on lui donne les noms d'esprit de vitriol, d'huile de vitriol, d'huile de vitriol glaciale.

Les caractères de l'acide sulfurique, sont d'être onctueux et gras au toucher, ce qui lui a fait donner improprement le nom d'huile de vitriol; de peser une once sept gros dans une bouteille contenant une once d'eau distillée, de s'échauffer avec l'eau au point de lui communiquer un degré de chaleur supérieur à celui de l'eau bouillante. Si on bouche l'extrémité d'un tube de verre, qu'on y mette de l'eau, et qu'on le plonge par le bout fermé dans un verre moitié plein de ce même liquide, on pourra porter à l'ébullition l'eau contenue dans le tube, en versant de l'acide sulfurique sur celle qui est dans le verre. Cet acide a encore la propriété

de se saisir avec avidité de toutes les substances inflammables qui le noircissent et le
décomposent.

L'acide sulfurique, uni à la baryte, donne
le sulfate de baryte.

Uni à la potasse, il donne le sulfate de
potasse, appellé *arcanum duplicatum*, sel
de duobus, tartre vitriolé, vitriol de potasse.

Le sulfate de potasse est donc le produit
de l'acide sulfurique, uni jusqu'au point de
saturation avec la potasse.

Ce sel se fait en versant de l'acide sulfurique dans une dissolution de potasse, jusqu'à ce qu'il ne se fasse plus d'effervescence.
On filtre ensuite cette liqueur, et en la faisant évaporer, on obtient un sel en petits
crystaux, qui sont des prismes hexaèdres,
terminés par des pyramides hexaèdres à
pans triangulaires. Il a une saveur salée mé-
diocre, se fondant difficilement dans la bouche : il décrépite lorsqu'il est chauffé fortement et brusquement ; il ne contient qu'une
assez petite quantité d'eau de crystallisation ;
n'est point susceptible de liquéfaction à la
faveur de cette eau, et ne se fond qu'à un
degré de chaleur à-peu-près aussi fort que
celui de la vitrification.

Baumé a découvert que l'acide nitrique,
aidé de la chaleur, pouvoit décomposer le
sulfate de potasse ; mais Chaptal, en 1780,
a démontré, que l'acide pouvoit en être dé-

placé par l'acide nitrique, sans le secours de la chaleur ; mais que si on rapprochoit la dissolution, l'acide sulfurique reprennoit sa place.

Ce sel est employé en médecine : on le regarde comme apéritif à la dose d'un gros, et laxatif à la dose depuis six gros jusqu'à douze.

L'acide sulfurique, combiné jusqu'au point de saturation avec la soude, forme le sulfate de soude, appellé sel de Glauber, sel admirable, vitriol de soude.

Ça été en décomposant le sel commun par l'intermède de l'acide sulfurique, pour en retirer par la distillation l'acide muriatique, que Glauber a découvert ce sel. Le résidu de cette distillation lui a offert une matière saline en masse et non crystallisée qu'il a fait dissoudre dans l'eau et dont il a retiré, par évaporation et refroidissement, un sel transparent, coagulé en très-beaux crystaux. Glauber, émerveillé de la beauté de ce sel et des propriétés qu'il lui découvrit, lui a donné le nom de son sel admirable, nom qui lui est resté ; mais comme le tems diminue peu à peu le merveilleux des nouveautés, on l'appelle maintenant tout simplement sulfate de soude.

Ce sel a une saveur salée et amère ; entre les sels neutres, c'est un de ceux qui offrent la plus belle crystallisation. Lorsqu'il est crystallisé en grand et régulièrement, il se forme en très gros crystaux, représentant des solides allongés ou espéces de colonnes, dont la surface est striée dans le sens de leur longueur, à peu près comme celle des crystaux du nître.

Les crystaux de ce sel sont transparens comme la plus belle glace ; mais lorsqu'ils sont exposés à un air sec, ils perdent très-promptement leur transparence par l'évaporation de leur eau de crystallisation ; leur surface, et ensuite tout le corps même de ces masses salines, se réduisent, par la dissipation de cette eau de crystallisation en une poussière saline d'un blanc mat, que l'on nomme efflorescence.

La quantité d'eau qui entre dans la crystallisation du sel de Glauber, est très-considérable et va environ à la moitié de son poids.

Il n'est pas nécessaire pour se procurer du sulfate de soude, de combiner l'acide sulfurique libre avec la soude, ou de décomposer le sel commun avec l'acide sulfurique, comme le faisoit Glauber, à moins qu'on ne veuille, en même tems, obtenir de l'acide muriatique. La nature nous fournit une bonne quantité de ce sel tout formé; il y en dans beaucoup d'eaux minérales ; quelques-unes comme celles des fontaines salées des ci-devant provinces de Lorraine et de Franche - Comté , en contiennent même beaucoup ; il ne s'agit que de l'en retirer et

de le purifier par la crystallisation ; enfin ,
en brûlant du soufre avec du sel commun
ou de la soude , il est certain qu'on forme-
roit aussi facilement ce même sel.

Le sulfate de soude n'est d'usage que dans
la médecine. En petite dose, comme d'un
gros ou deux ; il est fondant et apéritif ; il
est aussi atténuant et corrosif à cette même
dose dans les potions purgatives ; enfin , il
est lui-même un purgatif assez bon et assez
doux, de même que tous les autres sels neutres à base d'alkali fixe , lorsqu'on le fait
prendre à la doze d'une once ou d'une once
et demie.

Sulfate d'Ammoniaque.

Le sulfate d'ammoniaque, appellé sel am-
oniac secret de Glauber , se fait en décomposant l'ammoniaque par l'intermède de l'a-
cide sulfurique. On obtient par la distillation un acide muriatique, d'autant plus fort,
que l'acide sulfurique employé étoit plus
concentré ; et il reste dans la cornue le sulfate d'ammoniaque , que Glauber nommoit
on sel ammoniac secret.

Ce sel a les principales propriétés du sel
ammoniac, avec les différences cependant
que doit occasionner la différence d'acide
ui entre dans sa composition. Il est demi
olatil; il peut se sublimer en entier ; il ne
eut se décomposer sans intermède dans

les vaisseaux clos. Les alkalis fixes , la baryte et la chaux en dégagent l'ammoniaque. Les acides nitrique et muriatique en dégagent l'acide sulfurique. Il a une saveur vive, se dissout facilement dans l'eau, attire l'humidité de l'air, et se crystallise en prismes à six pans applatis et allongés, terminés par des pyramides à six pans.

L'acide sulfurique uni à l'alumine, forme le sulfate d'alumine ou alun.

Sulfate d'Alumine.

L'alun est un sel crystallisable, composé d'acide sulfurique uni à une terre argilleuse. Ce sel a une saveur acerbe, douceâtre et fortement astringente : cette saveur forte lui vient de ce que son acide est moins parfaitement saturé par sa base, qu'il ne l'est dans d'autres sels sulfuriques à base terreuse. Baumé a même observé que l'acide dans l'alun n'est pas exactement au point de saturation, puisqu'il rougit la teinture de tournesol et le papier bleu ; et qu'on peut achever de le saturer avec de la terre même d'alun; ensorte que le sel parfaitement neutre qui en résulte, n'a pas plus de saveur ni de dissolubilité que la sélénite.

La figure des crystaux de ce sel est sujette à beaucoup de variétés, comme celle de tous les autres sels, suivant les circonstan-

ces qui concourent à sa crystallisation :
lorsqu'on fait refroidir très lentement sa dissolution évaporée au point de crystallisation, on trouve le plus grand nombre de
ses crystaux figurés en pyramides triangulaires, dont les quatre angles solides sont
coupés.

Alun calciné.

L'alun retient beaucoup d'eau dans sa
crystallisation : cela va à peu près à moitié
de son poids. Il perd cette eau de crystallisation par la chaleur. Quand elle est entièrement évaporée, l'alun qui s'est beaucoup
raréfié et boursouflé pendant cette évaporation, reste sous une forme seche, et il est
alors très-friable : on le nomme dans cet
état alun calciné.

Si on le pousse à un dégré de chaleur
violente, il perd en partie son acide et n'a
plus de saveur ; le résidu n'est plus susceptible de crystallisation et se précipite sous
forme d'une poudre très-fine et gluante à
mesure qu'on le rapproche par l'évaporation.

On parvient à décomposer facilement l'a-
lun par plusieurs intermèdes. L'alumine se
trouve précipité de sa dissolution par la magnésie, la baryte et les alkalis.

L'alun est d'un très-grand usage dans plusieurs arts, et singulièrement dans celui de

la teinture, dont il est l'ame : il fait valoir la plupart des couleurs , augmente beaucoup leur intensité et leur éclat. Il est même absolument nécessaire pour donner de la solidité à toutes les couleurs qui résident dans des substances gommeuses extractives. Sans lui , toutes ces teintures ne seroient qu'un mauvais barbouillage, que le simple lavage dans l'eau seroit capable d'emporter.

L'alun est regardé comme un puissant astringent : il convient par conséquent dans des maladies où les principales indications sont de fortifier et de resserrer, comme pour arrêter le flux immodéré des règles, les pertes, les fleurs blanches , les diarrhées, les hémorrhagies, le vomissement de sang , et même certaines hémoptysies. Mais il est essentiel d'observer, au sujet de ce remède, et même de tous les astringens , qu'il faut qu'ils soient prescrits par un médecin éclairé.

A l'extérieur il resserre et fortifie considérablement les parties sur lesquelles on l'applique : il est par conséquent un répercussif très-efficace : il fait très-bien dans les collyres et les gargarismes astringens.

Lorsqu'il est calciné , on le soupoudre sur les chairs molles et fongueuses qui s'opposent à la cicatrisation des ulcères.

Si l'on fait bouillir l'acide sulfurique sur l'oxide d'arsenic, il l'attaque et le dissout: mais cet oxide le précipite par le refroidissement : si on fait dissiper tout l'acide par un coup de feu violent, il reste de l'acide arsenical.

L'acide sulfurique , distillé avec le cobalt, donne pour résultat l'acide sulfureux , et ce qui reste dans la cornue est du sulfate de cobalt, soluble dans l'eau et susceptible de crystalliser en prismes tétraèdres, rhomboïdaux , terminés par un sommet dihèdre.

La baryte, la magnésie, la chaux, les alkalis décomposent ce sel, et en précipitent le cobalt en oxide.

Avec le nickel, l'acide sulfurique produit l'acide sulfureux , et laisse dans la cornue un résidu grisâtre qui , dissout dans l'eau , lui communique une couleur verte. Ce résidu, appellé sulfate de Nickel , effleurit à l'air.

L'acide sulfurique, bouilli sur le bismuth, laisse échapper de l'acide sulfureux et le dissout en partie ; le sulfate de bismuth ne crystallise point et est trop déliquescent.

Si l'on fait bouillir lentement de l'acide sulfurique sur de l'antimoine, il se décompose en partie : il s'échappe d'abord du gaz sulfureux , et sur la fin il se sublime du soufre en nature. Quand on emploie quatre parties d'acide sur une d'antimoine, ce qui reste après l'action de l'acide , est de l'oxide métallique mêlée d'une petite quantité de sulfate d'antimoine, qu'on peut en séparer par le moyen de l'eau distillée ; ce sulfate

est très-déliquescent et se décompose facilement au feu.

L'acide sulfurique dissout à froid le zinch;
il se produit beaucoup de gaz hydrogène,
et on peut obtenir par l'évaporation un sel
dont les crystaux sont des prismes tétraèdres,
terminés par des pyramides à quatre pans.
Ce sel étoit connu sous le nom de vitriol de
zinch, de vitriol blanc, de couperose blanche, ou de vitriol de Goslard : maintenant
on le nomme sulfate de zinch.

Le vitriol de zinch se décompose, et laisse
échapper son acide à un moindre degré de
chaleur que le vitriol martial ; c'est du moins
ce qu'avance Juncker.

L'acide sulfurique attaque le manganèse
et produit du gaz hydrogène. La dissolution
est sans couleur et comme de l'eau pure;
elle fournit par l'évaporation des crystaux
transparens, amers et sans couleur, en pa-
rallélipipèdes. Ce sel effleurit à l'air.

Si on verse de l'acide sulfurique sur de
l'oxide de manganèse, et qu'on aide son
action par un feu doux, il se dégage une
quantité étonnante de gaz oxygène. Chaptal rapporte que l'oxide de manganèse des
Cévennes lui en a fourni cinq pintes et demie
par once : lorsque cet oxide est privé de son
oxygène, il reste alors une poudre blanche,
soluble dans l'eau, qui fournit, par évaporation, le sulfate de manganèse.

L'acide sulfurique bouilli sur le plomb,

donne beaucoup d'acide sulfureux, et il se forme un oxide qui provient de la combinaison de l'oxygène de l'acide avec le plomb; il y a néanmoins une portion de plomb qui est dissoute, car si on verse sur le résidu une suffisante quantité d'eau, on obtient par l'évaporation un sel en prismes tétraèdres très-caustique, soluble dans dix-huit parties d'eau. C'est le sulfate de plomb.

L'étain est dissout à l'aide de la chaleur par l'acide sulfurique; mais une partie de l'acide est décomposée, et se dégage en gaz sulfureux très-piquant. L'eau seule en précipite ce métal oxidé.

L'acide sulfurique dissout beaucoup mieux l'oxide d'étain.

Avec le fer l'acide sulfurique forme le sulfate de fer, appellé vitriol de Mars, vitriol martial, vitriol d'Angleterre, vitriol verd, ou couperose verte.

Pour faire ce sel, on verse de l'acide sulfurique étendu d'eau sur le fer; il en résulte une effervescence considérable, produite par le dégagement du gaz hydrogène : dans cette opération l'eau se décompose, son oxygène est employé à calciner le métal, tandis que l'hydrogène se dégage, et l'acide agit et dissout le métal sans le dénaturer. Cette dissolution rapprochée fournit le sulfate de fer décrit ci-dessus.

L'acide sulfurique dissout le cuivre plus difficilement qu'aucun autre : il faut qu'il soit concentré et aidé d'un certain degré de chaleur pour faire cette dissolution, qui d'ailleurs est fort longue ; il en résulte un sel neutre appellé sulfate de cuivre , qui forme des crystaux d'un très-beau bleu, qu'on nommoit autrefois vitriol bleu , vitriol de cuivre , couperose bleue , et enfin vitriol de Chypre. Ce sel a une saveur styptique très-forte ; la chaleur le fait fondre aisément, l'eau de crystallisation se dissipe, et il devient d'un blanc bleuâtre ; on peut en extraire l'acide sulfurique par un feu très-fort. La chaux et la magnésie décomposent ce sel, et le précipité est d'un blanc bleuâtre : si on le seche à l'air il devient verd.

L'ammoniaque précipite aussi le cuivre en un bleu blanchâtre ; mais le précipité est dissout presque dans le moment qu'il se forme , et il en résulte une dissolution d'un bleu superbe : c'est ce qu'on appelle eau céleste.

L'acide sulfurique s'unit encore au mercure , à l'argent, à l'or et au platine ; il forme avec ces substances autant de sulfates.

L'acide sulfurique, uni à l'alkohol ou esprit-de-vin , donne une liqueur blanche diaphane , d'une odeur particulière , très-pénétrante, que l'on nomme éther sulfurique, et vulgairement vitriolique.

Pour obtenir cet éther, mettez dans une cornue de verre deux livres d'alkohol parfaitement rectifié ; versez par-dessus et peu

à peu son poids égal d'acide sulfurique bien
concentré. Cet acide, infiniment plus pesant
que l'alkohol, va d'abord au fond sans se mêler : remuez la cornue doucement, et à plusieurs reprises, afin de mêler peu à peu les
deux liqueurs : ce mélange bouillonnera et
s'échauffera considérablement. Placez la cornue sur un bain de sable, échauffé au même
degré qu'elle, adaptez-y un récipient et por-
tez le mélange à l'ébullition. Il passera d'a-
bord un alkohol très-suave, après lequel
viendra l'éther, qu'on reconnoît à des espèces de stries, qui se forment à la voûte de
la cornue. Continuez le feu jusqu'à ce que
vous sentiez une odeur suffoquante d'acide
sulfureux; on délute alors et on verse promptement la liqueur dans un flacon. Si on continue la distillation, on obtient de l'éther
sulfureux, de l'huile qu'on appelle huile
éthérée, huile douce de vin : et ce qui reste
dans la cornue, est un mélange d'acide non
décomposé de soufre et d'une matière analogue aux bitumes.

Dans cette opération, l'acide sulfurique
s'est décomposé, et l'oxygène, en se combinant avec l'hydrogène et le carbone de
l'alkohol, a formé trois états, que nous re-
trouvons dans la distillation de quelques bitumes; 1°. l'huile très-volatile ou éther;
2°. l'huile éthérée; 3°. le bitume.

Si l'éther a conservé une odeur sulfureu-
se, il faut le distiller de nouveau, en ajou-

tant dans la cornue un peu d'alkali fixe, qui s'emparera de l'acide sulfureux qui s'y trouve mêlé.

L'éther est très-usité en médecine, en qualité de matière inflammable fort atténuée et volatile : il a une action marquée sur le genre nerveux. Frédéric Hoffman est un des premiers médecins qui, sans connoître précisément l'éther, l'ait employé comme calmant et anti-spasmodique. La fameuse liqueur minérale anodine de ce médecin, n'est que de l'alkohol qui tient en dissolution une certaine quantité d'éther et d'huile éthérée. Voici la manière dont on peut la préparer.

Mélez ensemble deux onces d'alkohol, deux onces d'éther et douze gouttes d'huile éthérée, vous aurez la liqueur anodine de Hoffmann.

Sans distillation on forme encore, avec l'acide sulfurique, deux médicamens, connus sous les noms d'esprit de vitriol dulcifié et d'eau de Rabel.

L'esprit de vitriol dulcifié se fait en mêlant ensemble parties égales d'acide sulfurique et d'alkohol : d'autres prennent une livre d'acide et quatre d'alkohol.

L'eau de Rabel n'est autre chose que de l'acide sulfurique dulcifié par son mélange avec l'alkohol, comme dans l'opération précédente. Rabel, l'inventeur de cette eau, la faisoit avec grand appareil et à grands frais. Il alloit chercher l'acide sulfurique jusques

dans les Pyrites ; mais depuis que son remède a été publié, on a simplifié cette opération comme elle devoit l'être. On mêle
simplement une partie d'acide sulfurique
avec trois parties d'alkohol, et on laisse le
tout en digestion dans un vaisseau bien bouché. On peut regarder cette préparation
comme une espèce d'acide sulfurique dulcifié.

On employe l'eau de Rabel comme astringent, étendue jusqu'à une légère acidité dans
un véhicule convenable.

CHAPITRE XVII.

De l'Acide Sulfureux.

L'acide sulfureux est formé comme l'acide
sulfurique de la combinaison du soufre avec
l'oxygène, mais avec une moindre proportion de ce dernier. On peut l'obtenir de différentes manières, soit en faisant brûler du
soufre lentement, soit en distillant de l'acide
sulfurique sur de l'argent, de l'antimoine,
du plomb, du mercure ou du charbon : une
portion d'oxygène s'unit au métal, et l'acide
passe dans l'état d'acide sulfureux.

D'après Lavoisier, les métaux ne peuvent
se dissoudre dans les acides qu'autant qu'ils
peuvent s'y oxider : or, l'acide sulfureux
étant déja dépouillé d'une grande partie de

l'oxygène nécessaire pour le constituer acide sulfurique, il est plutôt disposé à en reprendre qu'à en fournir à la plupart des métaux, et c'est pour cela qu'il ne peut les dissoudre, à moins qu'ils n'ayent été préalablement oxidés. Par une suite du même principe, les oxides métalliques se dissolvent dans l'acide sulfureux sans effervescence ; il forme avec eux de véritables sulfates. Ainsi, on doit voir que le sel dans lequel le métal sera le moins oxidé, devra porter le nom de sulfite, et celui dans lequel le métal sera le plus oxidé, devra porter le nom de sulfate.

Les anciens n'ont connu, à proprement parler, des sels que l'on prépare avec l'acide sulfureux, que le sulfite de potasse, qui, jusqu'à ces derniers tems, a conservé le nom de sel sulfureux de Stahl. Avant la nouvelle nomenclature, on désignoit les sels sulfureux comme il suit : sel sulfureux de Stahl à base d'alkali fixe végétal, sel sulfureux de Stahl à base d'alkali fixe minéral, sel sulfureux à base de terre calcaire.

L'acide sulfureux s'employe aussi à blanchir la soie et à lui donner du lustre.

Chapitre XVIII.

Acide Boracique.

Quoique le borax ait été employé très-anciennement dans les arts, on n'a que des notions très-incertaines sur son origine, sur la manière de l'extraire et de le purifier. On a lieu de soupçonner que c'est un sel natif, qui se trouve naturellement dans les terres de quelques contrées de l'Inde et dans l'eau des lacs. Tout le commerce de ce sel se fait par les Hollandois.

On donne le nom de boracique à un acide concret qu'on retire du borax, plus généralement connu sous le nom de sel sédatif de Homberg.

L'analyse chimique nous a appris que le borax étoit un sel neutre, avec excès de base : que cette base étoit la soude, et qu'elle étoit en partie neutralisée par un acide particulier, qui est le sel sédatif dont je viens de parler, et que l'on désigne maintenant sous le nom d'acide boracique.

On rencontre quelquefois cet acide libre dans l'eau des lacs : celle du lac Cherchiaio, en Italie, en contient quatre-vingt-quatorze grains et demi par pinte.

Pour séparer l'acide boracique et l'obtenir libre, on commence par dissoudre le borax

dans l'eau bouillante : on filtre la liqueur
très-chaude, et on y verse de l'acide sulfurique, ou un autre acide quelconque qui ait
plus d'affinité avec la soude que n'en a l'a-
cide boracique. Ce dernier se sépare aussitôt, et on l'obtient sous forme crystalline
par refroidissement. Lorsqu'on veut le retirer par sublimation, on dissout dans l'eau
trois livres de sulfate de fer calciné et deux
onces de borate de soude ; on filtre la liqueur, on la fait évaporer jusqu'à pellicule,
et on procède à la sublimation dans une cucurbite de verre garnie de son chapiteau:
l'acide boracique s'attache sur les parois du
chapiteau et on le détache avec une barbe
de plume.

L'acide boracique est soluble dans l'eau
et dans l'alkohol. Il a la propriété de communiquer à la flamme de ce dernier, dans
lequel on l'a dissout, une couleur verte, et
cette circonstance avoit fait croire qu'il contenoit du cuivre : mais aucune expérience
décisive n'a confirmé ce résultat ; il y a apparence que si le borax contient quelquefois
du cuivre, il lui est accidentel.

Cet acide se combine avec les substances
salifiables, par la voie humide et par la voie
seche. Il ne dissout pas directement les métaux par la voie humide ; mais on peut parvenir à opérer la combinaison par double
affinité.

Les substances avec lesquelles cet acide

s'unit, sont, la chaux, la baryte, la magnésie, la potasse, la soude, l'ammoniaque, les oxides de zinch, de fer, de plomb, d'étain, de cobalt, de cuivre, de nickel, de mercure et l'alumine, et forme avec eux autant de sels neutres, que l'on appelle borates.

La plupart de ces combinaisons n'ont été ni nommées, ni connues par les anciens ; ils donnoient à l'acide boracique le nom de sel sédatif, et ils donnoient le nom de borax à base d'alkali fixe minéral, borax à base de terre calcaire, aux combinaisons du sel sédatif avec la potasse, la soude et la chaux.

CHAPITRE XIX.

Acide Arsenique.

Il existe deux procédés pour obtenir l'acide arsenique : c'est à Scheele à qui nous devons cette découverte : l'un est par l'acide muriatique oxygène, l'autre par l'acide nitrique. On distille ces acides sur l'oxide d'arsenic, l'acide muriatique abandonne son oxygène à l'oxide d'arsenic et reprend les caractères de l'acide muriatique ordinaire : l'acide nitrique s'y décompose, et l'un de ses principes se dissipe, tandis que l'autre se fixe et se combine avec l'oxide arsenical.

On connoît aujourd'hui d'autres moyens,

non-seulement d'oxygèner l'arsenic, mais encore d'obtenir l'acide arsenique libre et dégagé de toute combinaison. Le plus simple est de distiller six parties d'acide nitrique sur un d'oxide d'arsenic.

Cet acide est sous forme concrète, attirant l'humidité de l'air et se résolvant en liqueur.

Il est fixe au degré du feu qui le fait rougir ; s'il a le contact d'un corps charbonneux, il se décompose, et l'oxide s'exhale en fumée. Pelletier le réduisit en arsenic, en faisant passer à travers du gaz hydrogène.

Cet acide se dissout dans l'eau et est susceptible de se combiner avec un grand nombre de bases salifiables, telles que la chaux, la baryte, la magnésie, la potasse, la soude, l'ammoniaque, ensuite avec les oxides de zinch, de manganèze, de fer, de plomb, d'étain, de cobalt, de cuivre, de nickel, de bismuth, de mercure, d'antimoine, d'argent, d'or, de platine et l'alumine. Il forme, avec eux, des sels neutres, connus sous le nom d'arseniates.

Ce genre de sels étoit absolument inconnu aux anciens. Macquer, qui a découvert, en 1746, la combinaison de l'acide arsenique, avec la potasse et la soude, les avoit nommés sels neutres arsenicaux.

CHAPITRE XX.

Acide Molybdique.

Le molybdène est une substance métallique particulière, qui est susceptible de s'oxygèner au point de se transformer en un véritable acide concret. Pour y parvenir, on introduit dans une cornue une partie de mine de molybdène, telle que la nature nous la présente, et qui est un véritable sulfure de molybdène; on y ajoute cinq ou six parties d'un acide nitrique affoibli d'un quart d'eau environ, et on distille. L'oxygène de l'acide nitrique se porte sur le molybdène et sur le soufre; il transforme l'un en un oxide métallique, et l'autre en acide sulfurique. On repasse de nouvel acide nitrique dans la même proportion et jusqu'à quatre ou cinq fois : et quand il n'y a plus de vapeurs rouges, le molybdène est oxygéné autant qu'il le peut être, du moins par ce moyen; et on le trouve au fond de la cornue sous forme blanche, pulvérulente, comme de la craie.

Cet acide est peu soluble, et on peut, sans risquer d'en perdre beaucoup, le laver avec de l'eau chaude. Cette précaution est nécessaire pour le débarrasser des dernières portions d'acide sulfurique qui pourroient y adhérer.

C'est à Scheele à qui nous devons la découverte de cet acide ; il forme , avec les bases salifiables que nous avons dénommés dans le chapitre précédent , des sels à qui on a donné le nom de molybdates.

Toute cette classe de sels a été nouvellement découverte , et n'avoit point encore été nommée.

CHAPITRE XXI.

Acide Tungstique.

Le tungstène est un métal particulier dont la mine a été souvent confondue avec celles d'étain , dont la crystallisation a du rapport avec celle des grenats , dont la pésanteur spécifique excède 6000 , celle de l'eau étant supposée 1000 : enfin, qui varie du blanc perlé au rougeâtre et au jaune. On le trouve en plusieurs endroits de la Saxe et en Bohéme.

Le volfranc est aussi une véritable mine de tungstène, qui se rencontre fréquemment dans les mines de Cornouailles.

Le métal qui porte le nom de tungstène est dans l'état d'oxide dans ces deux espèces de mines. Il paroîtroit même qu'il est porté , dans la mine de tungstène , au-delà de l'état d'oxide, qu'il y fait fonction d'acide : il y est uni à la chaux.

Pour obtenir cet acide libre , on mêle une partie de mine de tungstène avec quatre par-

ties de carbonate de potasse, et on fait fondre le mélange dans un creuset. Lorsque la
matière est refroidie, on la met en poudre
et on verse dessus douze parties d'eau bouillante ; puis on ajoute de l'acide nitrique qui
s'unit à la potasse avec laquelle il a plus
d'affinité, et en dégage l'acide tungstique :
cet acide se précipite aussitôt sous forme
concrète. On peut y repasser de l'acide nitrique qu'on évapore à siccité, et continuer
ainsi jusqu'à ce qu'il ne se dégage plus de
vapeurs rouges : on est assuré pour lors qu'il
est complétement oxigéné.

Si on veut obtenir l'acide tungstique pur,
il faut opérer la fusion de la mine avec le
carbonate de potasse dans un creuset de platine ; autrement la terre du creuset se mêle-
roit avec les produits, et altéreroit la pureté de l'acide.

L'acide tungstique se combine avec les
substances salifiables désignées dans le chapitre précédent, et forme avec elles les tungs-
tates, sels qui n'ont été ni connus ni nommés par les anciens chimistes.

Chapitre XXII.

Acide Succinique.

L'acide succinique se retire du succin, du
karabé ou ambre jaune, par distillation. Il suf-

fit de mettre cette substance dans une cornue et de donner une chaleur douce : l'acide suc-cinique se sublime sous forme concrète dans le col de la cornue. Il faut éviter de pous-ser trop loin la distillation, pour ne pas faire passer l'huile. L'opération finie, on met le sel égoutter sur du papier gris ; après quoi on le purifie par des dissolutions et crysta-lisations répétées.

Cet acide exige vingt-quatre parties d'eau froide pour être tenu en dissolution, mais il est beacoup plus dissoluble dans l'eau chaude: il n'altère que foiblement les teintures bleues végétales, et il n'a pas dans un dégré très-imminent les qualités d'acide. Le citoyen Morveau est le premier des chimistes qui ait essayé de déterminer ses différentes af-finités, et c'est d'après lui que je vais les décrire.

L'acide succinique se combine avec la baryte, la chaux, la potasse, la soude, l'ammoniaque, la magnésie, l'alumine, les oxides de zinch, de fer, de manganèze, de cobalt, de nickel, de plomb, d'étain, de cuivre, de bismuth, d'antimoine, d'arse-nic, de mercure, d'argent, d'or, de pla-tine : il forme avec toutes ces substances des sels qui étoient inconnus aux anciens chi-mistes, et que nos modernes ont appellés succinates.

Chapitre XXIII.

Des Substances métalliques.

Je ne ferai pas ici l'histoire de toutes les substances métalliques employées en médecine : comme
cette partie regarde plus particulièrement l'histoire
naturelle, ou la matière médicale, je renvoye au
second volume, pour en prendre les connoissances
historiques. Je me renfermerai ici à décrire les
opérations qui dérivent de tel ou tel métal. Je vais
donc successivement les passer en revue. Cette méthode, quoiqu'un peu bisarre, dira-t-on, m'a paru
simple et plus facile pour les élèves : car il faut se
rappeller que cet ouvrage n'a pas été fait pour des
savans. Pourvu que mon élève s'instruise, il m'im-
porte peu que l'on me dise que j'ai suivi une marche contraire aux autres.

PRÉPARATIONS DES MÉTAUX.

De l'Or.

L'or, comme nous l'avons dit, est le plus
pesant et le plus parfait de tous les métaux :
il reste fixe et sans être altéré dans le feu
le plus violent. Il ne se dissout que dans l'a-
cide nitro-muriatique et dans l'acide muriatique oxigéné.

Outre les préparations de l'or, dont nous
avons parlé en traitant les acides, on obtient

encore deux autres composés connus sous les noms d'or potable et or fulminant.

Pour obtenir l'or potable, on fait dissoudre à une chaleur modérée, un demi-gros d'or fin dans deux onces d'eau régale, ou acide nitro-muriatique; on ajoute à la dissolution une once d'huile essentielle de romarin. On secoue le mélange, et ensuite on le laisse reposer. L'acide perd sa couleur d'or jaune, et l'huile qui s'élève à la surface en est fortement teinte. Séparez l'huile par la décantation : ajoutez-y quatre ou cinq onces d'esprit-de-vin rectifié ; tenez ce mélange en digestion pendant un mois, et il acquerra une couleur pourprée.

L'or fulminant est la dissolution d'or précipité par un alkali.

Que l'on verse de l'ammoniaque sur une dissolution d'or jaunâtre, la couleur disparoît ; mais au bout de quelque tems on voit se dégager de petits flocons qui se colorent en jaune de plus en plus et tombent peu à peu au fond du vase. Le précipité desseché à l'ombre est connu sous le nom d'or fulminant.

Cette poudre demande à être desséchée avec la plus grande précaution ; car une chaleur légère suffit pour la faire détonner avec violence, ce qui lui a fait donner le nom de fulminante.

Quant aux vertus médicinales de ce métal, l'expérience a fait voir suffisamment qu'il n'en a pas qui méritent d'être employées en médecine.

De l'Argent.

De tous les métaux, l'argent est, après l'or, celui qui résiste le plus à l'action du feu. Il se dissout dans l'acide nitrique et forme une liqueur transparente sans couleur, extrêmement amère et corrosive.

L'argent dissout dans l'acide nitrique, produit le nitrate d'argent avec lequel on fait le nitrate d'argent fondu, ou pierre infernale. *Voyez cet article.*

Il résulte encore une autre préparation connue sous le nom d'argent fulminant. *Voyez cet article.*

Du Fer.

Le fer est le métal qui se calcine le plus facilement dans le feu et qui s'y fond le plus difficilement.

Ce métal est d'une couleur blanche, livide, tirant sur le gris, attirable à l'aimant, donnant du feu avec le quartz, ce qu'on attribue à la fonte et combustion rapide des parcelles de ce métal, détachées par le choc. Il est le plus léger des métaux après l'étain. Un pied cube de fer, d'après Brisson, pèse cinq cent quarante-cinq livres ; la pésanteur spécifique du fer fondu est soixante-douze mille soixante-dix.

Les préparations ferrugineuses sont:

1°. La limaille de fer préparé.

Ce médicament se fait en mettant la limaille de fer dans un endroit humide, afin qu'elle se rouille : on la réduit ensuite en une poudre impalpable.

La rouille de fer est préférable, comme médicament, aux oxides de fer. Hoffman rapporte l'avoir donnée très-souvent avec beaucoup de succès dans des jaunisses et pâles couleurs opiniâtres, accompagnées de maux de tête excessifs. La dose est depuis quatre ou cinq grains jusqu'à vingt ou trente.

2°. L'oxide de fer noir, ou éthiops martial de Lemery.

Pour obtenir cet oxide, on met de la limaille de fer dans un vaisseau de terre, qui ne soit pas vernissé : on y verse autant d'eau qu'il en faut pour qu'elle surpasse le fer de quatre doigts. Alors on remue le mélange tous les jours, et on remet de l'eau à mesure qu'il s'en évapore, de façon que la limaille de fer reste toujours couverte d'eau. On continue ce procédé durant plusieurs mois, et jusqu'à ce que la limaille ne paroisse plus une matière métallique, et soit réduite en une poudre très-noire impalpable.

Ce médicament diffère peu des autres préparations

préparations de fer ; ils ont tous à peu près les mêmes vertus.

3°. Safran de Mars apéritif, ou carbonate de fer.

Cette préparation n'est due qu'à l'action combinée de l'air et de l'eau qui constitue un oxide martial, connu sous le nom de safran de Mars apéritif. Cette composition n'est due qu'au gaz oxygène et à l'acide carbonique qui se combinent avec le fer.

4°. L'oxide de fer brun, ou safran de Mars astringent.

Cette préparation se fait en tenant long-tems le safran de Mars apéritif dans un fourneau de reverbère au plus grand degré de chaleur possible.

Ces deux dernières préparations diffèrent entre elles quant à la vertu, quoique la différence ne soit pas aussi considérable que le titre l'indique. Toutes les préparations de fer agissent par une qualité astringente ; celle qu'on nomme ici safran de Mars astringent, paroît la moins active. On peut la donner sous la forme de bol, de pilule et d'électuaire, depuis six grains jusqu'à un scrupule.

5°. Le fer précipité de sa dissolution par le carbonate de potasse est redissout avec facilité par l'alkali surabondant, et forme la teinture martiale alkaline de Stahl.

6°. Fleurs martiales, *ens martis.*

Pour préparer ces fleurs, on prend une

partie de limaille d'acier et deux parties de muriate ammoniaque. On mêle ces deux substances. On met ensuite ce mélange en sublimation dans une retorte : alors on pile les fleurs avec la matière restée dans le fond de la retorte, et on répète la sublimation jusqu'à ce qu'il s'élève des fleurs d'une belle couleur jaune.

On peut ajouter au résidu une demi-livre de muriate d'ammoniaque, sur la quantité décrite ci-dessus, et faire de nouveau sublimer le mélange : alors on réiterera ce procédé aussi long-tems qu'il s'élevera des fleurs d'une belle couleur. Ces fleurs ne sont que du muriate d'ammoniaque coloré en jaune par un oxide de fer.

7°. La crême de tartre, ou tartrite acidule de potasse, dissout aussi le fer ; et les divers degrés de rapprochement de cette dissolution forment le tartre martial soluble, l'extrait de Mars apéritif, et les boules de Nancy ou de Mars.

8°. Le fer nous produit encore une substance connue sous le nom de bleu de Prusse; sa composition, ainsi que l'acide que l'on en retire, se trouvent décrits à l'article *Acide prussique, règne animal.*

Du Cuivre.

Le cuivre se dissout moins aisément que le fer : il ne paroît pas que les fluides animaux agissent sur lui, quand il est dans son état métallique, ni qu'il ait dans le corps aucun effet marqué. Lorsqu'il est dissout, il devient escarotique, si on l'applique extérieurement: il est un violent purgatif et vomitif étant pris à l'intérieur. Les acides de toute espèce le dissolvent, de même que les alkalis volatils. Il forme une dissolution verte avec les acides végétaux et l'acide muriatique, et sa dissolution est bleue quand elle est faite par l'acide sulfurique et les alkalis volatils.

Le cuivre procure à la médecine différentes préparations: outre celles dont nous avons parlé à l'article des *Acides*, il en est plusieurs que je vais décrire.

Cuivre brûlé ou calciné , Æs ustum.

Stralifiez des lames de cuivre minces dans un creuset avec du soufre : calcinez-les à un feu violent jusqu'à ce qu'elles soient réduites en poudre.

Cette préparation s'employoit autrefois à l'extérieur pour dessecher et déterger les ulcères ; mais il y a long-tems que l'on n'en fait guère usage en médecine.

Ens veneris , ou Fleurs de sel ammoniac cuivreuses.

Prenez du colcathar de vitriol bleu, ou

sulfate de cuivre, édulcoré avec de l'eau et
seché comme il faut, et du muriate d'ammoniaque, de chaque parties égales. Rédui-
sez séparément en poudre ces substances
solides : après quoi vous les mêlerez, et vous
mettrez dans une cucurbite de terre ce qu'il
faudra de ce mélange pour en emplir les
deux tiers : placez la cucurbite sur le feu,
adaptez - y un chapiteau aveugle de verre;
faites d'abord un feu léger, augmentez - le
ensuite par dégrés et continuez-le tant qu'il
se levera des fleurs d'une couleur jaune tirant sur le rouge. Quand les vaisseaux seront refroidis, détachez les fleurs avec précaution en y employant une plume.

Ce procédé est pris dans Boyle, qui dit
que lui et un autre chimiste, cherchant à
imiter la pierre de Butler par une préparation de vitriol calciné, et ayant trouvé par
l'expérience que ce médicament, quoique
fort audessous de l'efficacité que Vanhelmont lui attribue, en est un qui n'est pas
commun : ils le nommèrent *ens primum
veneris*, à cause du cuivre qui y entre.

Le cuivre s'allie avec la plupart des métaux, et forme :

1°. Avec l'arsenic, le tombac blanc.

2°. Avec le bismuth, un alliage d'un
blanc rougeâtre à facettes cubiques.

3°. Avec l'antimoine, un alliage violet.

4°. On peut le combiner avec le zinch par
la fusion, ou par sa cémentation avec la

pierre calaminaire. Par le premier procédé, on obtient le similor, ou or de Manheim : par le second, on obtient le laiton.

5°. Le cuivre plongé dans une dissolution de mercure, prend une couleur blanche qui n'est due qu'au mercure déplacé par le cuivre.

6°. Le cuivre s'allie aisément à l'étain, ce qui forme l'étamage.

Le cuivre fondu avec l'étain, forme le bronze ou airain.

7°. Le cuivre et le fer contractent peu d'union.

8°. Le cuivre allié à l'argent, le rend plus fusible, et on combine ces deux métaux pour former les soudures ; de là vient que le verdet se forme dans les pièces d'argent aux endroits qu'on a unis par la soudure.

Du Plomb.

Le plomb se fond promptement dans le feu, et la calcination en fait une poudre noirâtre : si on expose cette poudre à un feu de reverbère, elle devient jaune d'abord, rouge ensuite, et se fond à la fin en une masse de la nature du verre. Ce métal se dissout facilement dans l'acide nitrique, assez difficilement dans l'acide sulfurique, et en petite quantité dans les acides végétaux ; il est encore dissoluble dans les huiles, par expression, sur-tout lorsqu'il est calciné.

Les préparations que nous retirons du plomb, sont :

Plomb brûlé ou calciné.

Faites fondre du plomb à un feu doux: remuez-le continuellement avec une spatule de fer, jusqu'à ce qu'il soit réduit en poudre.

Le plomb quelquefois contient de l'argent: pour l'en dégager, on le porte au fourneau de rafinage, où, par le concours du feu et du vent des soufflets qui y est dirigé sur le plomb fondu, on réduit le métal en un oxide jaune, écailleux, qu'on appelle litharge : on fait couler cette litharge à mesure qu'elle se forme, et l'argent reste seul dans le milieu de la coupelle. La couleur fait distinguer la litharge en litharge d'or et litharge d'argent.

Pour faire le minium ou plomb rouge, on fait fondre du plomb à une douce chaleur, ayant soin de remuer continuellement la matière avec une spatule de fer, jusqu'à ce qu'elle soit changée en une poudre qui est d'abord noire, qui devient ensuite jaune, et enfin d'un rouge foncé. Quand elle est dans cet état, elle forme ce qu'on nomme le minium. Si cet oxide étoit poussé à un feu violent, il se réduiroit en un verre de couleur jaune.

De l'Etain.

L'étain se fond facilement au feu, et se calcine en une poudre brune, qui, restant exposée plus long-tems à la chaleur, devient blanche. Une masse d'étain chauffée jusqu'à ce qu'elle soit prête à entrer en fusion, devient extrêmement friable, de manière qu'une sécousse la fait tomber en morceaux, et on la réduit en poudre par une agitation convenable. L'acide nitro-muriatique est le menstrue propre de l'étain. Il se crystallise avec les acides végétaux et sulfurique; mais avec les autres acides il tombe en déliquium.

L'étain distillé dans des vaisseaux clos, forme un sublimé blanc au col de la cornue, que Margraaf a pris pour de l'arsenic; mais les citoyens Bayeu et Charlard ont prouvé que cela n'en étoit pas.

La combinaison de l'étain avec le soufre forme l'*aurum musivum*, *vel aurum mosaïcum* : or musif, ou de mosaïque.

Chaptal dit, que celui qui lui a le mieux réussi, est celui qui a été décrit par le ci-devant marquis de Bullion. Il consiste, dit Chaptal, à former une amalgame de huit onces d'étain et de huit onces de mercure.

Pour cet effet, on fait chauffer un mortier de cuivre, on y met le mercure; et lorsqu'il a acquis un certain degré de chaleur, on verse dessus l'étain fondu : on agite et on triture cet alliage jusqu'à ce qu'il soit froid, alors on le mêle avec six onces de soufre et quatre onces de sel ammoniac; on met ce mélange dans un matras, on place le matras à un bain de sable qu'on chauffe de manière à faire rougir obscurement le fond du matras, on entretient le feu pendant trois heures. On retire ordinairement du bel or musif; mais si, au lieu de placer le matras sur le sable, on l'expose immédiatement sur les charbons, et qu'on donne un coup de feu violent, on enflammera le mélange, et il se forme un sublimé au col du ballon, qui est de l'*aurum musivum* de la plus grande beauté.

Du Mercure.

Le mercure ou vif-argent est un fluide métallique, se volatilisant à un degré de feu violent, dissoluble dans l'acide nitrique, et s'unissant par la trituration aux substances terreuses, onctueuses, résineuses, au point de perdre sa fluidité; quand il est trituré avec du soufre, il se formera une masse noire appelée éthiops minéral, qui, par la sublimation, se change en une substance d'un beau rouge que l'on nomme cinabre factice ou artificiel.

Pour faire l'éthiops minéral, on prend deux onces de mercure et quatre onces de soufre, on triture le mélange dans un mortier de verre, jusqu'à ce que l'union des deux substances soit bien faite.

On prépare encore l'éthiops minéral d'une autre manière ; c'est de faire fondre quatre onces de soufre dans un creuset, et on y éteint une once de mercure : le mélange s'enflamme avec facilité : on s'oppose à l'inflammation, on broie le résidu noirâtre et on a une poudre grisâtre qui est un véritable éthiops.

On peut encore faire un éthiops en versant du sulfure de potasse sur l'eau mercurielle.

Le mercure et le soufre ont beaucoup de disposition à s'unir l'un à l'autre ; il suffit pour cela que leurs parties intégrantes soient justa-posées : elles contractent ensemble un degré d'adhérence sensible , mais non pas aussi forte qu'elle est capable de le devenir.

La couleur noire ou sombre de l'éthiops, est celle que prend toujours le mercure lorsqu'il est très-divisé et mêlé avec quelques matières inflammables.

L'usage de l'éthiops minéral est principalement pour la médecine : on peut le donner depuis six grains jusqu'à un demi gros. C'est principalement comme fondant qu'on l'emploie.

Par la digestion à un degré de chaleur très-fort et soutenu pendant plusieurs mois, dans un vaisseau qui n'est pas exactement clos , le mercure éprouve une altération plus sensible ; sa surface se change peu à peu en une poudre rougeâtre , terreuse , qui n'a plus aucun brillant métallique , et qui nage toujours à la surface du reste du mercure sans s'y incorporer. On peut convertir ainsi en entier en poudre rouge , une quantité donnée de mercure. Comme le mercure ainsi changé de forme, ressemble à un précipité métallique, et qu'on n'a pas besoin pour cela d'aucune addition , les chimistes ont donné à cette préparation le nom de mercure précipité par lui-même , ou en latin *per se*. L'appareil usité pour cette opération , est un flacon très-large , très-plat, fermé par un bouchon percé d'un trou capillaire ; le mercure qu'on y met dedans, a, par ce moyen , le contact de l'air ; et en disposant cet appareil sur un bain de sable et entretenant le mercure à l'ébullition, on peut, en quelques mois, obtenir l'oxide.

Les autres préparations mercurielles sont décrites à l'article des acides avec lesquelles elles sont unies.

Antimoine.

L'antimoine se trouve sous quatre états dans le sein de la terre : 1º. sous forme de métal ; 2º. combiné avec l'arsenic ; 3º. minéralisé par le soufre ; 4º. à l'état d'oxide.

On trouve l'antimoine sous deux états

dans le commerce : sous forme d'antimoine crud et sous forme de métal.

L'antimoine crud n'est que l'antimoine sulfureux débarrassé de sa gangue ; pour priver l'antimoine crud de son soufre, on emploie une calcination lente et graduée du minéral ; ce qui donne un oxide gris qui , poussé à un feu violent, se convertit en verre d'antimoine rougeâtre et un peu transparente. Ce verre est un violent corrosif, mais on le corrige en le mêlant, le pétrissant et le faisant brûler avec de la cire jaune, ou bien en le triturant avec une huile volatile. Pringle a donné à cette préparation le nom d'antimoine ciré.

Le verre d'antimoine étant très-dangereux pour l'usage interne, on a été forcé de l'employer principalement pour faire d'autres préparations et en particulier pour composer le tartre émétique et le vin antimonial.

Le tartre émétique, ou tartre stibié , ou tartrite de potasse antimonié, est la combinaison de l'acide tartareux avec la partie métallique de l'antimoine ; c'est la meilleure et la plus usitée de toutes les préparations émétiques de l'antimoine, parce que la partie métallique de ce minéral, qui est la seule émétique, y est dans l'état salin et de dissolubilité parfaite dans les liqueurs aqueuses.

Les auteurs qui ont donné des recettes pour faire le tartre stibié ont varié sur la nature et sur les doses des préparations antimoniales qu'il faut faire bouillir avec la crême-de-tartre, appellée maintenant tartrite acidule de potasse, ainsi que sur la durée de cette ébullition. Voici la recette qui m'a paru la plus simple et celle dont les effets ont été constans. Il suffit pour cela de mêler ensemble parties égales de tartrite acidule de potasse et de verre d'antimoine porphyrisé ; de projetter peu à peu ce mélange dans de l'eau bouillante jusqu'à ce qu'il n'y ait plus d'effervescence. On filtre ensuite la liqueur et on la fait évaporer à une douce chaleur. On obtient par refroidissement, de très-beaux crystaux d'un sel parfaitement saturé de verre d'antimoine.

Ce sel crystallise en pyramides trihèdres. Il se décompose sur le feu en pétillant, et laisse un résidu charbonneux ; il se dissout dans soixante parties d'eau , il effleurit à l'air et devient farineux.

Les alkalis et la chaux décomposent le tartrite de potasse antimonié.

Le vin antimonial, ou vin émétique, se fait en prenant une once de safran des métaux que l'on délaie dans une livre de vin blanc ; on filtre ensuite la liqueur.

Le vin antimonial possède toutes les vertus de ce minéral. On l'emploie principalement dans le cas de manie et d'apoplexie, à la dose de trois ou quatre gros. Comme altérant et diaphorétique, à la dose de cinquante jusqu'à soixante gouttes.

Le safran d'antimoine, appellé communément safran des métaux ou foie d'antimoine, et par les chimistes modernes, oxide d'antimoine sulfuré, se fait en prenant parties égales d'antimoine et de nitre. On réduit séparément ces substances en poudre, on les méle ; ensuite on les jette dans un creuset échauffé jusqu'à blancheur, afin que le mélange détonne et se fonde. Ce produit réduit en poudre et lavé donne le *crocus metallorum.*

Le soufre antimonial dans cette opération est consumé presque en entier, et la partie métallique reste privée de son correctif.

Une partie d'antimoine pulvérisée et mêlée exactement avec trois parties de nitrate donne un médicament connu sous le nom d'antimoine diaphorétique. On fait détonner ces deux substances dans un creuset, et ce qui reste après la détonnation est composé de l'oxide d'antimoine, d'alkali fixe, d'une portion de nitrate non-décomposé et d'un peu de sulfate de potasse. Ce composé est encore connu sous le nom de fondant de Rotrou.

Lorsque cette poudre a été lavée à plusieurs reprises dans de nouvelles eaux jusqu'à ce que l'eau de la lotion reste insipide, la poudre se nomme antimoine diaphorétique lavé.

Si on verse un peu d'acide sur la liqueur

qui tient ces sels en dissolution , on précipite un peu d'oxide d'antimoine dissout par l'alkali du nitrate , ce qui forme la céruse d'antimoine, la matière perlée de Kerkringius.

On prépare encore avec l'antimoine un médicament connu sous le nom de régule.

Pour obtenir ce régule, on projette dans un creuset rougi un mélange de huit parties d'antimoine crud, six de tartre et trois de nitrate ; et tenant ce mélange en fusion pendant quelque tems , on obtient l'antimoine à l'état de métal. Le culot de métal conserve la forme du creuset, et les pains d'antimoine offrent une étoile à leur surface : c'est ce qui lui a fait donner le nom de régule étoilé ; mais ce n'est qu'une crystallisation, confuse , formée par des octaèdres implantés les uns dans les autres.

Le cuivre, l'argent , le fer fondus avec le sulfure d'antimoine , s'emparent de son soufre et le réduisent à l'état de régule qui porte le nom du métal employé : on l'appelle régule de Mars, de Vénus, etc.

Les alkalis n'agissent pas sensiblement sur l'antimoine ; mais les sulfures d'alkali le dissolvent complettement ; et c'est sur ce principe qu'est fondée l'opération par laquelle on obtient un remède précieux connu sous le nom de kermès minéral : on l'a nommé ainsi à cause de la ressemblance de sa couleur avec celle du kermès végétal.

Ce n'est que depuis le commencement de ce siècle, que l'usage du kermès s'est établi dans la médecine ; on lui avoit aussi donné le nom de poudre des Chartreux, attendu que le frère Simon, apothicaire des Chartreux, après avoir administré ce remède, qui eut un plein succès, publia partout la vertu de ce médicament. Il tenoit cette préparation d'un chirurgien nommé la Ligerie, lequel la tenoit lui-même de Chastenay. Dodart, médecin, fit acheter au gouvernement ce secret, en 1720, et la Ligerie le rendit public.

Le procédé de la Ligerie n'étant plus employé, je me contenterai de décrire celui que Chaptal assure lui avoir le mieux réussi ; il consiste à faire bouillir dix à douze livres d'alkali pur en liqueur, avec deux livres de sulfure d'antimoine ; on soutient l'ébullition pendant une demi-heure, on filtre et on obtient, par le simple refroidissement, beaucoup de kermès : il fait en outre digérer du nouvel alkali sur l'antimoine jusqu'à ce qu'il soit épuisé ; le kermès que j'obtiens, dit-il, est d'un très-beau velouté

Si l'on verse un acide quelconque dans la liqueur dans laquelle s'est formé le kermès, et dont il s'est entièrement séparé par le refroidissement, cette liqueur se trouble de nouveau, et il s'y forme un second dépôt de couleur jaune rougeâtre, qui n'est autre chose que ce qu'on appelle du soufre doré d'antimoine, ou oxide d'antimoine sulfuré orangé.

On doit voir par la manière dont se forme le kermès, et par les phénomènes que présente cette opération, qu'elle n'est autre chose qu'un foie de soufre antimonié, dans lequel le soufre domine, et qui contient trop peu d'alkali pour être dissoluble dans l'eau.

Le kermès n'a d'autres usages que dans la médecine, et il y a peu de médicamens dont on puisse tirer d'aussi grands avantages ; il réunit la vertu excitante et évacuante des préparations émétiques d'antimoine, avec les propriétés toniques, divisantes, apéritives et fondantes du foie de soufre.

On peut administrer le kermès dans des lochs, dans des potions huileuses ou cordiales, dans toutes sortes de véhicules, ou incorporé sous la forme de boles, avec des médicamens appropriés. Il faut avoir soin d'éviter de l'associer avec des matières acides, si l'on veut qu'il agisse comme kermès ; car il est évident que ces acides, saturant la portion d'alkali qui constitue le kermès foie de soufre antimonié, et par laquelle seule il diffère du soufre doré d'antimoine, il deviendroit en tout semblable à cette préparation, dont les effets sont différens.

L'antimoine uni au muriate de mercure corrosif, donne pour résultat, une liqueur congelée

congelée que l'on nomme beurre d'antimoine, ou muriate d'antimoine sublimé.

Pour cela, on prend deux parties de muriate de mercure corrosif et une d'antimoine, on les mêle bien ensemble. On met ce mélange dans une cornue d'une grandeur convenable, et dont le col doit être large et court ; on place cette cornue dans un fourneau au bain de sable ; on y lutte un récipient, et on procède à la distillation par une chaleur bien ménagée. Il monte une liqueur pesante, qui se congèle dans le ballon à mesure qu'elle se refroidit.

Chaptal a, dit-il, observé que ce muriate d'antimoine se crystallisoit en prismes hexaèdres à sommet dihèdre ; deux côtés du prisme sont inclinés et forment ce que l'ancienne chimie appelloit crystaux en tombeau.

Ce beurre d'antimoine attire l'humidité de l'air : c'est un très-fort corrosif, dont on se sert comme du nitrate d'argent fondu.

Ce sel, étendu d'eau, laisse précipiter une poudre blanche, appellée poudre d'Algaroth, ou mercure de vie. Cette poudre ne retient pas un atôme d'acide muriatique, et n'est qu'un oxide d'antimoine par l'acide muriatique.

Si vous faites dissoudre du beurre d'antimoine dans l'acide nitrique, jusqu'à ce que l'effervescence cesse, et que vous fassiez ensuite évaporer ce mélange dans un vaisseau de verre au bain de sable, jusqu'à siccité, vous obtiendrez une chaux blanche d'antimoine, à qui on a donné le nom de bézoard minéral.

On retire aussi un cinabre d'antimoine de la décomposition du muriate de mercure corrosif par l'intermède de l'antimoine. On prend à cet effet le résidu de la distillation du beurre d'antimoine, on le met dans un matras luté, et l'on fait sublimer à feu ouvert. Il en résulte une substance d'un rouge décidé extrêmement fort.

Hoffmann a recommandé ce cinabre comme un excellent calmant et un anti-spasmodique.

Bismuth.

Ce métal ne produit à la médecine qu'une préparation que l'on nomme magistère de bismuth, ou blanc de fard.

Pour l'obtenir, on fait fondre du bismuth dans une quantité convenable d'acide sulfurique; on verse dans la dissolution seize fois sa quantité d'eau pure. La dissolution devient laiteuse; et en la laissant reposer pendant quelque tems, elle déposera un précipité blanc et brillant. On lave cette poudre dans de nouvelles quantités d'eau et on la fait secher à l'ombre.

Cette préparation est un peu vantée comme cosmétique; c'est le seul usage qu'on en fasse aujourd'hui. Les vertus diaphorétiques qu'on

lui attribue, quand elle est prise intérieurement, sont très-peu fondées.

Zinch.

Ce métal se fond quand il est échauffé
jusqu'au rouge, et si l'air vient à le toucher,
il s'enflamme et se sublime alors en fleurs
légères, blanches, en forme de duvet, qu'on
appelle *lana philosophica*, *nihil album*,
ou fleurs de zinch. Cet oxide peut être fondu
en verre par un feu des plus violens; ce verre
est d'un beau jaune.

On prend, pour faire cette opération, un
creuset grand et profond, on le pose dans
un fourneau de façon qu'il soit à moitié cou-
ché; on met une petite quantité de zinch
dans le fond du vaisseau et l'on fait un feu
modéré, assez fort seulement pour enflammer le zinch; il s'élève alors des fleurs blanches, qui s'attachent au bord du vaisseau.

L'oxide de zinch sublimé est très-employé
par les médecins allemands, sous ce nom,
de fleurs de zinch, et on donne ce remède
comme anti-spasmodique. On peut l'administrer en pilules à la dose d'un grain.

Lorsque ces fleurs éprouvent un degré de
chaleur des plus violens, elles se fondent à
demi; elles s'aglutinent ensemble et forment
des masses qu'on est obligé d'enlever de tems
en tems, pour dégager les fourneaux. Les

fleurs de zinch, dans cet état, se nomment caducée des fourneaux, ou pompholix.

CHAPITRE XXIV.

Des substances végétales.

Les végétaux sont composés de trois parties principales, la racine, l'herbe et la fructification.

La racine, puisant l'aliment, produisant l'herbe avec la fructification, est composée de la moëlle, du bois, du liber, de l'écorce.

L'herbe est une partie du végétal produite par la racine, terminée par la fructification; elle comprend le tronc, les feuilles, les supports, l'hybomacle.

La fructification des végétaux n'a qu'un tems : consacrée à la génération, elle termine l'ancien; elle commence le nouveau. On y compte sept parties : le calice, la corolle, l'étamine, le pistile, le péricarpe, la semence, le réceptacle, ou réservoir (1).

Nous devons voir par-là que les végétaux sont des corps organisés : ils renferment, dans des vaisseaux particuliers, des sucs hui-

---

(1) On trouvera, dans la troisième partie, les divisions et subdivisions que nous ne pouvons traiter ici; ces objets appartenans directement à la botanique.

leux, résineux, gommeux, salins, etc. desquels dépendent et où résident leurs vertus médicinales ou salutaires.

Les sucs des végétaux que l'on employe comme médicamens, et les parties actives ou salutaires qu'ils contiennent, peuvent, en général, s'extraire ou se séparer des autres parties de ces végétaux par des opérations simples, sans qu'il arrive aucune altération à leurs qualités naturelles. Il n'est pas moins facile de leur faire éprouver des altérations et des changemens par des opérations également simples. La fermentation et l'action du feu changent entièrement la nature des végétaux et de toutes les substances qui entrent dans leur composition. Examinons d'abord l'action du feu sur les végétaux, nous traiterons ensuite des produits de la fermentation.

Produits des végétaux auxquels on fait éprouver l'action du feu.

Le feu, pour opérer l'analyse des corps, produit, dans les végétaux, diverses espèces de décompositions. Les effets généraux du feu sont les suivantes :

Les substances végétales brûlées à l'air dans des vaisseaux ouverts, se réduisent en partie en cendre, en partie en flamme et en fumée : ce dernier, se condensant dans de longs tuyaux, ou autrement, forme une suie noire, amère. Durant la combustion de beaucoup de végétaux, il s'élève, avec la fumée une vapeur acide; mais on n'a jamais remarqué que la suie participât de cette acidité.

Les végétaux auxquels ont fait éprouver une chaleur très-forte dans des vaisseaux fermés, au moyen de l'appareil pour la distillation à feu nud ; ces végétaux, dis-je, donnent, pour premier produit, une liqueur aqueuse, chargée de quelques principes odorans et salins. Ce phlegme prend peu à peu plus de couleur et plus de propriétés salines. Il lui succède une huile colorée, dont la couleur se fonce à mesure que la distillation avance, et qui prend en même-tems de la consistance et de la pesanteur. Cette huile est tantôt légère et fluide, d'autrefois pesante et susceptible de devenir solide. Elle exhale constamment une odeur forte et empyreumatique. Il se dégage en même-tems qu'elle, une plus ou moins grande quantité de fluides élastiques, qui sont ou de l'acide carbonique, ou du gaz hydrogène, et le plus souvent ces deux substances mêlées. C'est aussi à cette même époque que se sublime le carbonate ammoniacal, lorsque le végétal est de nature à en fournir. Lorsque toutes ces matières sont passées, le végétal est réduit dans l'état charboneux.

Mais du moment où l'air a un accès libre jusqu'à ce charbon, celui-ci brûle sans s'enflammer avec peu ou même point de fumée, et il laisse une très-petite quantité de cendres blanches.

Les cendres blanches des végétaux qu'on met infuser ou bouillir dans l'eau, lui communiquent une substance saline, acre, brûlante que l'on nomme sel alkali fixe ; on peut se le procurer sous une forme concrète ou solide, en faisant évaporer l'eau qui le tient en dissolution : la portion de cendre qui reste et dont la quantité excède de beaucoup celle du sel, est une pure terre.

On prépare en pharmacie des sels fixes, qui ont été fort recommandés par Takenius, et qui portent encore son nom. Le procédé de ce chimiste consiste à mettre dans une marmite de fonte la plante dont on veut retirer le sel ; on fait chauffer ce vaisseau jusqu'à ce que son fond soit bien rouge ; la plante qu'on remue continuellement, exhale beaucoup de fumée, elle s'enflamme, alors on couvre la marmite avec un couvercle qui dissipe la fumée en suffoquant la flamme. Par ce moyen, la plante se consume peu à peu ; lorsqu'elle est réduite à une espèce de cendre noirâtre, on la lessive avec l'eau bouillante, et en évaporant cette lessive à siccité, on obtient un sel jaunâtre ou brun. Ce sel est souvent alkalin ; mais il est fort impur : il contient beaucoup de matière extractive qui le colore et qui se trouve mêlée avec tous les sels neutres que la plante contenoit. Il est dans une sorte d'état savonneux, ce qui le fait employé en médecine avec quelque succès.

La fermentation est toujours la suite d la décomposition du végétal, par le concours combiné et appliqué alternativement de l'air et de l'eau.

Les conditions nécessaires, pour que la fermentation s'établisse, sont : le contact de l'air pur, un certain degré de chaleur, une quantité d'eau plus ou moins considérable.

Les phénomènes qui accompagnent essentiellement la fermentation, sont : la production de la chaleur, et l'absorption du gaz oxygène.

Nous connoissons trois espèces de fermentation : la fermentation vineuse ou spiritueuse, acide et putride.

Chapitre XXV.

De la Fermentation vineuse et spiritueuse.

La fermentation vineuse ou spiritueuse est celle dont le produit est un vin et un esprit ardent ou de l'alkohol.

Pour obtenir cet esprit ardent, on soumet le vin à la distillation, et l'on obtient une liqueur que l'on nomme eau-de-vie : si l'on rectifie cette liqueur, le produit sera de l'esprit-de-vin ou alkohol.

Nous avons plusieurs choses à examiner

dans l'effet de la fermentation : 1°. le gaz qui se dégage ; 2°. l'esprit inflammable qui s'y forme, et enfin comment un corps doux, un oxide végétal peut se transformer ainsi en deux substances si différentes, dont l'une est combustible et l'autre éminemment incombustible.

Il faut supposer une véritable égalité ou équation entre les principes du corps qu'on examine et ceux qu'on en retire par l'analyse. Ainsi, puisque le moud de raisin donne du gaz acide carbonique et de l'alkohol, on peut dire que le moud de raisin $=$ acide carbonique $+$ alkohol. Il résulte de - là qu'on peut parvenir de deux manières à éclaircir ce qui se passe dans la fermentation vineuse : la première en déterminant bien la nature et les principes du corps fermentescible ; la seconde, en observant bien les produits qui en résultent par la fermentation ; et il est évident que les connoissances que l'on peut acquérir sur l'un, conduisent à des conséquences certaines sur la nature des autres, et réciproquement.

On trouvera dans l'ouvrage de Lavoisier, des details sur cet objet, ainsi que les tableaux des principes constituans des matériaux de la fermentation, et les résultats obtenus par la fermentation.

De la Fermentation putride.

Les phénomènes de la putréfaction s'opèrent en vertu d'affinités très - compliquées.
Les trois principes constitutifs du corps
cessent dans cette opération d'être dans un
état d'équilibre : au lieu d'une combinaison
ternaire, il se forme des combinaisons bi-
naires ; mais le résultat de ces combinaisons est bien différent de celui que donne
la fermentation vineuse. Dans cette dernière
une partie des principes de la substance,
végétale, l'hydrogène, par exemple, reste
uni à une portion d'eau et de carbone, pour
former l'alkohol. Dans la fermentation putride, au contraire, la totalité de l'hydrogène se dissipe sous la forme de gaz hydrogène : en même tems, l'oxygène et le carbone, se réunissant au calorique, s'échappent sous la forme de gaz acide carbonique.
Enfin, quand l'opération est entièrement
achevée, sur-tout si la quantité d'eau nécessaire pour la putréfaction n'a pas manquée,
il ne reste plus que la terre du végétal mêlée d'un peu de carbone et de fer.

La putréfaction des végétaux n'est donc
autre chose qu'une analyse complette des
substances végétales dans laquelle la totalité des principes constitutifs se dégage
sous forme de gaz, à l'exception de la terre,

qui reste dans l'état que l'on nomme ter-
reau.

Lorsque les substances que l'on veut porter à la putréfaction, se trouvent seules, elles fermentent mal ; si, au contraire, elles
contiennent de l'azote, ce nouvel ingrédient
favorise beaucoup la putréfaction. C'est pour
cette raison qu'on mélange les matières animales avec les végétales, lorsqu'on veut hâter la putréfaction.

L'azote ne produit pas seulement ce phénomène, elle forme, en se combinant avec
l'hydrogène, une nouvelle substance, connue sous le nom d'alkali volatil ou ammoniaque.

De la Fermentation acéteuse.

La fermentation acéteuse n'est autre chose
que l'acidification du vin qui se fait à l'air
libre par l'absorption de l'oxygène. L'acide
qui en résulte est l'acide acéteux, vulgairement appellé vinaigre : il est composé
d'une proportion qui n'a point encore été
déterminée, d'hydrogène et de carbone combinés ensemble, et portés à l'état d'acide
par l'oxygène.

Le vinaigre étant un acide, l'analogie
conduisoit seule à conclure qu'il contenoit
de l'oxygène ; mais cette vérité est prou-
vée de plus par des expériences directes.
Premièrement, le vin ne peut se convertir

en vinaigre qu'autant qu'il a le contact de l'air, et qu'autant que cet air contient du gaz oxygène. Secondement, cette opération est accompagnée d'une diminution du volume de l'air dans lequel elle se fait, et cette diminution de volume est occasionnée par l'absorption du gaz oxygène. Troisièmement, on peut transformer le vin en vinaigre, en l'oxygénant par quelqu'autre moyen que ce soit.

Pour produire l'acide acéteux, ou vinaigre, on expose le vin à une température douce, en y ajoutant un ferment, qui consiste principalement dans la lie qui s'est précédemment séparée d'autre vinaigre pendant sa fabrication, ou dans d'autres matières de même nature. La partie spiritueuse du vin (le carbone et l'hydrogène) s'oxygènent dans cette opération, c'est par cette raison qu'elle ne peut se faire qu'à l'air libre, et qu'elle est toujours accompagnée d'une diminution du volume de l'air. Il faut en conséquence, pour faire du bon vinaigre, que le tonneau dans lequel on opère ne soit qu'à moitié plein : l'acide qui se forme ainsi est très-volatil ; il est étendu d'une très-grande quantité d'eau et mêlé de beaucoup de substances étrangères. Pour l'avoir pur, on le distille à une chaleur douce, dans des vaisseaux de verre ou de grai. L'acide acéteux, dans cette opération, semble changer de nature ; il paroîtroit être plus oxygéné.

La distillation ne suffit pas pour débarrasser l'acide acéteux du phlegme étranger qui s'y trouve mêlé : le meilleur moyen de le concentrer sans en altérer la nature, consiste à l'exposer à un froid de quatre ou six degrés au-dessous de la congellation : la partie aqueuse gèle et l'acide reste liquide.

La combinaison de l'acide acéteux avec les différentes bases salifiables, se fait avec assez de facilité ; mais la plupart des sels qui en résultent ne sont pas crystallisables.

Il faut, comme pour tous les autres acides, que les métaux soient oxygénés, pour pouvoir être dissous dans l'acide acéteux.

Chapitre XXVI.

Acide acéteux.

Cet acide, combiné avec la baryte, forme acétite de baryte. Cette découverte est due au citoyen Morveau, qui l'a nommé acide arocique.

Avec la potasse, — l'acétite de potasse. Ce sel étoit connu autrefois sous le nom de terre foliée de tartre.

Pour faire ce sel, on sature de la potasse pure avec du vinaigre distillé ; on filtre la liqueur, on l'évapore à un feu très-doux dans un vaisseau de verre ou d'argent. On continent l'évaporation jusqu'à ce que le tout

soit desséché. L'acétite de potasse a une saveur piquante et acide, il se décompose à la
distillation et donne un phlegme acide, une
huile empyreumatique, de l'ammoniaque et
une grande quantité d'un gaz très-odorant,
formé d'acide carbonique et d'hydrogène.
Le charbon contient beaucoup d'alkali fixe
à nud; ce sel se résoud en liqueur à l'air;
il est très-soluble dans l'eau et dans l'esprit
de vin.

L'acide acéteux s'unit encore bien avec
la soude et forme un sel appellé acétite de
soude, connu vulgairement sous le nom de
terre foliée minérale, terre foliée crystallisée. Cet acétite de soude crystallise en prismes striés; il n'attire pas l'humidité de l'air:
ces sels distillés laissent un résidu qui forme,
d'après Chaptal, un pyrophore excellent et
très-actif. L'acide acéteux, combiné avec
l'ammoniaque, donne l'esprit de Mindéré-
rus, ou acétite d'ammoniaque.

Pour l'obtenir, on prend une quantité
quelconque d'ammoniaque, on y ajoute
peu à peu de l'acide acéteux, jusqu'à ce que
l'effervescence cesse.

Cette composition est une liqueur saline,
apéritive. Quand on la prend chaude, et
qu'on reste au lit, elle devient pour l'ordinaire un sudorifique ou un diaphorétique
puissant. On ne peut évaporer ce sel, attendu la volabilité de l'ammoniaque; mais, par
une évaporation longue, on obtient des cris-

taux en aiguilles , dont la saveur est chaude
et piquante et qui attirent l'humidité. La
chaux , les alkalis fixes , le feu et les acides décomposent ce sel.

Cet acide combiné avec les oxides métalliques forme :

1°. Avec l'oxide de zinch , — l'acétite de
zinch ;

2°. Avec l'oxide de manganèse , — l'acétite de manganèse ;

3°. Avec l'oxide de fer, — l'acétite de fer ,
connu autrefois sous le nom de vinaigre martial ;

4°. Avec l'oxide de plomb , — l'acétite de
plomb , ou sucre de Saturne , vinaigre de
Saturne , sel de Saturne.

Pour faire ce sel , on prend de la céruse ,
on verse dessus du vinaigre distillé. On fait
bouillir le mélange jusqu'à ce que le vinaigre soit devenu assez doux ; alors on le filtre à travers un papier , et après une évaporation convenable , on le met à crystalliser.

5°. Avec l'oxide d'étain, — l'acétite d'étain.
Cette combinaison a été connue de Lemery,
Margraff , Mounet , Weslendorf et Wen-
zel , mais ils ne lui ont pas donné de nom.

6°. Avec l'oxide de Cobalt , — l'acétite de
Cobalt : ce qui forme l'encre de sympathie
de Cadet.

7°. Avec l'oxide de cuivre , — l'acétite de
cuivre , ou verd de gris , crystaux de verdet ,

crystaux de Vénus, verdet, verdet distillé.

Cette opération n'est qu'un oxide de cuivre rouge, corrodé et réduit en une espèce de rouille d'un très - beau verd par l'acide acéteux.

Pour faire les crystaux de Vénus on fait dissoudre du verd de gris dans de bon vinaigre distillé, jusqu'à ce qu'il soit entièrement saturé. Le vinaigre, en dissolvant le verd de gris, prend une fort belle couleur verd-bleue ; on le nomme teinture de Vénus. Quand il cesse d'agir sur le verd de gris, on le décante, et on le fait évaporer et crystalliser : il se forme dans cette liqueur de très-beaux crystaux verd-bleus assez foncés, ce sont les crystaux de Vénus.

8°. Avec l'oxide de Nickel, — l'acétite de Nickel. Ce sel étoit inconnu des anciens.

9°. Avec l'oxide d'arsenic, — l'acétite d'arsenic. Cette préparation étoit connue sous le nom de liqueur fumante, arsenico acéteuse, ou phosphore liquide de Cadet.

10°. Avec l'oxide de Bismuth, — l'acétite de Bismuth. Cette combinaison étoit connue par Gellert, Pott, Weslendorf, Bergman et Morveau. Geoffroy lui avoit donné le nom de sucre de Bismuth.

11°. Avec l'oxide de Mercure, — l'acétite de Mercure, nommée autrefois terre foliée mercurielle.

12°. Avec l'oxide d'antimoine, d'argent, d'or, de platine et l'alumine, forme autant

autant d'acétites. Tous ces produits étoient inconnus des anciens.

Acide acétique.

On a donné au vinaigre radical le nom d'acide acétique, parce qu'on a supposé qu'il étoit plus chargé d'oxygène que le vinaigre ou acide acéteux. Dans cette supposition, le vinaigre radical ou acide acétique seroit le dernier degré d'oxygénation que puisse prendre le radical hydro-carboneux ; mais quelque probable que soit cette conséquence, elle demande à être confirmée par des expériences plus décisives. Quoiqu'il en soit, pour préparer le vinaigre radical, on prend de l'acétite de potasse, ou de l'acétite de cuivre, qui est une combinaison du même acide avec le cuivre : on verse dessus un tiers de son poids d'acide sulfurique concentré, et par la distillation on obtient un vinaigre très-concentré, qu'on nomme vinaigre radical ou acide acétique.

Le sulfate de potasse, arrosé d'acide acétique, forme le sel de vinaigre.

Les combinaisons de l'acide acétique avec les bases salifiables, se nomment acetates.

Chapitre XXVII.

De l'Acide citrique.

On donne le nom d'acide citrique à l'acide en liqueur qu'on retire par expression du citron : on le rencontre dans plusieurs autres fruits mêlé avec l'acide malique. Pour l'obtenir pur et concentré, on lui laisse déposer sa partie muqueuse par un long repos dans un lieu frais, tel que la cave: ensuite on le concentre par un froid de quatre ou cinq degrés au-dessous de zéro du thermomètre de Réaumur. L'eau se gèle et l'acide reste en liqueur. On peut ainsi le réduire à un huitième de son volume. Un trop grand degré de froid nùiroit au succès de l'opération, parce que l acide se trouveroit engagé dans la glace, et qu'on auroit de la peine de l'en séparer. Cette préparation de l'acide citrique est de Georgius. On peut l'obtenir d'une manière plus simple encore, en saturant du jus de citron avec la chaux. Il se forme un citrate calcaire qui est indissoluble dans l'eau; on lave ce sel, et on verse dessus de l'acide sulfurique, qui s'empare de la chaux et qui forme le sulfate de chaux, sel presqu'insoluble. L'acide citrique reste libre dans la liqueur.

Cet acide combiné avec toutes les bases salifiables donne des citrates.

Toutes ces combinaisons étoient inconnues aux anciens chimistes.

Chapitre XXVIII.

Acide gallique.

L'acide gallique, ou principe astringent, se tire de la noix de galle, soit par la simple infusion ou décoction dans l'eau, soit par une distillation à un feu très-doux. Ce n'est que depuis peu d'années qu'on a donné une attention plus particulière à cette substance. Quoique les propriétés acides de ce principe ne soient pas très-marquées, il rougit la teinture de tournesol, il décompose les sulfures, il s'unit à tous les métaux, quand ils ont été préalablement dissous par un autre acide, et il les précipite sous différentes couleurs. Le fer, par cette combinaison, donne un précipité d'un bleu ou d'un violet foncé. Cet acide, si toutefois il mérite ce nom, se trouve dans un grand nombre de végétaux, tels que le chêne, le saule, l'iris des marais, le fraisier, le nymphea, le quinquina, l'écorce et la fleur de grenade, et dans beaucoup de bois et d'écorces. On ignore absolument quel est son radical.

Cet acide, combiné avec le fer, forme l'encre.

Combiné avec toutes les bases salifiables, il forme les gallates.

CHAPITRE XXIX.

Acide malique.

Cet acide se trouve tout formé dans le jus des pommes acides, mûres ou non mûres, et d'un grand nombre d'autres fruits. Pour l'obtenir on commence par saturer le jus de pommes avec de la potasse ou de la soude. On verse ensuite sur la liqueur saturée de l'acétite de plomb dissoute dans l'eau. Il se fait un échange de bases ; l'acide malique se combine avec le plomb, et se précipite. On lave bien ce précipité, ou plutôt ce sel, qui est à peu près insoluble : après quoi on y verse de l'acide sulfurique affoibli qui chasse l'acide malique, s'empare du plomb, forme avec lui un sulfate qui est de même très-peu soluble et qu'on sépare par filtration ; il reste l'acide malique libre et en liqueur. Cet acide se trouve mêlé avec l'acide citrique et avec l'acide tartareux dans un grand nombre de fruits ; il tient à peu près le milieu entre l'acide oxalique et l'acide acéteux, et c'est ce qui a porté Hermbstadt à lui donner le nom de vinaigre imparfait. Il est plus oxygéné que l'acide oxalique, mais il l'est moins que l'acide acéteux. Il diffère aussi de ce dernier par la nature de son radical, qui contient un peu plus de carbone et un peu moins d'hydrogène. On peut le former artificiellement en traitant du sucre avec de l'acide nitrique. Si on s'est servi d'un acide étendu d'eau, il ne se formé point de crystaux d'acide oxalique; mais la liqueur contient réellement deux acides, savoir l'acide oxalique, l'acide malique, probablement même un peu d'acide tartareux. Pour s'en assurer, il ne s'agit que de verser de l'eau de chaux sur la liqueur, il se forme du tartrite, de l'oxalate de chaux, qui se déposent au fond comme insolubles; il se forme en même tems du malate de chaux qui reste en dissolution. Pour avoir l'acide pur et libre, on décompose le malate de chaux par l'acétite de plomb, et on enlève le plomb à l'acide malique par l'acide sulfurique, de la même manière que quand on opère directement sur le jus des pommes.

En traitant plusieurs substances par l'acide nitrique, on en obtient aussi de l'acide malique et de l'acide oxalique; telles sont la gomme arabique, la manne, le sucre de lait, la gomme adragant, l'amidon, la fécule de pomme de terre, l'extrait de noix de galle, l'huile de graine de persil, l'extrait aqueux d'aloès, de coloquinte, de rhubarbe, d'opium. Outre

les deux acides, Scheele en a retiré beaucoup
de résine.

En traitant plusieurs substances animales, ce célèbre chimiste en a aussi retiré de
l'acide malique; la colle-de-poisson, le blanc
d'œuf, le jaune d'œuf et le sang traités de la
même manière donnent les mêmes produits.

Toutes les combinaisons de l'acide malique avec les bases salifiables étoient inconnues aux anciens.

CHAPITRE XXX.

Acide benjoique.

Cet acide a été connu des anciens chimistes sous le nom de fleurs de Benjoin;
on l'obtenoit par la voie de la sublimation;
en voici le procédé.

On met la quantité qu'on veut de cette
résine dans une terrine de terre vernissée;
on couvre cette terrine d'une autre terrine
de grès renversée: les bords de ces deux terrines doivent avoir été usés et dressés sur
un grais, afin qu'ils se joignent bien : on
les lutte ensemble avec du papier collé; on
place la terrine qui contient le benjoin sur
un feu doux et incapable de faire monter
l'huile du benjoin; on laisse faire la sublimation : quand les vaisseaux sont refroidis,
on les délutte très-doucement et en prenant

garde d'y donner des secousses. Si la sublimation a été bien faite on trouvera la
terrine supérieure toute garnie de belles
fleurs très-brillantes, semblables à un sel
très pur crystallisé en aiguilles applaties. On
trouve aussi ordinairement une bonne quantité de ces fleurs, qui ne sont point enlevées, et qui couvrent la surface du benjoin ;
on les enlève tous avec la barbe d'une plume.

Les fleurs de benjoin sont dissolubles
dans l'eau et dans l'alkohol, ce qui prouve
leur nature saline. On les emploie en médecine, comme incisives, divisantes, propres à favoriser l'expectoration ; on les donne
depuis six jusqu'à douze et quinze grains.

On obtient aussi par crystallisation cet
acide ; Geoffroy est le premier qui l'ait découvert. Enfin, Scheele, d'après un grand
nombre d'expériences sur le benjoin, s'est
arrêté au procédé qui suit.

On prend de bonne eau de chaux, dans
laquelle même il est avantageux de laisser
de la chaux en excès ; on la fait digérer
portion par portion sur du benjoin réduit
en poudre fine, en remuant continuellement le mélange. Après une demi-heure
de digestion, on décante et on remet de
nouvelle eau de chaux, et ainsi plusieurs
fois, jusqu'à ce qu'on s'apperçoive que l'eau
de chaux ne se neutralise plus. On rassemble toutes les liqueurs, on les rapproche par
évaporation ; et quand elles sont réduites au-

tant qu'elles le peuvent être, sans crystalliser, on laisse refroidir : on verse de l'acide
muriatique goutte à goutte, jusqu'à ce qu'il
ne se fasse plus de précipité. La substance
qu'on obtient par ce procédé, est l'acide
benjoique concret.

Depuis les expériences de Scheele, Lich-
tenstein a publié, en Allemagne, des observations sur l'acide benjoique, dans lesquelles il assure que la sublimation fournit
plus de cet acide que le procédé par l'eau
de chaux. Fourcroy et Morveau pensent que
cela ne peut s'entendre que de ce sel purifié.

L'acide benjoique pur a une saveur légèrement aigre, piquante, chaude et âcre; son
odeur n'est que peu aromatique; il rougit
la couleur de tournesol.

L'acide benjoique s'unit à toutes les bases terreuses et alkalines, et forme avec elles
les benjoates d'alumine, de baryte, de magnésie, de chaux, de potasse, de soude et
d'ammoniaque. On ne connoît point les
propriétés caractéristiques de chacune de
ces combinaisons, non plus que les attractions diverses de cet acide pour les bases.

CHAPITRE XXXI.

De l'Acide tartareux.

Le tartre est une substance saline qui se dépose sur les parois des tonneaux pendant la fermentation insensible du vin. Ce sel est composé d'un acide particulier (*sui generis*) combiné avec la potasse, mais de manière que l'acide est dans un excès considérable.

C'est encore à Scheele que nous sommes redevables d'obtenir l'acide tartareux pur.

Il a observé d'abord que cet acide avoit plus d'affinité avec la chaux qu'avec la potasse; il prescrit en conséquence de commencer par dissoudre du tartre purifié dans de l'eau bouillante, et d'y ajouter de la chaux jusqu'à ce que tout l'acide soit saturé. Le tartrite de chaux qui se forme, est un sel presqu'insoluble qui tombe au fond de la liqueur, sur-tout quand elle est refroidie; on l'en sépare par décantation, on le lave avec de l'eau froide, et on le seche; après quoi on verse dessus de l'acide sulfurique étendu de huit à neuf fois son poids d'eau; on fait digérer pendant douze heures, à une chaleur douce, en observant de remuer de tems en tems : l'acide sulfurique s'empare de la chaux, forme du sulfate de chaux, et l'acide tartareux se trouve libre. Il se dégage pendant cette digestion une petite quantité de gaz qui n'a pas été examiné. Au bout de douze heures on décante la liqueur, on lave le sulfate de chaux avec de l'eau froide, pour emporter les portions d'acide tartareux dont il est impregné; on réunit tous les lavages à la première liqueur, on filtre, on évapore et on obtient l'acide tartareux concret. Deux livres de tartre purifié donnent environ onze onces d'acide. La quantité d'acide sulfurique nécessaire pour cette quantité de tartre, est de huit à dix onces d'acide concentré, qu'on étend, comme je viens de le dire, de huit à neuf parties d'eau.

Comme le radical combustible est en excès dans cet acide; on lui a conservé la terminaison en *eux*, et on a nommé tartrites le résultat de sa combinaison avec les substances salifiables.

La base de l'acide tartareux est le radical carbone-hidreux ou hidro-carboneux, et il paroît qu'il y est moins oxygéné que dans l'acide oxalique. Les expériences d'Hassenfratz paroissent prouver que l'azote entre aussi dans la combinaison de ce radical, même en assez grande quantité.

L'acide tartareux, en se combinant avec les alkalis fixes, est susceptible de deux degrés de saturation : le premier constitue un sel avec un excès d'acide, nommé très-improprement crême-de-tartre, et que nos modernes chimistes ont appellé tartrite acidule de potasse.

Pour l'obtenir, on fait bouillir le tartre dans l'eau ; on filtre cette dissolution bouillante ; elle se trouble en refroidissant , et elle dépose des crystaux irréguliers qui forment une pâte ; on fait bouillir cette pâte dans des chaudières de cuivre, avec une eau dans laquelle on a mêlé une terre argilleuse tirée du village de Mervieil , près Montpellier ; il s'élève des écumes qu'on enlève avec soin , et il se forme ensuite une pellicule saline ; on cesse le feu , on casse la pellicule qui se mêle avec les crystaux qui se sont précipités de la dissolution ; on lave les crystaux avec de l'eau pure pour enlever la terre qui les salit, et on les envoie dans le commerce sous le nom de crême , ou crystaux de tartre.

Cet acidule tartareux s'unit très-bien aux différens alkalis. On jette dans une dissolution de carbonate de potasse , de l'acide tartareux en poudre ; il se fait une effervescence vive , produite par le dégagement de l'acide carbonique ; on ajoute de l'acidule jusqu'à saturation ; on filtre cette liqueur après l'avoir fait bouillir pendant une demi-heure ; on l'évapore jusqu'à pellicule , et on la laisse refroidir lentement ; il s'y forme des crystaux en carrés longs, terminés par deux biseaux. Ce sel a été nommé sel végétal ,

tartre soluble, tartre tartarisé, et par les modernes tartrite de potasse.

Ce sel a une saveur amère ; il devient
charboneux lorsqu'on le chauffe fortement;
il se décompose dans une cornue, et donne
un phlegmé acide, de l'huile, beaucoup d'a-
cide carbonique et un peu de carbonate ammoniacal. Il attire un peu l'humidité de
l'air : il se dissout dans quatre parties d'eau
chaude à quarante degrés.

Les acides minéraux le décomposent aussi
et précipitent de l'acide tartareux. Il est également décomposé par la plupart des dissolutions métalliques.

L'acidule tartareux, combiné avec la soude,
forme le sel de Seignette , nom d'un apothicaire de la Rochelle qui l'a composé le
premier.

Pour composer ce sel , on fait dissoudre
dans de l'eau chaude des crystaux d'alkali
marin, on y projette à plusieurs reprises,
et en laissant à chaque fois cesser l'effervescence, jusqu'à ce qu'on soit parvenu à la
saturation : on filtre alors la liqueur, on la
fait évaporer et on obtient par le refroidissement de très-beaux et gros crystaux , dont
chacun représente des prismes à six , huit
ou dix faces inégales , tronqués à angle droit
à leurs extrémités.

Le sel de Seignette , appellé par les modernes tartrite de soude, a une saveur sa-

lée, médiocrement forte et désagréable ; il retient beaucoup d'eau dans sa crystallisa- tion, se dissout en plus grande quantité dans l'eau chaude que dans l'eau froide, et par conséquent se crystallise très - bien par re- froidissement ; il devient farineux à l'air sec, tant à cause de sa quantité d'eau de crys- tallisation, qu'à cause de la soude qui en- tre dans sa composition.

Ce sel est décomposable par l'air, par les acides minéraux et par les dissolutions mé- talliques. L'eau-mère de ce sel contient la portion de tartrite de potasse qui faisoit par- tie de l'acide tartareux.

Le sel de Seignette est un fort bon pur- gatif minoratif à la dose d'une once à une once et demie.

Avec l'ammoniaque l'acidule tartareux forme un sel appellé tartrite ammonical, qui crystallise très-bien par l'évaporation et le refroidissement. Ce sel a une saveur frai- che, il se décompose au feu, s'effleurit à l'air, et est plus dissoluble dans l'eau chaude que dans l'eau froide.

Pott et Margraaff ont traité l'acide tarta- reux par les acides minéraux, et le dernier en a retiré des sels neutres, semblables à ceux que chacun de ces acides forme avec la potasse.

L'acidule tartareux paroît susceptible de s'unir sans décomposition à la plupart des substances métalliques.

Le fer est un des métaux sur lequel l'acidule tartareux agit le plus efficacement. On prépare un médicament, nommé tartre chalybe, en faisant bouillir dans douze livres d'eau quatre onces de limaille de fer porphyrisée et une livre de tartre blanc. Lorsque le tartre est dissout, on filtre la liqueur, elle dépose des crystaux ; on en obtient de nouveaux en faisant évaporer l'eau-mère.

On prépare encore trois autres médicamens connus sous le nom de teinture de Mars tartarisée , tartre martial soluble et boules de Mars.

Pour préparer cette teinture, on prend six onces de limaille de fer non rouillée et une livre de tartre blanc en poudre ; on les mêle ensemble dans un vaisseau de fer; on les humecte avec suffisante quantité d'eau pure , pour en faire une masse qu'on laisse tranquille pendant vingt-quatre heures , afin que le tartre commence à agir sur le fer ; ensuite on verse sur ce mélange six pintes d'eau pure , et on le fait bouillir au moins pendant deux heures , en remuant le mélange, et ajoutant de tems en tems de l'eau chaude pour remplacer celle qui s'évapore; on laisse après cela reposer la liqueur , on la filtre et on la fait évaporer jusqu'en consistance de syrop liquide ; on y ajoute enfin une once d'alkohol , non pour tirer aucune teinture , mais pour empêcher que cette dissolution ne se moisisse.

Rouelle s'est assuré que la potasse est libre dans cette teinture, et qu'en la traitant par les acides, on obtient des sels neutres qui font reconnoître cet alkali.

Pour préparer le tartre martial soluble, on prend une livre de teinture de Mars tartarisée et quatre onces de tartrite de potasse; on fait évaporer le tout jusqu'à siccité.

Pour les boules de Mars, on les prépare en mettant une partie de limaille d'acier et deux parties de tartre blanc en poudre, dans un vaisseau de verre ou de fer, avec une certaine quantité d'eau-de-vie; lorsque cette dernière est évaporée, on pulvérise la masse, et on ajoute de l'eau-de-vie, qu'on laisse évaporer comme la première fois : on répète ce procédé jusqu'à ce que le mélange soit gras et tenace ; alors on en forme des boules.

L'acide tartareux n'a nulle action sur le platine, l'or et l'argent; il dissout leurs oxides. Il n'agit qu'insensiblement sur le cuivre, le plomb et l'étain ; il dissout leurs oxides et enlève la couleur rouge de celui du plomb.

Il dissout le fer avec une effervescence très-lente.

Il n'altère en aucune manière l'antimoine à l'état métallique, mais il dissout bien ses oxides vitreux.

Il enlève la chaux aux acides nitrique,

muriatique, acéteux, formique et phosphorique.

Il précipite les dissolutions nitrique de mercure, muriatique de plomb.

Cet acide est inaltérable à l'air ; sa saveur est très - piquante , et rougit les couleurs bleues végétales.

CHAPITRE XXXII.

Acide Oxalique.

L'acide oxalique se prépare principalement en Suisse et en Allemagne ; il se tire du suc de l'oseille qu'on exprime, et dans lequel les crystaux se forment par un long repos. Dans cet état, il est en partie saturé par de l'alkali fixe végétal ou potasse, ensorte que c'est , à proprement parler, un sel neutre avec un grand excès d'acide. Quand on veut obtenir l'acide pur, il faut le former artificiellement, et on y parvient en oxygénant le sucre , qui paroît être le véritable radical oxalique. On verse en conséquence sur une partie de sucre six à huit parties d'acide nitrique, et on fait chauffer à une chaleur douce ; il se produit une vive effervescence , et il se dégage une grande abondance de gaz nitreux; après quoi, en laissant reposer la liqueur, il s'y forme des

crystaux

crystaux qui sont de l'acide oxalique très-
pur. On le seche sur un papier gris pour
en séparer les dernières portions d'acide nitrique dont il pourroit être imbibé ; et pour
être encore plus sur de la pureté de l'acide,
on le dissout dans de l'eau distillée et on le
fait crystalliser une seconde fois

L'acide oxalique n'est pas le seul dont
on puisse obtenir du sucre en l'oxygénant.
La même liqueur qui a donné des crystaux
d'acide oxalique, par refroidissement, contient en outre l'acide malique, qui est un
peu plus oxygéné. Enfin, en oxygénant encore davantage le sucre, on le convertit en
acide acéteux, ou vinaigre.

L'acide oxalique, uni à une petite quantité
de soude, ou de potasse, a, comme l'acide
tartareux, la propriété d'entrer tout entier
dans un grand nombre de combinaisons sans
se décomposer : il en résulte des sels à deux
bases, qu'il a bien fallu nommer. On les a
appelé oxalate acidule de potasse, etc.

Il y a plus d'un siècle que l'acide oxalique est connu des chimistes. Duclos en
a fait mention dans les mémoires de l'académie des sciences, année 1688. Il a été décrit avec assez de soin par Boerhaave : mais
Scheele est le premier qui ait reconnu qu'il
contenoit de la potasse tout formé, et qui
ait démontré son identité avec l'acide qu'on
forme par l'oxygénation du sucre.

L'acide oxalique concret, exposé à l'air

humide reste déliquescent, mais il se dessèche plutôt à l'air sec. L'eau froide en dissout moitié de son poids.

Cet acide est dissoluble dans les acides minéraux. Il brunit l'acide sulfurique concentré ; il est décomposé par l'acide nitreux et réduit en acide carbonique. Cet acide se combine, en général, plus facilement avec les oxides métalliques qu'avec les métaux, et forme avec eux autant de sels neutres qui étoient inconnus aux anciens.

CHAPITRE XXXIII.

Acide Camphorique.

Le camphre est une espèce d'huile essentielle concrète qu'on retire par sublimation d'un laurier qui croît à la Chine et au Japon. Les Hollandais le purifient en le sublimant dans des espèces de ballons et en ajoutant une once de chaux par livre de cette substance.

Les chimistes regardent le camphre comme un principe immédiat des végétaux ; ils pensent qu'il existe dans toutes les plantes très-odorantes et qui contiennent de l'huile volatile. On en a en effet retiré des racines de canellier, de zédoaire, de thim, de romarin, de la sauge, et de plusieurs labiées, soit par la distillation, soit par décoction,

comme l'ont observé Cartheuser et Neu-
mann ; mais ce camphre est en très-petite
quantité, et il a toujours l'odeur de la plante
d'où on l'a extrait. Il paroît que ce singulier
être se trouve combiné avec les huiles volatiles de ces végétaux, puisque Geoffroy a
observé que ces dernières déposoient des aiguilles de camphre. Josse, pharmacien de
Paris, a aussi retiré de la racine d'aulnée du
véritable camphre.

Kosegarten a distillé jusqu'à huit fois de
l'acide nitrique sur du camphre, et il est
parvenu ainsi à l'oxygéner et à le convertir
en un acide très-analogue à l'acide oxalique.
Il en diffère cependant, à ce que dit Lavoisier, et c'est ce qui l'a déterminé à lui
conserver jusqu'à nouvel ordre, un nom
particulier.

Le camphre étant un radical carbono-
hydreux ou hydro-carboneux, il n'est pas
étonnant qu'en l'oxygénant il forme de l'acide
oxalique, de l'acide malique et plusieurs autres acides végétaux. Les expériences rappor-
tées par Kosegarten, ne démentent pas cette
conjecture, et la plus grande partie des phénomènes qu'il a observés dans la combinaison de cet acide avec les bases salifiables
s'observent de même dans les combinaisons
de l'acide oxalique ou de l'acide malique.
Jusqu'à ce que l'on ait des données certaines
sur cet acide on peut le regarder comme un
mélange d'acide oxalique et d'acide malique.

L'alkohol dissout parfaitement le camphre, on peut l'en précipiter par l'eau seule; cette dissolution est connue dans nos pharmacies sous le nom d'esprit-de-vin camphré, et d'eau-de-vie camphrée, lorsque l'on employe de l'eau de-vie. La dose ordinaire est de deux onces de camphre sur deux livres d'alkohol.

Le camphre ne se dissout pas dans l'eau, il lui communique cependant son odeur; il brûle à sa surface.

Les terres, les substances salino-terreuses et les alkalis n'ont aucune action sur le camphre; il faut cependant observer qu'on n'a point encore essayé les alkalis caustiques.

Les acides dissolvent le camphre, lorsqu'ils sont concentrés. L'acide sulfurique le dissout à l'aide de la chaleur. Cette dissolution est rousse. L'acide nitrique le dissout tranquillement; cette dissolution est jaune : comme elle surnage l'acide à la manière des huiles, on lui a donné le nom impropre d'huile de camphre.

L'acide muriatique, dans l'état de gaz, dissout le camphre, ainsi que le gaz acide sulfureux et le gaz acide fluorique; si l'on ajoute de l'eau le camphre s'en sépare en flocons.

Les sels neutres n'ont aucune action sur le camphre.

Les huiles fixes et volatiles dissolvent le camphre à l'aide de la chaleur. Cette expérience est due à Romieu. (Académie 1756. p. 448.)

Le camphre est un des plus puissans remèdes que possède la médecine. Appliqué sur les tumeurs inflammatoires, il les dissipe en peu de tems. On l'emploie comme anti-spasmodique et anti-septique dans les maladies contagieuses, dans la fièvre maligne et dans toutes les maladies accompagnées d'affections nerveuses et de putridité. Le camphre calme aussi les ardeurs et les douleurs des voies urinaires. On le donne trituré avec le jaune d'œufs, le sucre, les gommes, le faisant toujours entrer dans des boissons appropriées.

Acide Pyro-ligneux.

Les anciens chimistes avoient observé que la plupart des bois, et surtout ceux qui sont lourds et compactes, donnoient par la distillation à feu nud un esprit acide d'une nature particulière ; mais personne avant Goetling, ne s'étoit occupé d'en rechercher la nature. Le travail qu'il a donné à ce sujet se trouve dans le journal de Crell, année 1779. L'acide pyro-ligneux qu'on obtient par la distillation à feu nud, est de couleur brune ; il est très-chargé d'huile et de charbon ; pour l'obtenir plus pur, on le rectifie par une seconde distillation. Il paroît qu'il est à-peu-près le même, de quelque ßois qu'il ait été tiré. Morveau et Eloi Boursier de Clervaux se sont attachés à déterminer les affinités de cet acide avec les différentes bases salifiables ; et c'est dans l'ordre qu'ils leur ont assigné qu'on les présente ici. Le radical de cet acide est principalement formé d'hydrogène et de carbone.

Cet acide se combine avec la chaux, la baryte, la potasse, la soude, la magnésie, l'ammoniaque, les oxides de zinch, de manganèze, de fer, de plomb, d'étaim, de cobalt, de cuivre, de nickel, d'arsenic, de bismuth, de mercure, d'antimoine, d'argent, d'or, de platine, et l'alumine, et forme avec toutes ces substances autant de pyrolignites.

Toutes ces préparations étoient inconnues aux anciens chimistes.

Chapitre XXXIV.

Acide Pyro-tartareux.

On donne le nom de pyro-tartareux à un acide empyreumatique peu concentré qu'on retire du tartre purifié par voie de distillation. Pour l'obtenir on remplit à moitié de tartrite acidule de potasse, ou tartre en poudre, une cornue de verre ; on y adapte un récipient tubulé auquel on ajoute un tube qui s'engage sous une cloche dans l'appareil

pneumato-chimique. En graduant le feu ,
on obtient une liqueur acide empyreumatique mélée avec de l'huile : on sépare ces
deux produits au moyen d'un entonnoir, et
c'est la liqueur acide qu'on a nommée acide
pyro-tartareux. Il se dégage dans cette distillation une prodigieuse quantité de gaz
acide carbonique. L'acide pyro-tartareux
qu'on obtient, n'est pas parfaitement pur ;
il contient toujours de l'huile qu'il seroit à
souhaiter qu'on en put séparer. Quelques
auteurs ont conseillé de le rectifier ; mais
les académiciens de Dijon ont constaté que
cette opération étoit dangereuse, et qu'il y
avoit explosion.

L'acide pyro-tartareux a une odeur et
une saveur empyreumatique ; il ne rougit
pas les violettes , mais le tournesol et le
papier bleu. Il dégage avec vive effervescence l'acide carbonique de ses bases. Il
forme avec les terres et les alkalis des sels
fort différens de ceux qui constituent l'acide
tartareux : on n'a point encore examiné ces
composés salins ; on sait seulement que les
pyro-tartrites de potasse et de soude sont
dissolubles dans l'eau froide., et crystallisables ; qu'il décompose le nitrate d'argent en
y formant un précipité gris ; qu'il ne trouble que lentement le nitrate de mercure ;
qu'il ne décompose pas le muriate calcaire ,
et que les sels neutres sont décomposés par
l'acide sulfurique à la distillation.

F f 4

On ne connoit pas encore les affinités de cet acide, mais comme il a beaucoup de rapport avec l'acide pyro-muqueux , on les a supposés les mêmes.

Chapitre XXXV.

Acide Pyro-muqueux.

Les chimistes modernes désignent par le nom d'acide pyro-muqueux celui que l'on obtient des mucilages fades, sucrés, gommeux, farineux, etc. , par la distillation. Comme ces substances se boursouflent considérablement au feu, on doit laisser vide les sept huitièmes de la cornue. Cet acide est d'un jaune qui tire sur le rouge : on l'obtient moins coloré en le rectifiant par une seconde distillation. Il est principalement composé d'eau et d'une petite portion d'huile légèrement oxygénée. Quand il tombe sur les mains, il les tache en jaune, et ces taches ne s'enlèvent, qu'avec l'épiderme. La manière la plus simple de le concentrer est de l'exposer à la gelée ou bien à un froid artificiel : si on l'oxygène par l'acide nitrique, on le convertit en partie en acide oxalique et en acide malique.

C'est mal-à-propos, dit Lavoisier, qu'on a prétendu qu'il se dégage beaucoup de gaz pendant la distillation de cet acide ; il n'en passe presque point quand la distillation est conduite lentement et par un degré de feu modéré.

Cet acide combiné avec la baryte, la magnésie, la chaux, la potasse, la soude et l'ammoniaque forme des sels neutres que les chimistes modernes ont appelés pyro-mucites, dont on n'a encore que peu examiné les propriétés, mais qui diffèrent de tous les autres sels neutres connus. Il dégage avec une vive effervescence l'acide carbonique de toutes ses bases alkalines.

Morveau a déterminé les attractions chimiques de cet acide dans l'ordre suivant : la potasse, la soude, la baryte, la chaux, la magnésie, l'ammoniaque, l'alumine, les oxides de zinch, de manganèse, de fer, de plomb, d'étain, de cobalt, de cuivre, de nickel, d'arsenic, de bismuth et d'antimoine.

CHAPITRE XXXVI.

Substances animales.

On trouve dans les corps du règne animal, certaines substances qui ressemblent beaucoup par leurs propriétés générales à celles le plusieurs corps du règne végétal.

Les matières animales étant composées à-peu-près des mêmes principes que les plantes crucifères, leur distillation donne le même résultat; mais comme elles contiennent plus d'hydrogène et plus d'azote, elles fournissent plus d'huile et plus d'ammoniaque. Pour faire connoître avec quelle ponctualité cette théorie rend compte de tous les phénomènes qui ont lieu dans la distillation des matières animales, je ne citerai qu'un fait; c'est la rectification et la décomposition totale des huiles volatiles animales, appellées vulgairement huiles de Dippel. Ces huiles, lorsqu'on les obtient par une première distillation à feu nud, sont brunes, parce qu'elles contiennent un peu de charbon presque libre; mais elles deviennent blanches par la rectification. Le carbone tient si peu à ces combinaisons, qu'il s'en sépare par leur simple exposition à l'air. Si on place une huile volatile animale bien rectifiée et par conséquent blanche, limpide et transparente, sous une cloche remplie de gaz oxygène, en peu de tems le volume en gaz diminue et il est absorbé par l'huile. L'oxygène se combine avec l'hydrogène de l'huile, pour former de l'eau qui tombe au fond; en même tems la portion de charbon qui étoit combinée avec l'hydrogène, devient libre et se manifeste par sa couleur noire. C'est par cette raison que ces huiles ne se conservent blanches et claires, qu'autant qu'on les enferme dans des flacons bien bouchés, et qu'elles noircissent dès qu'elles ont le contact de l'air.

Les rectifications successives de ces mêmes huiles présentent un autre phénomène confirmatif de cette théorie. A chaque fois qu'on les distille, il reste un peu de charbon au fond de la cornue, en même-temps il se forme un peu d'eau par la combinaison de l'oxygène de l'air des vaisseaux avec l'hydrogène de l'huile. Comme ce même phénomène a lieu à chaque distillation de la même huile, il en résulte qu'au bout d'un grand nombre de rectifications successives, sur-tout si on opère à un degré de-feu un peu fort et dans des vaisseaux d'une capacité un peu grande, la totalité de l'huile se trouve décomposée, et l'on parvient à la convertir entièrement en eau et en charbon. Cette décomposition totale de l'huile par des rectifications répétées, est beaucoup plus longue et beaucoup plus difficile quand on opère avec des vaisseaux d'une petite capacité, et sur-tout à un degré de feu lent et peu supérieur à celui de l'eau bouillante.

Les acides et oxides du règne animal, sont encore plus composés que ceux du règne végétal ; il entre dans la combinaison de la plupart quatre bases acidifiables, l'hydrogène, le carbone, le phosphore et l'azote.

Les oxides du règne animal sont aussi moins connus que ceux du règne végétal, et leur nombre même est encore indéterminé. La partie rouge du sang, la lymphe, presque toutes les secrétions sont de véritables oxides : et c'est sous ce point de vue qu'il est important de les étudier.

Quant aux acides animaux, le nombre de ceux qui sont connus se borne actuellement à sept, en y comprenant l'acide phosphorique ; encore est-il probable que plusieurs de ces acides rentrent les uns dans les autres, ou au moins ne diffèrent que d'une manière peu sensible : ces acides sont, les acides, lactique, saccho-lactique, bombique, formique, sébacique, prussique et phosphorique. Il en est encore un connu sous le nom d'acide lithique ; mais comme on n'a pas encore des données certaines sur lui, on le regarde comme un sel acidule.

La connexion des principes qui constituent les acides et les oxides animaux, n'est pas plus solide que celle des acides et des oxides végétaux ; un très-léger changement dans la température suffit pour la troubler.

On peut aussi consulter un savant mémoire de Bertholet, inséré dans le journal de physique, tom. XXVIII, pag. 272, sur la nature générale des substances animales.

CHAPITRE XXXVII.

Acide Lactique et Saccho-lactique.

Le lait des animaux est une liqueur d'un blanc mat, qui résulte du mélange de trois

substances fort différentes ; savoir : le beurre, le fromage et le petit-lait. Ces trois matières sont intimément mêlées les unes avec
les autres dans le lait récent. Le petit lait est
la seule partie fluide du lait : le beurre et
le fromage qui y sont mêlés ont, l'un et l'autre, un certain degré de consistance, et ne
sont point dissolubles par la sérosité. Ces
deux matières, dont la première est de nature entièrement huileuse, et la seconde de
nature lymphatique, sont seulement interposées et suspendues dans la partie sereuse
à la faveur de leur grande division.

Le lait n'est donc qu'une véritable émulsion : le beurre en est la partie huileuse,
celle qui, par l'interposition de ses parties,
donne le blanc mat ; le fromage fait fonction d'un mucilage qui sert à tenir la partie
huileuse suspendue ; enfin, le petit-lait qui
est naturellement transparent, est la substance aqueuse qui sert d'excipient aux deux
autres. Le lait peut donc, à juste titre, être
nommé une émulsion animale.

Je ne parlerai pas ici de la composition
du petit-lait : voyez pag. 110, 1re section ; je
vais seulement dire un mot du sel qu'il contient et que l'on nomme sel ou sucre de lait.

Si l'on fait évaporer à-peu-près les trois
quarts du petit-lait clarifié, et qu'on le laisse
après cela en repos dans un lieu frais, il s'y
forme une certaine quantité de crystaux un
peu roux. Ce sel, est le vrai sel essentiel du

lait; on le nomme aussi sucre de lait, à cause de sa saveur, qui est sensiblement sucrée; mais cette couleur et cette saveur sont étrangères à ce sel; elles lui viennent de la substance extractive que contient la liqueur dans laquelle il s'est crystallisé; ainsi, en faisant bien égoutter ces crystaux, les dissolvant ensuite dans de l'eau pure, et les faisant crystalliser une seconde fois par l'évaporation et le refroidissement, on les obtient beaucoup plus blancs et moins sucrés.

Le sucre de lait bien pur, a une saveur légèrement sucrée, fade et comme terreuse: il s'en perd toujours par des dissolutions successives. Il se dissout dans trois ou quatre parties d'eau chaude : il donne à la distillation les mêmes produits que le soufre, suivant Rouelle, Vulgamoz et Scheele. Sur un charbon allumé, le sucre de lait se fond, se boursoufle, exhale une odeur de caramel et brûle comme le sucre. Ces diverses propriétés ont fait faire à Scheele plusieurs expériences : il a oxygéné ce sucre de lait. Voici son procédé : on combine premièrement le sucre de lait avec l'acide nitrique: on repasse à cet effet plusieurs fois de nouvel acide : on concentre ensuite la liqueur par évaporation; on met à crystalliser, et on obtient de l'acide oxalique : il se sépare en même-tems une poudre blanche très-fine, qui est susceptible de se combiner avec les alkalis, avec l'ammoniaque, avec les terres, même, avec quelques métaux. C'est à cet acide concret, découvert par Scheele, qu'on a donné le nom d'acide saccho-lactique. Son action sur les métaux est peu connue : on sait seulement qu'il forme avec eux des sels très-peu solubles.

Les combinaisons de l'acide saccho-lactique, avec les bases salifiables, s'appellent sacchölactes.

Pour obtenir l'acide lactique, on fait réduire par évaporation du petit-lait, au huitième de son volume ; on filtre pour bien séparer toute la partie gaseuze ; on ajoute de la chaux, qui s'empare de l'acide dont il est question et qu'on en dégage ensuite par l'addition de l'acide oxalique. On sait en effet que ce dernier acide forme avec la chaux un sel insoluble. Après que l'oxalate de chaux a été séparé par décantation, on évapore la liqueur jusqu'à consistance de miel : on ajoute de l'alkohol qui dissout l'acide, et on filtre pour en séparer le sucre de lait et les autres substances étrangères ; il ne reste plus ensuite, pour avoir l'acide lactique seul, que de chasser l'alkohol par évaporation ou par distillation.

Cet acide s'unit avec presque toutes les bases salifiables, et forme avec elles des sels incrystallisables. Il paroît se rapprocher, à beaucoup d'égards, de l'acide acéteux.

Nous avons dit ci-dessus que le lait résultoit de trois substances, le petit-lait, le fromage et le beurre. Si l'on veut obtenir le fromage du lait, il faut après avoir bien écrémé le lait récent d'un animal en santé, le faire cailler promptement par de la présure, l'égoutter exactement de tout son petit-lait, et le laver ensuite, à plusieurs reprises, d'eau, beaucoup d'eau très-pure.

Si on le soumet à la distillation à une chaleur graduée, on n'en obtient d'abord, au degré de chaleur qui n'excède point celui de l'eau bouillante, que du flegme, qui a une légère odeur de lait ou de fromage, et qui ne donne aucune marque d'acidité ni d'alkalinité : en poussant la chaleur plus fort, on fait monter un esprit huileux et salin; communément la partie saline de cet esprit est de l'ammoniaque. Il vient ensuite une assez petite quantité d'huile empyreumatique d'abord fluide, et ensuite de plus en plus épaisse et fétide. Il monte aussi dans cette distillation de l'alkali volatil concret; et enfin lorsque la cornue étant bien rouge, il ne monte plus rien, il y reste une matière charbonneuse très-abondante, très-difficile à incinérer.

Rouelle a trouvé beaucoup d'analogie entre le fromage et la matière glutineuse de la farine.

D'après Fourcroy, le fromage se pourrit à une température chaude; il se gonfle, répand une odeur infecte, prend une demi-fluidité, se couvre d'une écume due au dégagement

gagement d'un gaz très-odorant et très méphitique qui s'échappe difficilement de cette matière visqueuse.

Le fromage est indissoluble dans l'eau froide, la chaude le durcit.

Les alkalis le disolvent. J'ai fait à ce sujet des expériences que l'on trouvera dans un mémoire inséré au *Journal de physique*, *t. XXXVII, p.* 72. Celle qui m'a le mieux réussi est de faire tourner le lait par le fluide électrique, et de le remettre dans son état naturel par le moyen d'un alkali en liqueur préparé *ad hoc*. Ce lait est aussi doux, aussi blanc et aussi crémeux que s'il sortoit de l'animal. Si l'on veut ensuite le faire coaguler de nouveau il faut y ajouter six fois autant d'acide, ou de fluide électrique qu'il en auroit fallu avant l'expérience.

Les acides concentrés dissolvent aussi le fromage ; l'acide nitrique en dégage du gaz azotique ; les acides végétaux ne le dissolvent pas sensiblement ; sa dissolution dans les acides minéraux est précipitée par les alkalis qui le redissolvent ; si l'on en met une trop grande quantité, les sels neutres et spécialement le muriate de soude, retardent sa putréfaction. L'alkohol le coagule.

Le beurre est la partie grasse, huileuse, et inflammable du lait. Cette espèce d'huile est distribuée naturellement dans toute la substance du lait, en molécules très-petites, qui sont interposées entre les parties caseuses et séreuses de cette liqueur, entre lesquelles elles se tiennent suspendues à l'aide d'une très-légère adhérence, mais sans être dissoutes. Cette huile est dans le même état où est celle des émulsions : c'est par cette raison que les parties butyreuses contribuent à donner au lait le même blanc mat qu'ont les émulsions, et que par le repos, ces mêmes parties se séparent du reste de la liqueur et viennent se rassembler à sa surface où elles forment une crême.

Le beurre recent et qui n'a éprouvé aucune altération n'a presque point d'odeur; sa saveur est très-douce et agréable : il se fond à une chaleur très-foible, et ne laisse échapper aucun de ses principes au degré de l'eau bouillante. La consistance demi-ferme qu'a le beurre est due, comme celle de toutes les autres matières huileuses concrètes, à une quantité assez considérable d'acide, qui est uni dans ce composé à la partie huileuse. Mais cet acide est si bien combiné qu'il n'est aucunement sensible lorsque le beurre est recent.

Le feu dégage cet acide. Si l'on expose du beurre à un degré de chaleur assez fort pour le faire fumer, il s'en exhale des vapeurs d'une âcreté insupportable ; ce développement d'acide arrive journellement dans nos cuisines lorsque l'on fait des roux ; ce qui rend les alimens mal-sains et difficiles à digérer.

Distillé au bain-marie, il donne un phlegme presqu'insipide. A la cornue, il fournit un acide d'une odeur très-piquante et très-forte, d'abord une huile fluide, ensuite une huile concrète colorée, de la même odeur piquante que l'acide. En rectifiant ces produits, on rend l'huile fluide, et aussi volatile que les huiles essentielles. Le charbon qui reste est peu abondant.

Le lait est beaucoup employé dans les alimens et dans la médecine; il est adoucissant, incrassant, rafraichissant, cicatrisant; il convient dans l'âcreté des humeurs, telles que les dartres, les érysipeles, la phtysie.

Chapitre XXXVIII.

Acide Sébacique.

La graisse est une substance huileuse concrète, qui se dépose en différentes parties du corps des animaux.

Nous avons déja vû section Ire, article de la préparation des médicamens simples, la manière d'obtenir la graisse bien pure: nous allons ici en examiner les produits.

Si l'on soumet la graisse à la distillation à un degré de chaleur supérieur à celui de l'eau bouillante, ce qui doit se faire dans une cornue et à feu nud, il en sort d'abord un phlegme acide , et une petite portion d'huile qui reste fluide : à mesure que la distillation continue, l'acide qui monte devient de plus en plus fort, et l'huile de moins en moins fluide ; de sorte même qu'elle se refige dans le récipient. Il ne monte aucun autre principe pendant toute cette distillation ; et enfin la cornue étant rouge, il n'y reste qu'une quantité infiniment petite de charbon du genre de ceux qui ne se brûlent qu'avec la plus grande difficulté.

Si l'on soumet à une seconde distillation l'huile figée qui se trouve dans le récipient, on en retire encore une nouvelle quantité d'acide et d'huile qui ne se fige plus ; en réitérant ainsi ces distillations, on atténue de plus en plus l'huile de la graisse ; à mesure qu'on lui enlève de son acide, elle acquiert une odeur de plus en plus pénétrante, et on peut, à force de la distiller ainsi, l'amener au point d'avoir autant de volatilité que les huiles essentielles, et de s'élever au degré de chaleur de l'eau bouillante.

On voit par ces propriétés de la graisse, qu'elle est une huile douce, concrète, non-volatile, absolument analogue au beurre de lait et à la cire, et qu'elle ne doit sa consistance, de même que ces matières, qu'à un acide qui lui est si intimement uni, qu'on ne peut l'en séparer que successivement et par des distillations réitérées.

Veut-on retirer l'acide sébacique de la

graisse, on prend à cet effet du suif qu'on fait fondre dans un poëlon de fer ; on y jette de la chaux vive pulvérisée, et on remue continuellement. La vapeur qui s'élève du mélange est très-piquante, et on doit tenir les vaisseaux élévés afin d'éviter de la respirer. Sur la fin on hausse le feu. L'acide sébacique dans cette opération se porte sur la chaux et forme du sébate calcaire, espèce de sel peu soluble : pour le séparer des parties grasses dont il est empâté, on fait bouillir à grande eau la masse ; le sébate calcaire se dissout, le suif se fond et surnage. On sépare ensuite le sel en faisant évaporer l'eau ; on le calcine à une chaleur modérée ; on redissout, on fait crystalliser de nouveau et on parvient à l'avoir pur.

Pour obtenir de l'acide libre, on verse de l'acide sulfurique sur le sébate de chaux ainsi purifié, et on distille ; l'acide sébacique passe clair dans le récipient.

Cet acide existe dans le beurre de cacao, le blanc de baleine, et vraisemblablement dans toutes les huiles fixes végétales.

Les propriétés qui le caractérisent sont :

1°. D'être blanc, liquide, d'une odeur très-vive.

2°. D'exhaler des fumées blanches.

3°. De se décomposer par le feu, de jaunir et de donner de l'acide carbonique.

4°. De rougir les couleurs bleues végétales.

5°. De s'unir en toutes proportions à l'eau.

6°. De former avec la chaux un sel crystallisable, et avec la potasse et la soude des sels qui crystallisent en aiguilles, et qui sont fixes au feu.

7°. De dissoudre l'or lorsqu'on l'unit avec l'acide nitrique.

8°. D'attaquer le mercure et l'argent.

9°. De précipiter le nitrate et l'acétite de plomb.

10°. De décomposer le tartrite de potasse, en précipitant l'acidule tartareux ou la créme de tartre ; il décompose aussi les acétites alkalins. Chauffé fortement avec les sels sulfuriques, il en sépare l'acide dans l'état sulfureux ; il précipite les nitrates de mercure et d'argent.

Les acides minéraux concentrés altèrent et brûlent la graisse. L'acide sulfurique la brunit, le nitrique la jaunit et lui donne une couleur de citron.

Le soufre s'unit facilement à la graisse, et il forme avec elle une combinaison qui n'a point encore été bien examinée.

La graisse est susceptible de dissoudre certains métaux ; elle s'allie avec le mercure dans la préparation connue sous le nom de pommade mercurielle. Voyez section Ire, chapitre 53.

Le plomb, le cuivre et le fer sont les trois métaux les plus altérables par la graisse. Les oxides de ces métaux s'y combinent de même très-facilement : aussi est-ce pour cela qu'il est dangereux de laisser séjourner des alimens préparés avec de la graisse dans des vaisseaux de cuivre.

Dans les combinaisons de la graisse avec les oxides des métaux , on observe que ceux-ci passent facilement à l'état métallique lorsqu'elles sont aidées par la chaleur : ce phénomène est dû au gaz hydrogène dégagé de la graisse , qui s'unit à l'oxygène de ces oxides.

La plupart des matières végétales sont susceptibles de s'unir à la graisse ; les extraits et mucilages lui donnent une sorte de solubilité dans l'eau , ou au moins favorisent sa suspension dans ce fluide. Elle se combine en toutes proportions avec les huiles, et elle leur communique une partie de sa consistance.

La qualité émolliente est commune à toutes les graisses ; elles relâchent les parties auxquelles on les applique , et elles empêchent la transpiration : ces propriétés ainsi que leurs effets appartiennent à toutes les graisses en général, mais dans un degré plus ou moins grand.

CHAPITRE XXXIX.

Acide Formique.

L'acide formique a été connu dès le siècle dernier. Fisher est le premier qui l'ait obtenu en distillant des fourmis. Margraff a suivi ce même objet dans un mémoire qu'il a publié en 1749, et Ardwisson et Ochren, dans une dissertation qu'ils ont publié à Leipsic en 1777.

L'acide formique se tire d'une grosse espèce de fourmi rousse, qui habite les bois et qui y forme de grandes fourmillières.

Si c'est par distillation qu'on veut opérer, on introduit les fourmis dans une cornue de verre ou dans une cucurbite garnie de son chapiteau. On distille à une chaleur douce, et on trouve l'acide formique dans le récipient : on en tire environ moitié du poids des fourmis.

Lorsqu'on veut procéder par voie de lixivation, on lave les fourmis à l'eau froide, on les étend sur un linge, et on y passe de l'eau bouillante qui se charge de la partie acide ; on peut même exprimer légèrement ces insectes dans le linge, et l'acide en est plus fort. Pour l'obtenir pur et concentré, on le rectifie et on en sépare le phlegme par la gélée.

Cet acide affecte le nez et les yeux d'une manière qui n'est pas désagréable ; lorsqu'il est pur il a un goût piquant et brûlant, et flatte le palais lorsqu'il est étendu d'eau.

Si on le fait bouillir avec l'acide sulfurique, il noircit, et dès que le mélange s'échauffe, il donne des vapeurs blanches piquantes. Si on le porte à l'ébullition, il s'en élève un gaz qui s'unit difficilement à l'eau distillée et à l'eau de chaux. On croit que l'acide formique se décompose dans cette opération, car on le retire en moins grande quantité.

Si on distille dessus de l'acide nitrique, il le détruit ; alors il s'en élève un gaz qui trouble l'eau et qui se dissout très-difficilement dans l'eau.

L'acide muriatique ne fait que se mêler à lui ; mais s'il est oxygéné, il se décompose de suite.

Uni aux bases salifiables, ils forme avec elles autant de formiates.

CHAPITRE XL.

Acide Bombique.

Lorsque le ver-à-soie se change en crysalide, ses humeurs paroissent prendre un caractère d'acidité ; il laisse même échapper, au moment où il se transforme en papillon, une liqueur rousse très-acide, qui rougit le papier bleu, et qui a fixé l'attention de Chaussier, membre de la ci-devant académie de Dijon. Après plusieurs tentatives, pour obtenir cet acide pur, voici le procédé auquel il a cru devoir s'arrêter.

On fait infuser des crysalides de vers-à-soie dans de l'alkohol : ce dissolvant se charge de l'acide, sans attaquer les parties muqueuses ou gommeuses ; et en faisant évaporer l'alkohol, on a l'acide bombique assez pur. On n'a pas encore déterminé avec précision les propriétés et les affinités de cet acide. Il y a apparence que la famille des insectes en fourniroit beaucoup d'analogues. Son radical, ainsi que celui de tous les acides du règne animal, paroît être composé de carbone, d'hydrogène, d'azote et peut-être de phosphore.

Cet acide combiné avec toutes les substances salifiables, produit des sels neutres à qui on a donné le nom de bombiates.

Les affinités de cet acide, avec les diverses bases, sont determinées dans l'ordre suivant : alumine, ammoniaque, les oxides d'antimoine, d'argent et d'arsenic, la baryte, l'oxide de bismuth, la chaux, les oxides de cobalt, de cuivre, d'étain, de fer, de manganèze, la magnésié, les oxides, de mercure, de nickel, d'or, de platine, de plomb, la potasse, la soude, l'oxide de zinch.

Toutes ces combinaisons ont été inconnues aux anciens chimistes.

Chapitre XLI.

Acide Lithique.

Le calcul de la vessie, d'après les dernières expériences de Bergmann et de Scheele, paroîtroit être une espèce de sel concret à base terreuse, légèrement acide, qui demande une grande quantité d'eau pour être dissout. Mille grains d'eau bouillante en dissolvent à peine trois grains, et la majeure partie recrystallise par le refroidissement. C'est cet acide concret auquel Morveau a donné le nom d'acide lithiasique, et que nous nommons acide lithique. La nature et les propriétés de cet acide sont encore peu connues. Il y a quelqu'apparence que c'est un sel acidule déja combiné à une base, et plusieurs raisons portent différens chimistes à croire que c'est un phosphate acidule de chaux. Si cette présomption se confirme, il faudra le rayer de la classe des acides particuliers.

L'acide sulfurique concentré dissout le calcul à l'aide de la chaleur, et passe à l'état d'acide sulfureux; l'acide muriatique ne l'attaque point; l'acide nitrique le dissout complètement; il se dégage du gaz nitreux et de l'acide carbonique pendant son action; cette dissolution est rouge; elle tient un acide libre ; elle teint la peau et tous les tissus organiques en rouge ; on n'y trouve point de trace d'acide sulfurique par les sels barytiques solubles, ni de chaux par l'acide oxalique ; l'eau de chaux y forme un précipité soluble sans effervescence dans les acides. Les alkalis caustiques dissolvent le calcul, suivant Scheele.

Les propriétés de l'acide lithique, sont d'être concret et crystallin : d'être peu dissoluble dans l'eau froide et plus dans l'eau chaude ; d'être dissoluble par l'acide nitrique dont il absorbe une partie de l'oxygène, et de former alors une masse rouge déliquescente, colorant beaucoup de corps ; de s'unir aux terres, aux oxides métalliques, et de former des sels neutres particuliers, à qui on a donné le nom de lithiates ammoniacal, calcaire, de potasse, de soude, de cuivre, etc. : de préférer dans ses attractions les alkalis aux terres ; enfin, de céder ces bases aux acides les plus foibles et même à l'acide carbonique, ce qui est la cause de l'indissolubilité du calcul dans les carbonates alkalins : ce dernier caractère est particulier à cet acide.

CHAPITRE XLII.

De l'Urine.

L'urine est une liqueur excrémenteuse, transparente, d'un jaune citron, d'une odeur particulière, d'une saveur saline, séparée du sang par deux viscères glanduleux qu'on appelle reins, et portée de ces organes dans un reservoir que l'on connoît sous le nom de vessie.

L'urine des hommes et des animaux sains n'est qu'une espèce de lessive de différentes matières salines qui ne peuvent entrer dans la composition du corps de l'animal. Elle contient encore une sorte de matière savonneuse extractive, très-susceptible de putréfaction.

Exposé à l'air, l'urine s'altère d'autant plus promptement que l'atmosphère est plus chaude : il s'y forme d'abord, par le simple refroidissement, des dépôts ; il se crystallise à sa surface et forme au fond plusieurs matières salines et souvent un sel rougeâtre, qui paroît être de la nature du calcul de la vessie. Bientôt après son refroidissement, son odeur s'altère, s'exalte et passe à l'ammoniaque. Sa partie colorante change, et se sépare du reste de la liqueur.

La chaux vive et les alkalis fixes secs, décomposent sur-le-champ les principes salins contenus dans l'urine.

Les acides n'ont aucune action sur l'urine fraiche ; mais ils détruisent promptement l'odeur de l'urine pourrie et celle des dépôts qu'elle forme dans cet état.

L'urine décompose plusieurs dissolutions métalliques. Lemery a indiqué sous le nom de précipité rose, un magma d'une couleur rosacée, qui se forme lorsqu'on verse de la dissolution nitrique de mercure dans l'urine. Ce précipité est en partie formé par l'acide muriatique et en partie par l'acide phosphorique contenu dans ce fluide.

Brongniart a observé que quelquefois cette préparation s'allume par le froittement, et brûle avec rapidité sur les charbons ardens, ce qu'il attribue à un peu de phosphore.

Lorsque l'urine humaine est toute nouvelle et qu'elle provient d'un sujet en bonne santé, elle est transparente, et comme je viens de le dire ci-dessus, d'un jaune un peu citroné ; elle ne rougit ni ne verdit le syrop violat ; mais cette liqueur est on ne peut pas plus susceptible d'éprouver et de montrer des changemens dans ces différentes qualités, dès qu'il y a la moindre altération dans l'économie animale, et sur-tout dans les organes qui servent à la digestion. Aussi les médecins doivent-ils toujours avoir l'attention d'observer les urines de leurs malades : ils ne peuvent qu'en tirer de grandes lumières pour se guider dans leur pratique.

Que l'on ne croie pas pourtant que de l'observation des urines on puisse tirer des secours certains ; ce seroit une erreur bien grande et en même tems bien dangereuse, de croire comme ces charlatans aussi ignorans que fripons, que l'on puisse, par la seule inspection de l'urine et par quelques épreuves qu'ils sont incapables d'entendre et de choisir comme il faut, reconnoître les maladies qui affligent l'humanité.

Les qualités de l'urine sont sujettes à varier assez considérablement. Par exemple, l'urine est quelquefois beaucoup plus, quelquefois beaucoup moins abondante ; et l'on a remarqué que ces différences dépendent souvent de la transpiration et de la sueur plus ou moins grandes, parce que ces humeurs tiennent beaucoup de la nature de l'urine. Ordinairement quand l'urine est peu abondante, elle est plus colorée, et réciproquement moins colorée quand elle est plus abondante.

Les personnes sujettes aux spasmes hystériques et mélancoliques rendent souvent dans leurs paroxismes une quantité considérable d'urine presque purement séreuse, sans odeur, sans couleur, claire et blanche comme de l'eau : cette sorte d'urine se nomme urine crue. Mais il arrive aussi à ces mêmes tempéramens, dans une disposition de corps différente, de rendre très-peu d'urine, fort colorée, et sujette à se troubler aussitôt qu'elle est froide.

Certaines substances, comme on sait, prises intérieurement, comme les asperges, la térébenthine et autres, communiquent promptement beaucoup d'odeur à l'urine, même dans l'état d'une parfaite santé.

Un autre fait est, que les personnes sujettes aux douleurs de tête, et dont la digestion est difficile, rendent des urines dans lesquelles on reconnoît l'odeur de la substance qu'elles ont prise, comme le café, l'oignon, fruit, légume. L'urine de ces personnes a toujours un caractère habituel d'acidité, et rougit les substances végétales.

Si l'on soumet de l'urine très-fraiche et d'un homme sain, à la distillation dans les vaisseaux clos, on n'en retire au degré de chaleur qui n'excède pas celui de l'eau bouillante, qu'un pur phlegme d'une odeur seulement un peu fade ; ce phlegme fait la très-grande partie de l'urine : il va aux sept huitièmes et même beaucoup plus de l'urine ; mais cette proportion est variable.

Comme ce n'est que du phlegme qui se sépare, il vaut mieux pour accélérer l'opération, lorsqu'on veut faire l'analyse de l'urine, la faire évaporer à feu nud. A mesure qu'elle s'évapore, l'urine prend une couleur brune ; il s'en sépare une matière pulvérulente, qui a l'apparence terreuse, que l'on a prise pour du sulfate calcaire, mais qui est un mélange de phosphate calcaire et d'acide lithique. Ce sel est de la même nature que la base des os, et la matière du calcul de la vessie. Lorsque l'urine a acquis la consistance d'un sy-

rop

rop clair, on la filtre, on la met dans un lieu frais ; il s'y dépose au bout de quelque tems des crystaux salins, qui sont composés de muriate de soude et de deux substances salines particulières. On connoit ces derniers sels sous le nom de sels fusibles, sels natifs de l'urine, phosphates alkalins.

Après qu'on a retiré les différens sels neutres contenus dans l'urine, il ne reste presque plus que la matière brune, savonneuse, extractive, qui forme comme une espèce d'eau-mère. Cette matière fournit à feu nud et gradué, beaucoup d'ammoniaque tant fluide que concret, avec de l'huile animale très-fétide : à la dernière violence du feu, on retire aussi un peu de phosphore, et de son résidu charbonneux un peu de sel commun. Ce phosphore est produit par un peu de sel fusible, qui n'a pu être séparé entièrement par la crystallisation : il en est de même de la portion du sel commun demeuré dans ce résidu charbonneux.

Rouelle a découvert par l'examen plus particulier qu'il a fait de l'extrait d'urine, que cette matière contient deux substances, peu différentes, à la vérité, par les principes qu'elles fournissent dans l'analyse à feu nud ; mais dont l'une a un caractère savonneux, en ce qu'elle se dissout facilement et abondamment dans l'alkohol ; tandis que l'autre ne s'y dissout point de même, ou s'en sépare promptement : il donne à la pre-

mière le nom de matière savonneuse, et à
la seconde celui de matière extractive, parce
que par sa dissolubilité dans l'eau et son
indissolubilité dans l'alkohol, elle ressemble
aux extraits gommeux et mucillagineux des
végétaux. L'alkohol est en conséquence un
dissolvant propre à séparer ces deux matières l'une de l'autre, et Rouelle s'en est servi
pour cela avec avantage.

La substance savonneuse séparée de toutes
les autres matières, est d'une nature saline et
susceptible de crystallisation ; elle est assez difficile à secher au bain-marie, pour
être portée à un certain point de solidité.
Elle attire assez puissamment l'humidité de
l'air et se liquifie lorsqu'elle est solide. Elle
donne à la cornue plus de la moitié de son
poids de carbonate ammoniacal, peu d'huile
et de muriate ammoniacal ; son résidu verdit
le syrop de violettes.

Si, au lieu de séparer par l'alkohol cet
extrait d'urine en deux matières distinctes,
on le distille en entier à feu nud, il fournit
beaucoup de carbonate ammoniacal, une
huile animale très-fétide, du muriate ammoniacal, et un peu de phosphore. Son charbon contient un peu de muriate de soude.
Cette analyse de l'urine indique donc que
ce fluide est formé d'une grande quantité
d'eau, d'acide phosphorique et d'acide lithique libres, de muriate de soude, de phosphates calcaires, de soude et ammoniacal,

et de deux matières extractives particulières qui donnent la couleur à ce fluide.

CHAPITRE XLIII.

Du Phosphore et des Acides phosphoreux et phosphoriques.

On donne, en général, le nom de phosphore à toutes les substances capables dè répandre de la lumière dans les ténèbres.

Le phosphore est une substance combustible simple, dont l'existence avoit échappée aux recherches des anciens chimistes. C'est en 1667 que la découverte en fut faite par Brandt, qui fit mystère de son procédé. Bientôt après, Kunckel découvrit le secret de Brandt; il le publia, et le nom de phosphore de Kunckel lui a été conservé jusqu'à nos jours. C'est de l'urine seule qu'on tiroit le phosphore : quoique la méthode de le préparer eut été décrite dans plusieurs ouvrages et notamment par Homberg. Ce fut une puissance étrangère qui pendant long-tems en a été en possession. On le fit pour la première fois en 1737, au jardin des Plantes. Maintenant on le tire d'une manière plus commode, et sur-tout plus économique, des os des animaux, qui sont un véritable phosphate calcaire. Le procédé le plus simple, d'après Lavoisier , consiste à calciner des os d'animaux adultes , jusqu'à ce qu'ils soient presque blancs. On les pile et on les passe au tamis de soie ; on verse ensuite dessus de l'acide sulfurique étendu d'eau , mais en quantité moindre qu'il n'en faut pour dissoudre la totalité des os. Cet acide s'unit à la terre des os pour former du sulfate de chaux: en même tems l'acide phosphorique est dégagé et reste libre dans la liqueur. On décante alors , on lave le résidu , et on réunit l'eau du lavage à la liqueur décantée ; on fait évaporer , afin de séparer du sulfate de chaux qui se crystallise en filets soyeux , et on finit par obtenir l'acide phosphorique sous forme d'un verre blanc et transparent qui réduit en poudre et mélé avec un tiers de son poids de charbon , donne de bon phosphore. L'acide phosphorique qu'on obtient par ce procédé , n'est jamais aussi pur que celui qu'on retire du phosphore , soit par la combustion , soit par l'acide nitrique.

Lorsque le phosphore est bien pur, il est transparent , d'une consistance semblable à celle de la cire. Il se crystallise en lames brillantes , et comme micacées par le refroidissement. Il se fond dans l'eau chaude bien avant même que ce fluide soit bouillant. Il est très-volatil , et il monte en un fluide épais à une douce chaleur. S'il est en contact avec l'air , il exhale une fumée de toute sa surface ; cette vapeur qui répand une forte odeur d'ail, paroît blanche dans le jour, et elle est très-lumineuse dans l'obscurité.

Le phospore se rencontre dans presque toutes les substances animales et dans quelques plantes qui ont, d'après l'analyse chimique, un caractère animal. Il y est ordinairement combiné avec le carbone, l'azote et l'hydrogène, et il en résulte des radicaux très-composés. Ces radicaux sont communément portés à l'état d'oxide par une portion d'oxygène. La découverte qu'Hassenfratz a faite de cette substance dans le charbon de bois, feroit soupçonner qu'il est plus commun qu'on ne pense dans le règne végétal.

De toutes les combinaisons du phosphore avec les substances simples, on ne connoît encore que le phosphore de fer, auquel on a donné le nom très-impropre de sidérite ; encore est il très incertain si le phosphore est oxygéné ou non oxygéné dans cette combinaison.

Veut-on obtenir l'acide phosphorique, on prend du phosphore en nature et on le fait brûler sous des cloches de verre, dont on a humecté l'intérieur en y promenant de l'eau distillée. Il absorbe dans cette opération deux fois et demie son poids d'oxygène. On peut obtenir cet acide concret en faisant cette même combustion sur du mercure, au lieu de la faire sur de l'eau : il se présente alors dans l'état de flocons blancs qui attirent l'humidité de l'air avec une prodigieuse activité.

Pour avoir ce même acide dans l'état d'acide phosphoreux, c'est-à-dire, moins oxygéné, il faut abandonner le phosphore à une combustion extrêmement lente, et le laisser tomber en quelque façon en déliquium à l'air, dans un entonnoir placé sur un flacon de crystal. Au bout de quelques jours on trouve le phosphore oxygéné ; l'acide phosphoreux, à mesure qu'il s'est formé, s'est emparé d'une portion d'humidité de l'air, et a coulé dans le flacon. L'acide phosphoreux se convertit au surplus fort aisément en acide phosphorique par une simple exposition à l'air long-tems continuée. Comme le phosphore a une assez grande affinité avec l'oxygène pour l'enlever à l'acide nitrique et l'acide muriatique oxygéné, il en résulte encore un moyen simple et peu dispendieux d'obtenir l'acide phosphorique.

Lorsqu'on veut opérer par l'acide nitrique, on prend une cornue tubulée bouchée avec un bouchon de crystal ; on l'emplit à moitié d'acide nitrique concentré ; on fait chauffer légèrement, puis on introduit par la tubulure de petits morceaux de phosphore. Ils se dissolvent avec effervescence ; en même tems le gaz nitreux s'échappe sous la forme de vapeur rutilante. On continue ainsi d'ajouter du phosphore jusqu'à ce qu'il refuse de se dissoudre. On pousse alors le feu un peu plus fort pour chasser les dernières portions d'acide nitrique, et on trouve l'acide phosphorique dans la cornue, en partie sous forme concrète et en partie sous forme liquide.

On n'a point encore examiné toutes les propriétés distinctives de l'acide phosphoreux ; mais ce qu'on en sait suffit pour caractériser la différence qui existe entre cet acide et l'acide phosphorique. Sage, dans les Mémoires de l'Académie, année 1777, a fait connoître quelques-unes des propriétés caractéristiques de l'acide phosphoreux. Suivant ce chimiste, le sel qui résulte de l'acide obtenu par le déliquium du phosphore uni à la potasse, ou phosphite de potasse, n'est pas déliquescent ; le phosphite de soude est aussi crystallisable et non déliquescent ; le phosphite ammoniacal attire, au contraire, l'humidité de l'air.

Quant à l'acide phosphorique, lorsqu'il est concentré, il attire très-promptement l'humidité de l'air ; il s'unit à l'eau avec chaleur ; il se combine à un grand nombre de substances, telles que la chaux, la baryte, la magnésie, la potasse, la soude, l'ammoniaque, l'alumine, les oxides de zinch, de fer, de manganèse, de cobalt, de nickel, de plomb, d'étain, de cuivre, de bismuth, d'antimoine, d'arsenic, de mercure, d'argent, d'or et de platine. Il forme avec elles autant de sels neutres, à qui on a donné le nom de phosphates ; et ceux qui proviennent de la combinaison de l'acide phosphoreux avec les bases salifiables que je viens d'énoncer, se nomment phosphites.

L'existence des phosphites métalliques n'est pas encore absolument certaine, elle suppose que les métaux sont susceptibles de se dissoudre dans l'acide phosphorique, à différens degrés d'oxygénation, ce qui n'est pas encore prouvé.

On ne connoit ces sortes de sels que depuis très peu de tems.

Chapitre XLIV.

Acide Prussique.

L'acide prussique se retire du bleu de Prusse.

Le fer dissout par l'acide prussique forme le bleu de Prusse ou prussiate de fer.

Stahl rapporte dans ses expériences, comment se fit la découverte de ce bleu ; il dit qu'un fabricant de couleurs nommé Dusbach, qui faisoit une lacque de cochenille, en mélant la décoction de cet ingrédient avec de l'alun et un peu de sulfate de fer, et la précipitant ensuite avec un alkali fixe, manquant un jour d'alkali, emprunta à Dippel, dans le laboratoire duquel il travailloit, du sel de tartre, sur lequel ce chimiste avoit distillé plusieurs fois de son huile animale, et que la lacque qui fut précipitée par cet alkali, au lieu d'être rouge, fut d'un très-beau bleu. Dippel, à qui il fit part de ce phénomène, reconnut qu'il étoit dû à la nature de son alkali, et entreprit de produire le même effet en donnant la même qualité à d'autres alkalis, mais par un procédé plus simple ; les épreuves qu'il fit lui réussirent, et dès-lors la découverte du bleu de Berlin fut constatée.

Ce bleu, qu'on nommoit bleu de Prusse ou de Berlin, du nom du pays d'où on le tiroit, fut annoncé pour la première fois en 1710, dans les Mémoires de l'Académie de Berlin, mais sans aucune description du procédé par lequel on pouvoit le faire.

Plusieurs chimistes travaillèrent à le découvrir : il le fut en effet, et, en 1724, Woodward, de la société de Londres, le publia dans les Transactions philosophiques. Voici le procédé :

Alkalisez ensemble quatre onces de nitre, avec autant de tartre, mêlez cet alkali avec quatre onces de sang de bœuf desseché : mettez le tout dans un creuset couvert d'un couvercle, et calcinez à un feu modéré, jusqu'à ce que le sang soit réduit en charbon parfait ; jettez dans deux pintes d'eau la matière du creuset, décantez cette première eau et passez-en de nouvelle, jusqu'à ce qu'elle devienne presqu'insipide : mêlez ensemble ces eaux et faites les réduire par l'ébullition, à-peu-près à deux pintes. D'un autre côté, dissolvez deux onces de sulfate de fer et huit onces de sulfate d'alumine dans deux pintes d'eau bouillante ; mêlez cette dissolution avec la lessive précédente : les liqueurs se troublent, deviennent d'une couleur verte, plus ou moins bleue, et il s'y forme un précipité de la même couleur : filtrez pour séparer ce dépôt, et versez dessus de l'acide muriatique. Cet acide fait prendre aussi tôt un très-beau bleu à la substance.

Les chimistes se sont beaucoup exercés à développer la théorie de cette opération : il y a plusieurs sentimens sur le bleu de Prusse.

John Brown pense que ce bleu est la partie bitumineuse ou phlogistique du fer, développée par la lessive du sang et transportée sur la terre de l'alun. Geoffroy a adopté ce même sentiment.

L'abbé Menou, dit que le bleu de Prusse est le fer séparé de toute matière saline par le phlogistique de l'alkali et précipité sous sa couleur naturelle.

Macquer regarde le bleu de Prusse comme du fer surchargé de phlogistique, et qu'il n'étoit soluble en aucune manière dans les acides, que les alkalis pouvoient en dissoudre la matière colorante, et s'en saturer au point de ne plus faire effervescence.

Sage avança que le fer y étoit saturé par l'acide phosphorique ; Bergmann y soupçonna l'existence de quelque acide animal, et Scheele nous a réalisé ces soupçons.

Il a prouvé que la lessive de sang exposée à l'air y perdoit la propriété de précipiter le fer en bleu, et il a fait voir que cela tenoit à l'acide carbonique de l'atmosphère, qui en dégageoit la partie colorante. 1°. Si l'on ajoute un peu de sulfate de fer à cette lessive, elle ne sera plus altérée par son séjour dans l'acide carbonique ; 2°. si l'on fait bouillir cette lessive sur un oxide de fer, elle n'éprouvera aucun changement dans l'acide carbonique. Le fer a donc la propriété de fixer et de retenir le principe colorant ; mais il faut que le fer ne soit pas à l'état d'oxide.

Le bleu de Prusse, traité à la distillation avec l'acide sulfurique, laisse échaper une liqueur qui tient l'acide prussique en dissolution, et on peut le précipiter sur le fer.

Chaptal dit que le bleu de Prusse distillé lui a donné par once 1 gros 24 grains d'ammoniaque, 36 grains de carbonate d'ammoniaque, 4 gros 12 grains d'oxide de fer ou alumine, et 164 pouces de de gaz hydrogène brûlant avec une flamme bleue.

Pour obtenir l'acide prussique, on met dans une cucurbite de verre deux onces de bleu de Prusse pulverisé, une once de précipité rouge et six onces d'eau : on fait bouillir ce mélange pendant quelques minutes en le remuant continuellement ; il prend alors une couleur jaune, tirant au vert ; on filtre et on jette sur le résidu deux onces d'eau bouillante : cette liqueur est un prussiate de mercure, qui ne peut être décomposé ni par les alkalis ni par les acides : on verse cette dissolution dans un flacon, dans lequel on a mis une once de limaille de fer récente : on y ajoute trois gros d'acide sulfurique concentré, et on agite fortement, pendant quelques minutes ; le mélange devient tout noir par la réduction du mercure, la liqueur a perdu sa saveur mercurielle et manifeste celle de la lessive colorante ; après avoir laissé reposer on la décante, on la met dans une cornue et on la distille à feu doux : le principe colorant passe le premier comme plus volatil que l'eau ; on arrête l'opération lorsqu'il a passé le quart de la liqueur. Comme la liqueur qui passe contient un peu d'acide sulfurique, on l'en débarrasse en redistillant à un feu très-doux sur de la craie pulverisée, et on a pour lors l'acide prussique dans sa plus grande pureté.

Cet acide a une odeur particulière qui n'est pas désagréable ; la saveur en est douce.

Lavoisier prétend que les expériences qui ont été faites pour obtenir cet acide pur et dégagé de toute combinaison, ainsi que sur ses propriétés, paroissent laisser encore quelques nuages sur la vraie nature de cet acide.

Tout ce que l'on sait c'est qu'il se combine avec le fer et qu'il lui donne la couleur bleue ; qu'il est également susceptible de s'unir avec presque tous les métaux, mais que les alkalis, l'ammoniaque et la chaux le leur enlèvent en vertu de leur plus grande force d'affinité. On ne connoit point le radical de de l'acide prussique ; mais les expériences de Scheele et surtout celles de Bertholet, donnent lieu de croire qu'il est composé de carbonne et d'azote ; c'est donc un acide à base double : quant à l'acide phosphorique qui s'y rencontre, il paroit, d'après les expériences de Hassenfratz, qu'il y est accidentel.

Quoique l'acide prussique s'unisse avec les métaux, avec les alkalis et avec les terres, à la manière des acides, il n'a cependant qu'une partie des propriétés qu'on a coutume d'attribuer aux acides. Il seroit donc possible que ce fut improprement qu'on l'eût rangé dans cette classe. Mais comme je l'ai déja fait observer, il me paroît difficile de prendre une opinion déterminée sur la nature de cette substance, jusqu'à ce que la matière ait été éclaircie par de nouvelles expériences.

L'acide prussique, uni aux bases salifiables, donne des sels neutres, à qui on a donné le nom de prussiates.

Chapitre XLV.

Des diverses substances animales, utiles à la médecine.

Je ne ferai ici qu'indiquer les principales substances dont on se sert en médecine, attendu qu'on en trouve l'historique dans la seconde partie.

Ces substances sont :

Pour les quadrupèdes : le castoreum, le musc et la corne de cerf.

Comme on employe en médecine l'esprit et le sel de corne de cerf, je vais m'arrêter un instant sur cet objet.

Tout le monde connoît la corne de cerf: c'est une matière osseuse, qui ne diffère en aucune manière des os. Elle contient abondamment une gélée douce, très-légère et assez nourrissante, qu'on extrait en la faisant bouillir réduite en parcelles très-petites, dans huit à dix fois son poids d'eau.

Si on la distille à la cornue, elle donne un phlegme rougeâtre et ammoniacal, qu'on nomme esprit volatil de corne de cerf, une huile plus ou moins empyreumatique, et une grande quantité de carbonate ammoniacal sali par un peu d'huile. Il s'en dégage une quantité énorme de fluide élastique, formé par le mélange de gaz acide carbonique, de gaz azotique et de gaz hydrogène, tenant du charbon, et même de l'huile volatile en dissolution ; celle-ci s'en précipite peu à peu par le refroidissement et adhère aux parois des cloches de verre, où l'on conserve le fluide élastique. Comme le sel volatil est coloré, on le fait digérer dans un peu d'alkohol, qui enlève l'huile qui le salit. Le résidu charbonneux incinéré, contient un peu de carbonate de soude, du sulfate de chaux et beaucoup de phosphate calcaire mêlé de phosphate de soude, qu'on décompose par l'acide sulfurique.

L'huile de corne cerf rectifiée à une chaleur douce, devient très-blanche, très-odorante, très-volatile, et presqu'aussi inflammable que l'éther : elle est connue sous le nom d'huile animale de Dippel, chimiste allemand, qui l'a préparée le premier.

On emploie cette huile par gouttes dans les affections nerveuses, l'épilepsie, etc.

Les autres substances sont, parmi les produits des oiseaux,

L'œuf.

Les œufs des oiseaux sont composés d'une enveloppe terreuse, qui est la coquille, d'un mucilage, qu'on nomme le blanc, et d'une substance huileuse qui est le jaune.

La coquille est une terre calcaire. Le blanc d'œuf donne à la cornue du carbonate ammoniacal et de l'huile empyreumatique, son charbon contient de la soude et un peu de phosphate calcaire.

Le jaune d'œuf est formé en grande partie d'une matière allumineuse, mais qui est mêlée avec une certaine quantité d'une huile douce ; de sorte que ce mélange se dissout dans l'eau, et forme une espèce d'émulsion animale, connue sous le nom de lait de poule. Si on l'expose au feu, il se prend en une masse moins solide que le blanc. Lorsqu'il est desseché, il éprouve une sorte de ramolissement dû au dégagement de son huile qui suinte à sa surface. Si, dans cet état, on le soumet à la presse, on obtient cette huile qui est douce et grasse, d'une saveur et d'une odeur légère de rôti ou d'empyreume. Le jaune d'œuf distillé après qu'on a retiré l'huile, donne les mêmes produits que toutes les matières animales. Les acides et l'alkohol le coagulent.

Dans les quadrupèdes ovipares et les serpens :

La tortue, la grenouille et la vipère.

Dans les poissons :

L'icthyocolle, ou colle de poissons.

Dans les insectes :

Les cantharides, les fourmis, les cloportes, le miel, la cire, le ver-à-soie et la soie, la résine lacque, le kermès, la cochenille, et les pierres d'écrevisse.

Enfin, le blanc de baleine, l'ambre gris, la coraline et le corail.

CHAPITRE

CHAPITRE XLVI.

De la Putréfaction animale.

La putréfaction est un mouvement intestin de fermentation qui s'excite entre les principes prochains de tous les végétaux et animaux, dont résulte une décomposition et un changement total dans la nature de ces principes.

Les parties molles et fluides des animaux ont une disposition très-prochaine à la putréfaction.

Ce phénomène s'observe plus ou moins dans les animaux vivans, toutes les fois que les liqueurs sont en stagnation, ou que leur mouvement est très-lent, et que les émunctoires naturels, se trouvant obstrués, empêchent la transpiration des humeurs les plus volatiles, et qui se corrompent le plus facilement.

Pendant la putréfaction il s'engendre ou sort des substances qui se putrifient une grande quantité d'air : les humeurs s'atténuent peu à peu, les parties fibreuses se relâchent et deviennent plus délicates ; telle est l'origine de la tympanite qui accompagne la corruption d'un viscère, ou les suppressions imprudentes des dyssenteries par les astringens ; de là aussi la foiblesse et le

relâchement des vaisseaux chez les personnes attaquées de scorbut.

Le coagulum du sang humain se change
par la putréfaction en une liqueur livide et
noirâtre, dont quelques gouttes donnent à
la sérosité du sang une couleur tannée, qui
ressemble à l'ichor des plaies, et à certains
flux dyssenteriques, au blanc de l'œil, à la
salive, à la sérosité du sang tiré d'une veine,
et à celle qui s'égoutte d'une pustule dans
les scorbuts considérables, et dans les fièvres malignes qui sont déja avancées.

Le coagulum putride change une grande
quantité d'urine fraiche, en une eau couleur de feu ou de flamme qui se remarque
communément dans les personnes attaquées
de la fièvre et du scorbut; une heure ou
deux après ce mélange, il s'y forme une
opacité semblable à celle de l'urine, qui,
sans avoir éprouvé de coction, sort durant
les maladies aiguës; et on observe à sa surface une matière huileuse, semblable à l'é-
cume qui surnage l'urine des personnes
scorbutiques.

La putréfaction des substances animales
est empêchée ou retardée par toutes les substances salines, même par les sels alkalis
tant fixes que volatils, que l'on s'étoit imaginé généralement, mais mal à propos, capables de produire l'effet contraire. De tous
les sels dont on a fait l'expérience, le sel
marin est celui qui résiste le moins à la pu-

tréfaction. Les végétaux amers sont des anti-
septiques beaucoup plus forts : non-seulement ils conservent la viande pendant plus
long-tems, mais en outre quand elle est
déja corrompue, ils lui rendent jusqu'à un
certain point sa première consistance et sa
première douceur. Les esprits vineux , les
substances acides et aromatiques, la plupart
des diaphorétiques , et les plantes âcres qu'on
a nommé mal à propos alkalescentes, résistent à la putréfaction ; les terres absorban-
tes , au contraire , la favorisent.

Boissieu distingue quatre degrés dans la
fermentation putride des substances animales. Il appelle le premier tendance à la
putréfaction. Ce premier degré consiste dans
une altération peu considérable qui se manifeste par une odeur fade ou de relent très-
légère , et dans le ramollissement de ces
substances.

Le second degré est celui de la putréfaction commençante , souvent même indiquée
par des marques d'acidité.

Dans le troisième degré ou putréfaction
avancée , les matières exhalent une odeur
ammoniacale, mêlée de l'odeur putride et
nauséabonde ; elles tombent en dissolution,
leur couleur s'altère de plus en plus, et elles
perdent en même tems de leur poids et de
leur volume.

Enfin , le quatrième degré, celui de la
putréfaction achevée, se reconnoit à ce que

l'ammoniaque est entièrement dissipée, et ne laisse plus de traces ; l'odeur fétide perd de sa force, le volume et le poids des substances putrifiées sont considérablement diminués ; il s'en sépare une mucosité gélatineuse ; elles se dessechent peu à peu, et enfin se réduisent en une matière terreuse et friable.

Les phénomènes observés jusqu'à présent dans la putréfaction, nous indiquent que l'eau en est la cause ; il est très-vraisemblable que ce fluide se décompose, que son oxygène se porte sur l'azote des substances animales et contribue à la formation de l'acide nitrique, qu'on trouve souvent dans les matières animales ; et que son hydrogène uni à une portion de l'azote très-abondant dans ces matières, produit l'ammoniaque qui se dégage. Le principe huileux est celui qui se sépare et qui se conserve le plus long-tems ; le phosphate calcaire et le phosphate de soude, uni à une portion du principe charbonneux et peut être à un peu de matière graisseuse paroît constituer le résidu en apparence terreux des matières animales putrifiées.

Les substances animales brûlées à l'air libre, se résolvent comme les végétaux en suie et en cendres, mais avec cette différence qu'on ne peut pas retirer de ces cendres un sel alkali fixe, et qu'il ne s'élève point d'acide en vapeur avec la fumée. Elles répandent durant la combustion une odeur fétide d'une espèce particulière, par laquelle on peut distinguer tout d'un coup les substances animales de toutes les substances du règne végétal.

La putréfaction dénature donc entièrement toutes les substances qui la subissent. Ils perdent en l'éprouvant leur caractère distinctif en se métamorphosant tous; ce qui reste de l'organisation des corps est détruit, les vaisseaux, les fibres, les trachées; les cellules, les filtres, le tissu même des parties les plus solides se relâchent, s'altèrent, se désunissent et se résolvent entièrement. Tous ces changemens arrivent d'eux-mêmes aux corps organisés, aussitôt après la cessation du mouvement vital. Dès que les végétaux et les animaux cessent de vivre, la nature achève de détruire elle même son propre ouvrage; elle décompose des machines désormais inutiles, elle en réduit les matériaux en un état semblable et commun à tous; elle les élabore de nouveau pour les faire passer promptement dans l'organisation de nouveaux êtres, qui doivent subir aussi les mêmes changemens : c'est ainsi, que par un travail qui n'est jamais interrompu, elle renouvelle sans cesse les êtres, et que, malgré la vieillesse et la mort, elle s'entretient dans une vigueur et une jeunesse perpétuelle.

L'ouvrage entier de la putréfaction semble infiniment étendu, et son dernier terme paroît en quelque sorte hors de la portée de notre vue. La nature ne cesse, pendant cette opération, d'atténuer, de subtiliser, de volatiliser et d'enlever tout ce qui est susceptible de l'être; et comme toutes ces substances, ainsi travaillés, s'échappent sans cesse et se dérobent à nos sens et à nos observations, nous ignorons et nous ignorerons vraisemblablement encore long-tems, quels changemens ultérieurs la nature leur fait éprouver avant d'entrer dans la combinaison de nouveaux êtres.

FIN DU QUATRIÈME ET DERNIER VOLUME.

I i 4

FIN DE LA TABLE.

ERRATA.

Page   7 ligne 12 qu'il, *lisez* qu'elle.
        8 ligne 23 quant, *lisez* quand.
    13 ligne 6 connu, *lisez* connue.
ibid. ligne 8 *effacez* de.
    19 ligne *dernière*, Bayer, *lisez* Bayen.
    24 ligne 2 pharmaceutique, *lisez* pharmacie.
    40 ligne 10 porhpirisation, *lisez* porphirisation.
    42 ligne 10 et 15 molicules, *lisez* molécules.
    45 ligne 22 *après* spiritueuse *effacez* :
    63 ligne 10 sulmonaire, *lisez* pulmonaire.
    84 ligne 28 fomentaions, *lisez* fomentations.
    96 ligne 3 lasser, *lisez* laisser.
  102 ligne 14 *effacez* qui.
  131 ligne 9 ses, *lisez* leurs.
  162 ligne 2 Guttele, *lisez* Guttette.
  192 ligne 20 amydalin, *lisez* amygdalin.
  206 ligne 15 amplâtres, *lisez* emplâtres.
  223 ligne 22 pyritueuses, *lisez* pyriteuses.
  234 ligne 29 qeu, *lisez* que.
  340 ligne 10 de pêche, *lisez* desseché.
  258 ligne 18 *effacez une fois* il est.
  273 ligne 3 qu'un, *lisez* qu'une.
  357 ligne *dernière*, crystallisé, *lisez* crystallise.
  361 ligne 25 cetrine, *lisez* citrine.
ibid. ligne 28 conact, *lisez* contact.
  407 ligne 18 Bayeu, *lisez* Bayen.
  420 ligne 14 l'hybomacle, *lisez* l'hybernacle.

www.ingramcontent.com/pod-product-compliance
Ingram Content Group UK Ltd.
Pitfield, Milton Keynes, MK11 3LW, UK
UKHW020718120726
13693UKWH00001B/47